Jürgen Thorwald, 1916 in Solingen geboren, studierte Medizin, später Sprachen und neuere Geschichte. Seine Bücher über den Zusammenbruch des deutschen Eroberungszuges gegen Polen und die Sowjetunion sowie die Flucht der ostdeutschen Bevölkerung 1945 »Es begann an der Weichsel« (Knaur-Taschenbuch Band 3092) und »Das Ende an der Elbe« (Band 3093) gehören inzwischen zu den klassischen zeitgenössischen Werken über das Ende des Zweiten Weltkrieges. Eine einbändige Sonderausgabe beider Bände erschien unter dem Titel »Die große Flucht« bei Droemer 1979.
Ein Welterfolg großartig erzählter Medizinhistorie wurde seine zweibändige Geschichte der Chirurgie »Das Jahrhundert der Chirurgen« und »Das Weltreich der Chirurgen« (Knaur-Taschenbücher Band 3275 und 3281). Weitere Thorwald-Erfolge sind »Die Entlassung – Das Ende des Chirurgen Ferdinand Sauerbruch« (Band 11), »Macht und Geheimnis der frühen Ärzte« (Band 3138) und »Blut der Könige« (Band 3468). Jürgen Thorwald schrieb 1964 mit »Das Jahrhundert der Detektive« (Band 3157, 3160, 3164) eine Geschichte der Kriminalistik, die er zwei Jahre später mit »Die Stunde der Detektive« (Band 3210 und 3211) fortsetzte; unter dem Titel »Das Jahrhundert der Detektive« ist dieses Werk 1980 in einem Band zusammengefaßt. 1971 erschien »Die Patienten« (Band 3383), die Geschichte der Patienten, mit deren Hilfe neue Methoden der Medizin und Chirurgie zum erstenmal erprobt wurden, und 1974 »Die Illusion« (auch als Knaur-Taschenbuch Band 3428), eine Darstellung deutschen Verhaltens in den 1941/42 eroberten Teilen der Sowjetunion, welche die Ereignisse in »Es begann an der Weichsel« und »Das Ende an der Elbe« begreiflich machen. Großes Aufsehen erregte das erste umfassende Werk über die Juden und ihre Geschichte in Amerika, das 1978 unter dem Titel »Das Gewürz« bei Droemer erschien (auch als Taschenbuch Band 3666 erhältlich). In seinem bisher neuesten vieldiskutierten Werk »Der Mann auf dem Kliff« hat Jürgen Thorwald einen ungewöhnlichen Stoff aus den vertrauten Bereichen Kriminalistik und Medizin zu einem Kriminalroman völlig neuen Typs verknüpft.

Das Buch »Die Geschichte der Chirurgie«
ist eine gekürzte Fassung der Bände
»Das Jahrhundert der Chirurgen« und
»Das Weltreich der Chirurgen«
(Steingrüben Verlag Stuttgart),
die hier in ihren wesentlichen Kapiteln vorliegen.
Die Redaktion des Bandes besorgte
Annemarie Weber.

Vollständige zweibändige Taschenbuchausgabe
der einbändigen Ausgabe
»Die Geschichte der Chirurgie«.
Lizenzausgabe mit freundlicher
Genehmigung des Goverts Krüger
Stahlberg Verlages, Stuttgart.
Alle Rechte vorbehalten.
© by Jürgen Thorwald
Umschlagfoto dpa/Sommer
Gesamtherstellung Ebner Ulm
Printed in Germany · 9 · 5 · 1282
ISBN 3-426-03275-9

Gesamtauflage dieser Ausgabe: 79 500

Jürgen Thorwald:
Das Jahrhundert der Chirurgen

Nach den Papieren meines Großvaters,
des Chirurgen H. St. Hartmann

Die Geschichte der Chirurgie ist eine Geschichte der letzten hundert Jahre. Sie hebt im Jahre 1846 mit der Entdeckung der Narkose und damit der Möglichkeit, schmerzlos zu operieren, an. Alles, was vorher war, ist nur eine Nacht der Unwissenheit, der Qual und des fruchtlosen Tastens im Dunkel. Die »Geschichte der hundert Jahre« aber bietet das ungeheuerste Panorama, das die Menschheit kennt.

BERTRAND GOSSET

Inhalt

Zuvor 7

Die lange Nacht oder Die alte Zeit
Warren 11
Steine 19

Licht oder Das erwachende Jahrhundert
Entdeckung 37
London und Edinburgh 53
Die Gierigen 71

Fieber
Kaiserschnitt 91

Erlösung
Schmutzige Hände 101
Mörder aus dem Dunkel 113
Handschuhe der Liebe 129

Früchte
Susann 147
Der weite Weg 178
Das Allerheiligste 189

Zuvor

Das Motto, unter dem dieses Buch sich vorstellt, fand ich in der Hinterlassenschaft meines fast schon vergessenen, von der eigenen Familie nur ungern erwähnten mütterlichen Großvaters, Henry Steven Hartmann. Es war von seiner Hand mehrfach unterstrichen, so als hätte er damit zum Ausdruck bringen wollen, welch große Bedeutung er ihm beimaß.

Henry Steven Hartmann entstammte einer nach Amerika ausgewanderten deutschen Lehrerfamilie, deren Oberhaupt Carl Wilhelm Hartmann während der harten Siedlerjahre in Neuengland nicht nur als Lehrer, sondern auch als Doktor hatte wirken müssen.

Anscheinend hatte Carl Wilhelm während seiner unfreiwilligen medizinischen Praxis jedoch niemals ein Gefühl des Unbehagens verloren. Jedenfalls schickte er seinen Sohn William zu einem eingewanderten schottischen »Doktor« in die Lehre, der Schottland wegen Trunksucht hatte verlassen müssen, aber den Ruf eines »bei Nüchternheit« hervorragenden Operateurs, vor allem in Fällen von Brüchen und Mastdarmfisteln, genoß. Was den Bruch- und Fistelschnitt anbelangte, wurde er ein aufmerksamer Schüler. Von New York und zeitweise von Boston aus machte er eine Wanderpraxis auf und zog mit Pferd und Wagen durch zahlreiche Staaten Amerikas. Auf dem Gebiet der Fisteloperation wurde er in weiten Landstrichen zum gesuchtesten Spezialisten und gelangte zu erheblichem Wohlstand.

William Hartmann heiratete in höherem Alter eine aus Frankreich eingewanderte, um dreißig Jahre jüngere Dame. Sie soll ungewöhnlich belesen gewesen sein und sich mit Geschichtsstudien und der Abfassung von Gedichten beschäftigt haben. Als Sechzigjähriger, im Jahre 1826, wurde William Vater von Zwillingen. Der eine der Zwillinge bekam den Namen Richard, der andere war Henry Steven. Nach dem Wunsche ihres Vaters sollten beide richtige, akademisch ausgebildete Chirurgen werden. Inzwischen war das System der Medizinschulen in den Vereinigten Staaten so weit entwickelt, daß beide in Harvard eine höhere medizinische Ausbildung erhalten und diese durch Studienreisen in Europa abschließen konnten. William Hartmanns geistiges und charakterliches Erbe hatte sich allem Anschein nach jedoch sehr ungleichmäßig auf seine Söhne verteilt. Richard hatte ausschließlich die merkantilen Eigenschaften geerbt, verließ noch vor Beginn des Studiums Vater und Bruder und kehrte fünf Jahre später mit den ersten zweihunderttausend Dollar zurück. Es blieb unbekannt, wie er sie erworben hatte. Genauso unbekannt blieb es, auf welche Weise er später dieses Vermögen vervielfachte. Es ist jedoch sicher, daß Richard, als er in den siebziger Jahren, ohne Frau und Kinder zu hinterlassen, verstarb, seinem Bruder, den er liebte wie einen besseren Teil seiner selbst, den größten Teil seines Vermögens vermachte und ihn dadurch endgültig in den Stand setzte, ausschließlich seinen Interessen gemäß zu leben.

Der Lebensweg Henry Steven Hartmanns hatte sich an dem Tage zum ersten Male abgezeichnet, an dem er in Boston die Entdeckung der Narkose erlebte. Neben seiner Neigung für die Chirurgie hatte diese Entdeckung in ihm das Gefühl für Geschichte erweckt, das seine Mutter ihm eingepflanzt hatte. Überzeugt von der revolutionären Wirkung der Narkose auf die Entwicklung der Chirurgie, reiste er nach Europa, um den Siegeszug der amerikanischen Entdeckung mitzuerleben. Seine europäischen Erlebnisse festigten in ihm den Glauben an die bevorstehende große Entwicklung der Chirurgie und zugleich den Wunsch, Zeuge dieser Entwicklung zu werden, so wie er Zeuge der ersten Narkose gewesen war. Die von seinem Vater ererbte Reiselust tat ein übriges.

Ohne finanzielle Sorgen, später sogar reich und völlig unabhängig, in seiner frühesten Kinderzeit schon an den Umgang mit drei Sprachen (Englisch, Deutsch und Französisch) gewöhnt, reiste er durch Amerika und Deutschland, England und Frankreich, Italien und Spanien, Rußland, Indien, Afrika und viele andere Länder und Kontinente dieser Erde. Er besuchte fast alle Chirurgen und Wissenschaftler, deren Namen aus der Geschichte des Jahrhunderts der Chirurgen durch bahnbrechende Leistungen hervorragen, forschte in fast allen großen Bibliotheken und Museen der Welt und sammelte selbst ein Archiv voller Schriften, das in seiner Gesamtheit sicherlich ein farbiges Bild der Pionierzeit der großen Chirurgie, ihrer Helden ebenso wie ihrer Opfer, ihrer Erfolge wie ihrer Niederlagen bot. Als er im Jahre 1922, nachdem er im Laufe seines ungewöhnlich langen und reichen Lebens fünf Operationen an sich selbst überstanden hatte, in der Schweiz an einem Herzanfall starb, hatte er als weltreisender Historiker der Medizin beinahe buchstäblich das große Jahrhundert der Chirurgen erlebt und Aufzeichnungen über viele seiner Erlebnisse gemacht. Er war dabei oft ein Erzähler von außerordentlicher Lebendigkeit.

Henry Steven Hartmann vermachte sein Archiv und seine Aufzeichnungen demjenigen Nachkommen, der vielleicht einmal so wie er ein tiefes Interesse an der Medizin mit einem nicht weniger großen Interesse für ihre Geschichte verbinden würde. Zwölf Jahre nach seinem Tode begann ich mit dem Studium der Medizin und wandte mich dann dem Studium der Geschichte zu. Auf diese Weise wurde ich der Zufallserbe seiner Hinterlassenschaft. Sie verlockte zum Miterleben. Sie veranlaßte mich, selbst die Stätten der entscheidenden Geschehnisse und Erlebnisse in und außerhalb Europas aufzusuchen. Sie führte mich schließlich in ein Studium der Geschichte der Chirurgie hinein, das sich nicht auf die üblichen medizinischen Fakten beschränken konnte. Um die Lücken in der Hinterlassenschaft meines Großvaters zu schließen, mußte ich die Atmosphäre des Jahrhunderts und Charakter, Lebensstil, Lebensgewohnheiten, privates Dasein und alle jemals verzeichneten Äußerungen und Gespräche seiner handelnden Persönlichkeiten erforschen und mit ihnen wenigstens annähernd so vertraut werden, wie es Henry Steven Hartmann als Zeitgenosse gewesen sein muß. Jahrelang mußte ich nach Belegen für außergewöhnliche Notizen meines Großvaters suchen, bei denen ich, wie etwa bei der Geschichte von der Zigarre im Kapitel »Warren«, den Verdacht hegte, hier habe der Geschichtenerzähler den Chronisten zur Seite gedrängt. Die hier gesammelten Aufzeichnungen und Quellen aber lehrten mich, daß er, mit einigen durch die zeitbedingten Grenzen medizinischer und historischer Einsichten verursachten Ausnahmen, die Wahrheit geschrieben hatte. So wurde in jahrelanger Arbeit aus den hinterlassenen Papieren Henry Steven Hartmanns und einer umfassenden, nachspürenden und ergänzenden Arbeit der vorliegende Bericht.

DIE LANGE NACHT ODER DIE ALTE ZEIT

Warren

McDowell war der Held meiner Jugend. Er starb im Jahre 1830, als ich vier Jahre alt war, und ich sah ihn nie. Aber mein Vater hatte ihn mehrfach besucht und mir von dem reitenden Landdoktor aus Danville erzählt, der fast vierzig Jahre vor der Entdeckung der Schmerzbetäubung und rund sechzig Jahre vor der Antisepsis in den Wäldern Kentuckys gegen die Lehrmeinungen der Welt gewagt hatte, den Leib eines lebenden Menschen zu öffnen und dabei erfolgreich zu sein. In jener Vorzeit der Chirurgie, sozusagen im dunklen, schmerzerfüllten, von Grauen und Tod umwitterten Vorzimmer des großen, erfolgreichen Jahrhunderts der Chirurgen, das später, im Jahre 1846, begann, bildete McDowells Geschichte so etwas wie ein helles Licht, an dem sich meine sehr lebendige Phantasie entzündete. Später aber, als ich selbst mitten in dem stürmischen Fortschritt jenes Jahrhunderts der Chirurgen stand und Geburt und Entwicklung der modernen Chirurgie erlebte, blieb McDowells Gestalt das unvergeßliche Vorbild jener Vorzeit, die in der leidbeladenen Enge ihres Wissens und ihrer Möglichkeiten sowie in der ausweglosen Grausamkeit ihres Tuns kaum noch vorstellbar war.

Wenn McDowell das Vorbild meiner Jugend war, dann wurde John Collins Warren der Held meiner Lehrjahre. Mein Vater machte ihn dazu, schon lange bevor ich 1843 die Harvard Medical School in Boston zum erstenmal betrat. Für ihn, den es immer wieder nach Boston zog, war Warren das genaue Abbild dessen, was er selbst hätte sein mögen: Professor der Chirurgie.

Nicht daß mein Vater mit den Früchten seines Daseins hätte unzufrieden sein müssen. Seine Reisen als wandernder Fistel- und Bruchoperateur kreuz und quer durch die Vereinigten Staaten, von Neuengland bis hinunter in den tiefsten Süden, bildeten eine Folge von interessanten Erlebnissen, an denen ich in seinen späteren Jahren selbst teilhatte. Aber mein Vater war kein richtiger Arzt, wie Warren es war, sondern ein Mann, der sein Spezialistenhandwerk bei einem eingewanderten Schotten gelernt hatte und nie das Gefühl einer Zweitrangigkeit und den Wunsch überwand, ein richtiger Arzt und Chirurg zu sein. Er hatte mit seiner Arbeit, zumal in den »reitenden Staaten« des mittleren Westens

und Südens, wo Darmfisteln und Leistenbrüche sehr häufig waren, Ansehen und Vermögen errungen. Aber der Stachel der Minderwertigkeit, ein ganz und gar unamerikanischer Stachel, bohrte zeitlebens in seiner Seele und ließ ihn danach streben, wenigstens mich, seinen Sohn, zum Arzt, ja möglichst zu einem berühmten Professor der Chirurgie zu machen, wie es Warren in Boston war.,
An einem Freitag, um die Novembermitte des Jahres 1843, betrat ich zusammen mit den anderen Studenten des neuen Jahrganges zum erstenmal den Operationssaal des Massachusetts General Hospital. Er lag im oberen Teil des Gebäudes unter einer Kuppel. Der Saal bildete den höchstgelegenen Raum des Hospitals, das damals knapp dreiundzwanzig Jahre alt war und nicht nur zu den besten Amerikas zählte, sondern auch einen Vergleich mit den damals als führend geltenden Hospitälern Englands und Frankreichs durchaus bestand. Der Operationssaal lag so abgesondert und so hoch, daß einerseits genügend Licht einfiel, andererseits aber die weithin hallenden Schmerzensschreie der Operierten nicht von unten her das ganze Gebäude durchdrangen.
Ich erinnere mich genau an den Augenblick, in dem ich zum ersten Male den mit rotem Stoff bezogenen, in seiner Rückenlehne umlegbaren Operationsstuhl erblickte und an den halbkreisförmig ansteigenden Bankreihen für Studenten und sonstige Zuschauer emporsah. Wir Neulinge waren damals stets der Gegenstand eines gewissen abwartend-schadenfrohen Interesses, weil es kaum vorkam, daß bei der ersten Operationsvorführung der Studienzeit niemand von uns ohnmächtig geworden wäre oder zumindest bleich, von Angst und Übelkeit geschüttelt, den Saal verlassen hätte. Die Wärter waren angewiesen, auf die Neulinge besonders zu achten und jeden, der Zeichen von Schwäche erkennen ließ, sofort aus dem Operationssaal zu entfernen und draußen mit tiefgelagertem Kopf auf ein vorbereitetes Bett zu legen.
Ich hatte schon als Zwölfjähriger an der Seite meines Vaters das erste Wehklagen, das erste Stöhnen, die ersten Schreie seiner Patienten gehört und betrachtete all diese Äußerungen der Qual als so selbstverständliche Zugaben zu Operationen, daß ich sicher sein konnte, keine Schwäche zu zeigen, während ich den großen Warren zum ersten Male operieren sah. Trotzdem spürte ich den fröstelnden Schauer der Erwartung, während ich zwischen den anderen auf meinem Sitz Platz nahm und auf das Erscheinen Warrens wartete.
Es war genau zehn Uhr, als Warren, gefolgt von Georg Hayward, dem Professor für klinische Chirurgie, und einigen mir damals

noch unbekannten Hauschirurgen und Assistenten den Operationssaal betrat. Warren stand damals bereits im fünfundsechzigsten Lebensjahr. Er war ein schmaler, nur mittelgroßer Mann mit hagerem Hals, den er hinter einer hohen Binde verbarg, und einem glattrasierten, kühlen, streng beherrschten Gesicht unter schütterem grauem Haar. Er war überaus sorgfältig gekleidet, noch sorgfältiger, als es im allgemeinen für Neuenglands Gentlemen aus den besten Familien üblich war. Sein Auftritt und sein Gang zum Operationsstuhl hatten etwas ausgesprochen Feierliches. All sein Tun und Handeln schien genau berechnet, und dieser erste Eindruck war durchaus richtig, denn wenn er auch nicht wie andere, auf die Schnelligkeit ihrer Schnitte stolzen Chirurgen mit der Sekundenuhr neben sich operierte, so war er doch ein Meister strenger Zeiteinteilung, ein Feind jeder verschwendeten Sekunde, alles in allem ein kalter systematischer Geist mit ebenso kalten hellen Augen. Warren hatte um die Wende des 18. Jahrhunderts in Europa Medizin studiert. In Guys Hospital in London, dessen damals berühmte Säle nach heutigen Begriffen nur noch als düstere, verseuchte Höhlen in der Geschichte fortleben, hatte er der Zeitsitte entsprechend für fünfzig Pfund einen Posten als »Dresser« und damit das Recht erworben, kleine chirurgische Operationen durchführen zu können, während der billigere Fünfundzwanzig-Pfund-Posten als »Walker« nur das Zuschauen bei Operationen gestattete. Warren hatte bei William und Astley Cooper gelernt. In den Tagen, in denen die englischen Chirurgen in dem Bestreben, die anatomischen Geheimnisse des menschlichen Körpers zu erforschen, zu Leichenräubern oder Auftraggebern für ganze Banden von Friedhofsschändern wurden, um bestehenden antiquierten Verboten zum Trotz Leichen für ihre Anatomiesäle zu erhalten, war auch in Warren der Drang nach anatomischer Forschung erwacht. Bis zu seiner Rückkehr nach Boston hatte Warren gelernt, was in Europa zu lernen war. Danach setzte er das Werk seines Vaters Dr. John Warren fort. Sein in Neuengland gefeiertes chirurgisches Können hatte seiner kühlen, exakt planenden Natur wegen nichts von der äußerlich brillanten Virtuosität der Franzosen, die ich später selbst kennenlernte. Aber es entsprach dem chirurgischen Standard der Welt.
Um zehn Uhr trugen zwei Wärter den ersten Patienten auf den – Operationsarena genannten – Platz zu Füßen der ansteigenden Sitzreihen. Warren hatte bis dahin kein Wort gesprochen. Er stand schweigend neben dem lockenköpfigen Hayward, entledigte sich feierlich seines eleganten Rocks und ließ sich von einem

»Dresser« einen anderen, uralten Rock reichen, der über und über befleckt war und von dem eingetrockneten Blut zahlreicher vorangegangener Operationen starrte. Erst als der Patient, ein schwerer Mann mit ängstlich gespannten Zügen, auf einen hölzernen Tisch gelegt worden war, öffnete Warren seine schmalen Lippen, um uns den Fall zu erklären.

Der in der Hüfte ausgerenkte, lange Zeit unbehandelte Oberschenkel hatte sich in seiner unnatürlichen Lage fixiert. Um ihn wieder beweglich zu machen, schlangen die Wärter ein starkes Seil um den Oberkörper des Mannes. Das Ende des Seils war an einem der schweren Pfosten befestigt, welche zu Füßen der seitlichen Aufgänge zu den Sitzreihen in den Fußboden eingelassen waren. Starke Lederbänder wurden um den Oberschenkel gelegt und durch ein zweites Seil mit dem gegenüberliegenden Pfosten verbunden. In dieses Seil war ein Flaschenzug eingehängt. Als die Wärter das Seil anzogen, hörte man zunächst nur das Quietschen des Flaschenzuges. Dann aber kam plötzlich der erste Aufschrei aus der Kehle des Kranken. Er gellte laut durch den Saal. Die Wärter zogen weiter an. Der Kranke warf seinen Kopf hin und her. Schweiß überströmte sein Gesicht. Das Knirschen seiner Zähne, die er nach dem ersten Aufschrei aufeinandergepreßt hielt, war bis in die obersten Sitzreihen zu hören. Sein Körper schien über dem Tisch zu schweben, je stärker sich das Seil straffte. Die Wärter zogen von neuem an. Plötzlich schlug der Kranke mit den Armen um sich, öffnete seine blutleeren Lippen und brüllte wie ein Tier.

Warren regte sich nicht. Ich bemerkte, daß vor mir ein Student totenbleich aus den Bänken taumelte. Die Wärter arbeiteten weiter. Erst als zehn Minuten, unbeschreiblich lange zehn Minuten verstrichen waren, gab Warren mit der Hand ein Zeichen. Die Männer am Flaschenzug hielten inne und ließen ein wenig Seil nach, so daß der Kranke auf den Tisch zurücksank, aber immer noch so fest in den Seilen hing, daß er sich nicht befreien konnte. Er keuchte, und sein ganzer Körper schien in Abwehr zusammengekrampft. Warren untersuchte mit völlig unbewegtem, verschlossenem Gesicht Hüfte und Schenkel. Letzterer hatte sich nicht aus seiner unnatürlichen Lage bewegt. Warren befahl, das Seil noch etwas weiter zu lockern und den Kranken ein wenig auf die Seite zu legen. Dann winkte er einem der »Dresser«. Dieser brachte eine lange schwarze Zigarre herbei und schob sie bis zur halben Länge in den After des Patienten. Ich kannte damals diese merkwürdige Methode, eine Erschlaffung verkrampfter Muskeln her-

beizuführen, noch nicht, und das Einführen der Zigarre schien so grotesk, daß ich für einige Sekunden die schauerliche Atmosphäre vergaß, in der sie sich vollzog. Die Erfahrungen, daß Nikotinvergiftungen nach Tabakmißbrauch die Erschlaffung größerer Teile des Muskelapparates bewirken konnten, hatten dazu geführt, daß man zuweilen bei schwierigen Operationen in starken Muskelpartien eine Tabakabkochung in den Darm einspritzte, wo sie sofort resorbiert wurde und meist eine Muskelerschlaffung zur Folge hatte. Die Wirkung des Nikotins nach der einmal erfolgten Einspritzung war jedoch nicht mehr zu kontrollieren. Nach geglückter Operation war es zu tödlichen Vergiftungen gekommen. Deswegen war man dazu übergegangen, einfach eine starke Zigarre in den Darm einzuführen. Die Resorption dauerte hier etwas länger. Man konnte die Zigarre jedoch wieder entfernen, sobald das Nikotin seine Wirkung getan hatte. Diese Methode also war es, die ich bei Warren zum ersten Male beobachtete.
Warren gab dem Kranken zehn Minuten Zeit, um die Resorption des Nikotins zu ermöglichen. Pünktlich auf die Minute setzten die Wärter ihre Arbeit am Flaschenzug fort. Das Gesicht des Kranken schien zunächst ruhig und gefaßt. Aber nach einer halben Minute verzerrte es sich von neuem. Der erste Schrei gellte auf – und wieder begannen die auf- und abschwellenden Äußerungen seiner Qual. Zwei weitere Studenten schlichen mit gebeugtem Rücken, die Hände vor das Gesicht gepreßt, aus dem Saal. Ich selbst mußte für einen Augenblick zur Decke emporblicken, weil ich glaubte, den Anblick des Gefolterten nicht mehr länger ertragen zu können. Aber wenn meine Augen auch die Folter nicht mehr sahen, meine Ohren hörten, was in der Arena geschah.
Zwanzig Minuten vergingen, nur unterbrochen durch eine kurze Pause, in der Warren nochmals Schenkel und Hüfte untersuchte, alle Anstrengungen vergeblich fand und einen dritten Versuch befahl. Als sich der Schenkel innerhalb von insgesamt dreißig Minuten nach der Einführung der Zigarre immer noch nicht geregt hatte, gab Warren auf. Er erklärte, während Seile und Flaschenzug gelöst und der halb besinnungslose Kranke mit blutunterlaufenen Stellen an Brust und Schenkel hinausgetragen wurde, der Patient habe sich zu spät in seine Behandlung begeben.
Warren wandte sich, scheinbar unbeeindruckt durch die soeben zu Ende gegangene Szene, dem nächsten Fall zu. Die Fünfzigjährige mit der geschwulstkranken Brust wurde in den Operationsstuhl gelegt. Sie hatte mit der Operation wie üblich bis zum Äußersten gewartet. Sie klagte bereits über Schmerzen, wirkte abgezehrt und

zeigte eine gelblich blasse Haut und schiere Todesangst im Blick. Zwei Wärter nahmen hinter dem Kopfende des Stuhles Platz und legten ihre Hände auf die abgemagerten Schultern der Frau. Einer der Hauschirurgen erklärte, die Patientin habe hundert Tropfen Opium erhalten. Warren schob seine Manschetten leicht in die Ärmel seines Rocks zurück und ergriff, ohne seine Hände zu waschen oder auch nur abzuwischen, ein Skalpell, das zusammen mit anderen Messern, Scheren, Zangen, Nadeln, Schwämmen, Seidenfäden, Peitschenschnur, Baumwollscharpie, Verbandleinen, drei Schüsseln mit Wasser und einer Flasche Brandy gleichzeitig mit der Patientin auf einem Holztisch hereingetragen worden war. Die Instrumente waren bestenfalls sauber geputzt. Die Scharpie für die Verbände kam aus einer Winkelkammer, auf deren Fußboden sie aufgehäuft war.

Warren tastete mit dem Daumen über die Schneide des Messers. Dann durchtrennte er mit schnellen Schnitten die Haut der kranken Brust und führte einen Schnitt bis in die Achselhöhle. Als die Kranke – dem Opium zum Trotz – aufschrie und so wild um sich schlug, daß die beiden Wärter sie mit Gewalt in den Sessel pressen mußten, schnitt Warren bereits die Hautstellen aus, die von der Geschwulst ergriffen waren, schlug die Haut zur Seite und löste, ohne die nervenzerreißenden Schreie der Frau zu beachten, die kranke Brustdrüse und einen nach heutigen Begriffen völlig unzureichenden Teil der Achseldrüsen aus. Blut spritzte aus durchtrennten Arterien über seine Hände und Ärmel. Hayward, der diesmal assistierte, ergriff einige Arterien mit Haken und band sie mit Peitschenschnüren ab, die einer der »Dresser« flüchtig durch ein Stück Wachs gezogen hatte. Während er die übrigen kleineren Blutungen mit aufgepreßten Schwämmen stillte, erstarb urplötzlich das laute Klagen der Frau. Es ging in ein wimmerndes Stöhnen über. Ihre Bewegungen erlahmten. Ihr ganzer Körper erstarrte wie unter einer Art Schock. Hayward arbeitete schneller. Die Schwämme wurden hastig in blutigem kaltem Wasser ausgedrückt. Einige, die auf den Boden fielen, wurden aufgehoben, flüchtig gespült und weiter verwandt. Als die Blutung stand und die Enden der Peitschenschnüre, mit denen die stärkeren Gefäße abgebunden waren, aus einem Wundwinkel heraushingen, zog Warren das Bindegewebe mit ein paar Stichen zusammen und vereinigte die Hautwunde mit Pflastern. Als er ein Stück Leinen auflegte, löste sich jäh der schockartige Krampf im Körper der Operierten, und ihr blutleeres Gesicht fiel zur Seite. Hayward griff nach einer Wasserschüssel und leerte sie über dem Kopf der Ope-

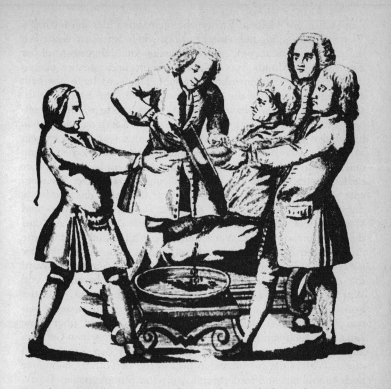

Handamputation, etwa 100 Jahre vor der Entdeckung der Schmerzbetäubung

rierten aus. Dann öffnete er gewaltsam ihren Mund und goß Brandy in die Kehle, bis sie die Augen aufschlug und mit einem irren Blick umhersah. Warren beendete den Verband. Der dritte Fall wurde in die Arena getragen. Warren und Hayward wischten ihre Hände eilig an einem Tuch ab. Ein »Dresser« besorgte neues Wasser, spülte die blutigen Schwämme, putzte die Instrumente mit einem fleckigen Lappen und legte eine Adernpresse und eine Knochensäge auf den Tisch. Der Seemann, dessen linker Oberschenkel amputiert werden mußte, weil sich in einem offenen Schienbeinbruch der Brand eingenistet hatte, ein riesiger Bursche mit weißem Bart, verlangte ein Stück Kautabak, bevor er sich zur Amputation zurechtlegte. Dann erklärte er, die Wärter möchten ihm vom Leibe bleiben. Er brauche niemanden, der ihn festhalte. Warren blickte ihn mit einem sarkastischen Blick an. Sicherlich hatte er vor Operationen zuviel heroische Ankündigungen solcher Art aus dem Munde von Männern gehört und nachher ebenso viele klägliche Zusammenbrüche erlebt. Hayward legte oberhalb der Amputationsstelle die Adernpresse an, um die Blutung während der Operation einzudämmen. Warren rückte wieder an seinen mittlerweile beschmutzten Manschetten. Kaum daß der Tabak hinter den Lippen des Kranken verschwunden war, führte er sein Messer im Zirkelschnitt rings um den Oberschenkelknochen herum und durchtrennte mit einer Kraft, die ich seinem hageren Körper nicht zugetraut hätte, Haut, Muskeln und Gefäße. Der Seemann spie seinen Tabak aus, stöhnte auf und umkrallte das Kopfende des Stuhls mit seinen roten Fäusten. Hayward zog Haut und Muskeln oberhalb des Schnitts mit beiden Händen in Richtung auf die Adernpresse zurück. Warren ergriff die Säge und durchtrennte mit wenigen Zügen den dadurch entblößten Knochen. Ein Wärter nahm das amputierte Bein und trug es hinaus, während Hayward die durchschnittenen Gefäße aus dem Stumpf herauszog und Warren sie unterband. Vergebens wartete ich darauf, daß der Seemann schreien würde. Er preßte zwar den Stuhl zwischen seinen Fäusten, aber mehr als ein Stöhnen war nicht über seine Lippen gekommen. Erst jetzt, als Hayward mit einzelnen Gefäßen auch Nerven hervorzog, deren Zerrung nach den Erzählungen meines Vaters die furchtbarsten Schmerzen hervorrief, stöhnte er noch einmal auf und forderte mit gepreßter Stimme neuen Tabak. Mehr nicht. Hayward löste während dieser Arbeit bereits die Adernpresse. Als der Seemann hinausgetragen wurde, ging eine Bewegung durch unsere Reihen. Die Ältesten begannen Beifall zu spenden. Sie riefen dem Seemann anerkennende Worte für seine Haltung zu, bis Warren durch einen Blick die Ruhe wiederherstellte.

Ein Mensch unserer Tage mag angesichts dieser meiner ersten Begegnung mit der großen Chirurgie meiner Jugend die Frage stellen, ob ich nach diesem Erlebnis den Gedanken, Chirurg zu werden, nicht für immer hätte aufgeben müssen – auch wenn ich mich damit dem Herzenswunsch meines Vaters versagte. Aber die Vorstellungen über das, was als unmenschlich, unerträglich oder entsetzlich gilt, wechseln mit den Epochen. Auch das Entsetzliche verliert viel von seiner Entsetzlichkeit, wenn es, so wie damals, als unabwendbares, göttliches oder teuflisches Gesetz zum menschlichen Dasein gehört. Ein Mann wie Warren erschien seinen Zeitgenossen nicht wie ein Folterknecht, sondern wie ein Mann, der stark und hart genug war, dem fürchterlichsten menschlichen Leiden ins Auge zu sehen, die Schreie der Gequälten zu hören und trotzdem das zu tun, was damals in zahlreichen Fällen als einziges Hilfe bringen konnte. Darüber hinaus aber wurde das erste Erlebnis für mich zu einem ewig gültigen Symbol der Situation und der Methoden der Chirurgie in der letzten Phase der alten Zeit, kurz bevor die Entdeckung der Schmerzbetäubung ihre Welt veränderte.

Steine

Als ich Sir Henry Thompson, den neben Civiale sicherlich berühmtesten Urologen des 19. Jahrhunderts, im Jahre 1900 zum letztenmal traf, bat er mich, wie schon oft zuvor, seinen Gästen die Geschichte meines Blasensteines zu erzählen.
Wenn irgend jemand meine Geschichte der Blasensteine kannte, dann war es Thompson. Er spielte eine nicht unbedeutende Rolle darin, und er hatte mich ihren gespenstischen Auftakt häufig genug erzählen lassen.
Zeitlich hatte sich dieser Auftakt im März 1854 ereignet, fast acht Jahre nach der Entdeckung der Schmerzbetäubung. Er vollzog sich also schon innerhalb der neuen Ära, die ich »das Jahrhundert der Chirurgie« nenne. In Wahrheit aber gehört meine Steingeschichte mit allen Begleitumständen noch in die Vorzeit der Chirurgie hinein. Sie war sogar symptomatisch für eines der Hauptgebiete, auf die die alte Chirurgie sich vorgewagt hatte, und sie vermittelte ein besonders deutliches Bild von der furchtbaren Härte der alten Zeit.
Mein Erlebnis begann am Nachmittag des 3. März 1854 in der kleinen indischen Stadt Khanpur. Es war während meiner ersten Indienreise, die ich damals unternommen hatte, um die in Europa so oft genannte und von romantischen Professoren gepriesene »altindische« Chirurgie zu studieren.
Jener 3. März 1854 war ein heißer Tag. Trotzdem fror ich, als der abgemagerte indische Junge, der in Mukerjis schmutzstarrender Hütte auf dem Boden lag, seinen ersten durchdringenden Schrei ausstieß. Mukerji, der »Steinschneider von Khanpur«, operierte das Kind wegen eines Blasensteines, einer Krankheit, die damals in allen Teilen der Welt schon im jugendlichen Alter auftrat.

Die Glieder des Jungen spannten sich in den eisern zupackenden Fäusten der halbnackten Gehilfen, die seine Arme und Schultern niederhielten und seine in den Knien gebeugten Beine weit auseinanderzogen.

Mukerjis mageres, altes Gesicht blieb unbewegt. Er zog die eingeölten Finger, mit denen er vom Mastdarm her den Stein in der Blase des Jungen gegen den Blasengrund gepreßt hatte, ins Freie. Tief im Damm des Kindes stak, von hervorsickerndem Blut gerötet, Mukerjis Messer. Er hatte es mit einer schnellen Bewegung zwischen After und Skrotum durch den Damm bis in die Blase gestoßen. Als er es jetzt herauszog, schleuderte der Junge in wildem Schmerz seinen Kopf hin und her und preßte einen noch lauteren herzzerreißenden Schrei aus seiner Kehle heraus. Mukerji bohrte einen Zeigefinger durch die Wunde und tastete in der Blase nach dem Stein. Er fand ihn nicht sogleich und preßte seine Faust von oben her auf den Unterleib des Jungen. Er drückte den Stein von dieser Seite her dem Finger entgegen, der in der Wunde stak.

Aus den schrillen Schreien wurde ein auf- und abschwellendes Heulen – so wie das Heulen eines hilflosen gequälten Tieres, das langsam vor Erschöpfung verebbt. Mukerji zog plötzlich den blutigen Finger hervor und griff nach einer langen, schmalen Zange, die im Schmutz auf der bloßen Erde lag. Er zwängte sie durch die Wunde, preßte die Linke noch einmal auf den Unterleib des Kindes und drückte die Zangenschenkel zusammen. Seine Knöchel verfärbten sich zu gelblichem Weiß. Im Körper des Jungen gab es ein schwach knirschendes Geräusch. Dann zog Mukerji an, und während das Kind sich noch einmal mit einem Laut der Qual aufzubäumen versuchte, hob er bereits die Zange hoch und streckte seinen Gehilfen einen rötlich-gelb gefärbten Blasenstein von vielleicht zwei Zentimeter Breite und drei Zentimeter Länge entgegen.

Für ein paar Sekunden herrschte in der niedrigen Hütte eine erschreckende Stille. Die Griffe von Mukerjis Gehilfen lösten sich. Mukerji selbst aber kümmerte sich nicht um die blutende Wunde. Er versuchte nicht, das Blut zu stillen. Er tamponierte nicht den teils geschnittenen, teils gerissenen Wundkanal. Er legte keinen Verband an. Er gab nur seinen Gehilfen ein Zeichen. Diese preßten die gespreizten Schenkel des von neuem aufjammernden Jungen aneinander und banden sie mit zwei Hanfseilen fest zusammen. Mukerji hatte währenddessen dem Kinde bereits den Rücken zugewandt. Er stand mit tief gebeugtem, verkrümmtem Buckel da

und schob den Blasenstein mit seiner schmutzig blutigen Hand in ein Säckchen, das er an einer Art Gürtel trug.
In diesem Augenblick fühlte ich den leisen Griff Dr. Lala Rais an meinem Arm. Er machte mir mit seinen sanften rehbraunen Augen ein Zeichen, zu gehen.
Rai war einer der wenigen jungen Inder, die sich damals in England zum Arzt und Chirurgen hatten ausbilden lassen, ohne gewisse Beziehungen zu Vertretern der aruvedischen oder althinduistischen Medizin aufzugeben, die nicht nur in den breiten Massen Indiens mehr Ansehen und Vertrauen genossen als jeder ausländische Arzt. Ich hatte Rai durch einen glücklichen Zufall in Delhi kennengelernt. Wir waren in ein medizinisches Gespräch geraten. Ich hatte ihm von meinen Absichten erzählt, und er hatte mir vorgeschlagen, Mukerji, den »Steinschneider von Khanpur«, zu besuchen, zu dem von weither zahlreiche Inder pilgerten, die an Blasenstein litten.
Wir gingen durch eine Schar schweigender Männer und Frauen, die am Rande der Straße warteten. »Sie alle erhoffen Erlösung von Mukerji«, sagte Rai mit seiner leisen Stimme. »Sie sind einer der wenigen Ausländer oder vielleicht sogar der einzige, der jemals Mukerji zugesehen hat...«
»Was wird mit dem Jungen weiter geschehen...?« fragte ich, während wir zu dem hundert Meter entfernt wartenden Wagen gingen.
»Man überläßt ihn der Natur«, antwortete Rai mit fatalistischer Sachlichkeit. »Wenn der Darm unverletzt geblieben ist und keine Eiterung oder Urin-Infiltration eintritt, wird er in wenigen Wochen gesund sein. Bei den Älteren ist es natürlich etwas schwieriger. Der Stein ist bekanntlich vom Darm her nur noch schwer zu tasten, und der Darm wird zuweilen aufgeschlitzt oder der Blasenmuskel durchschnitten. Manchmal bildet sich eine Fistel im Wundkanal mit den üblichen Folgen. Es gibt auch tödliche Eiterfieber. Aber die Hälfte der Kranken wird sicher gesund, und wer die Wahl hat, entweder am Blasenstein zugrunde zu gehen oder zu der Hälfte zu gehören, die gesund wird...«
Er unterbrach sich, weil wir den Wagen erreichten. Als wir Platz genommen hatten, machte seine Sachlichkeit einem erwachenden Eifer Platz: »Was ist in Europa anders?« fragte er. »Die Schmerzbetäubung? Schön. Die Patienten leiden beim Schnitt keine Schmerzen mehr und schreien nicht. Aber sonst? Ich habe auch in London vor zwei Jahren versehentlich aufgeschlitzte Därme und zerschnittene und zerrissene Vorsteherdrüsen gesehen

und ebenso Harnfisteln im Wundkanal und Versagen des verletzten Blasenschließmuskels! Und wie viele Operierte sterben in den größten europäischen Hospitälern an Eiterfieber? Mukerji kennt nur die Lehren seiner Vorfahren. Er hat nie eine europäische Universität besucht. Ich denke, dafür leistet er erstaunlich viel. Denken Sie nicht?«
»Oh, natürlich ...«, sagte ich und verschwieg das Ergebnis meiner Studien über die Praxis altindischer Chirurgie. Die Vorstellungen, die romantisierende Medizinhistoriker in mir geweckt hatten, waren in kurzer Zeit untergegangen. Ich verschwieg, daß die paar chirurgischen Methoden, die der eigenartigen und sehr alten medizinischen Entwicklung des Landes entstammten – allenfalls mit Ausnahme der Nasenplastik –, nicht besser und nicht schlechter waren als die mittelalterlichen chirurgischen Methoden des Abendlandes. Ich mußte allerdings zugeben, daß Rai, was die europäische Operationstechnik anbelangte, mit seinen eifrigen Vergleichen der Wahrheit sehr nahe war, zumindest, soweit ich es damals beurteilen konnte.
»Oh, natürlich«, wiederholte ich müde.
Ich verabschiedete mich von Dr. Rai vor der lügnerisch prächtigen Fassade des »Civil and Military Hotel«, in dessen rattenverseuchten, erbarmungswürdigen Räumlichkeiten ich abgestiegen war.
Als wir uns für den nächsten Tag zum Besuch bei einem indischen »Starstecher« verabredeten, ahnte ich nicht, daß ich jenen Starstecher nie zu Gesicht bekommen würde.
Ich ging früh zu Bett und löschte die Lampe, um keine Insekten anzulocken. Als ich die Hand von der Lampe zurückzog und mich auf die Seite legte, fühlte ich zum ersten Male einen unbekannten, kurz ausstrahlenden Schmerz in meiner rechten Hüfte. Ich versuchte mich selbst zu beruhigen, indem ich mir einredete, für einen Blasenstein sei ich noch zu jung. Aber kein Alter war vor der Bildung der Harnkonkremente sicher. Ich erinnerte mich, gelesen zu haben, daß Blasensteine durch einseitige Kost und langanhaltende Diarrhöen mit ihrem starken Wasserentzug entstehen konnten. Während der ganzen Reise von Plymouth nach Bombay hatte ich infolge des faulen Trinkwassers, das es an Bord der »Victory« gab, an Diarrhöe gelitten.
Ich lag bewegungslos. Ich wagte nicht mehr, mich zu rühren. Erst nach längerer Zeit raffte ich mich auf, nannte mich einen Hysteriker und versank schließlich in einen leichten Schlaf.
Wie lange er dauerte, wußte ich später nicht.

Ich erinnere mich, daß ein stechender Schmerz im Becken mich plötzlich emportrieb. Der Schmerz war so stark, daß ich während des Aufwachens einen Schrei aus meinem eigenen Mund zu hören glaubte. Gleichzeitig spürte ich einen so heftigen Zwang, meine Blase zu entleeren, daß ich aufsprang. Sofort krümmte ich mich jedoch unter noch größeren Schmerzen zusammen und sank vor dem Bett in die Knie.
Ich versuchte schweißüberströmt und mit zitternden Händen, die Lampe anzuzünden. Ich war jedoch außerstande dazu. Ich rief mit heiserer, mir kaum gehorchender Stimme nach dem Boy. Es rührte sich jedoch nichts außer den Ratten, die an den Wänden entlanghuschten.
Endlich tappte ich mit unsicheren Schritten, tief nach vorn gebeugt, beide Hände vor den Leib gepreßt, ins Dunkel hinaus.
Als ich zurück in den Schlafraum taumelte, fühlte ich kalten Schweiß auf der Stirn. Kaum hatte ich das Bett erreicht, begann erneut der stechende, brennende, bohrende Schmerz. Er konzentrierte sich auf einen Punkt. Es war, als ob eine scharfe Lanzenspitze von innen her meinen Unterleib durchdringen wollte.
Liegen auf dem Rücken gewährte mir eine kurze Erleichterung, während Stehen und Gehen die Schmerzen bis zur Unerträglichkeit steigerten. Aber ich mußte mich immer wieder erheben. Schließlich gab ich tropfenweise Blut von mir. Ich tappte torkelnd hin und her, legte mich vorsichtig, hastige Bewegungen vermeidend, für wenige Minuten hin und taumelte erneut hinaus.
Mein gemartertes Gehirn klammerte sich eine Weile lang an den Gedanken einer Erkältung und Entzündung der Blase. Aber ich wußte bei aller sonstigen Dürftigkeit meiner damaligen medizinischen Erfahrungen doch so viel über Steinsymptome, daß diese verzweifelten Trostversuche mißlangen.
Ich habe später viel Zeit damit verbracht, herauszufinden, wodurch sich das gespensterhafte Zusammentreffen der Operation Mukerjis und des so plötzlichen Auftretens von schweren Steinsymptomen bei mir erklären ließ. Eine Antwort auf meine Frage habe ich niemals gefunden, es sei denn, ich bekannte mich zu den modernen Nervenärzten, welche seelische Vorgänge, wie meine Zeugenschaft bei Mukerjis Steinschnitt, als Ursache körperlicher Krankheiten beziehungsweise des offenen Ausbruchs bis dahin verborgener Erkrankung deuten.
Als ich aufwachte, war es später Vormittag. Ich hatte Mühe, mich zurechtzufinden. Nach einer Weile erkannte ich Dr. Rais gelblich blasses Gesicht über meinem Bett.

»Sind Sie krank?« fragte er.
»Ich fürchte, ich habe einen Blasenstein«, stieß ich heiser hervor.
Ich hatte den Eindruck, als sehe Rai mich zuerst erschreckt, dann fast mit einem Ausdruck des Triumphes an.
»Mukerji...«, sagte er. »Mukerji«, wiederholte er, »macht gesund und krank...« Aus Rais Gesicht wich, während er sprach, die Tünche der »europäischen Zivilisation«, die er sich in England zugelegt hatte. Es schien, als hätte sie einer Art abergläubischer Inbrunst Platz gemacht.
Sein Blick weckte in mir Unbehagen und neue Angst. Noch zwischen Schlaf und Wachsein schwebend, fragte ich: »Wo befindet sich der nächste englische Arzt?«
»Sie sollten sich Mukerji anvertrauen...« sagte Rai. »Sie werden keinen englischen Arzt finden, der wirklich Steine behandeln kann, nicht einmal Dr. Irving in Lucknow...«
Ich hörte jedoch nur den Namen Irving. Ich klammerte mich daran. Ich hatte nur noch dieses Ziel vor Augen: fort aus Khanpur, fort aus der Nähe Mukerjis.

Lucknow war damals – als klimatisch günstigste und beliebteste Garnison der Engländer in Indien – eine zauberhafte Stadt mit grünen Parks und Gärten voll von Bambusriesen, Palmen und Schattenbäumen, mit rot bestreuten Wegen zwischen Hecken von gelben Rosen, Orchideen und Farnkräutern. Das Fremdenhotel wirkte wie eine blühende Oase im Verhältnis zu der Rattenhöhle von Khanpur.
Dr. Irving, der bald nach meiner Ankunft mit einem großen ungeschlachten Instrumentenkasten im Hotel erschien, glich den durchschnittlichen Chirurgen, die ich bis dahin in seiner Heimat getroffen hatte, aufs Haar. Er war schon in den Sechzigern und wirkte kräftig und grobschlächtig wie die meisten seiner Generation, von der man in erster Linie die Kraft und die Härte verlangt hatte, die notwendig waren, um einem bei vollem Bewußtsein befindlichen Menschen Arme und Beine abzuschneiden oder das sonstige grobe Messerwerk jener Tage zu verrichten. Mich schauderte unwillkürlich in dem Gedanken, daß er mich mit seinen kräftigen roten Händen untersuchen würde. Als Irving jedoch den Mund öffnete, wirkte er durch seine bedächtige Art zu sprechen merkwürdig beruhigend. Er erkundigte sich nach meinem Beruf, meiner Herkunft und meinen Absichten und erst dann nach meinem Leiden.
»Es besteht wohl kein Zweifel«, sagte er, »Sie haben einen kleinen

Stein verloren. Der Stein hat auf seinem Wege abwärts Verletzungen verursacht, die im Augenblick nachbluten. Aber es können sich noch mehr Steine in der Blase befinden. Ich muß versuchen, Gewißheit zu bekommen ...«
Ich verzeihe heute Irving alle Qualen, die er mir bereitete, einschließlich des Fieberanfalls, der mich schon eine halbe Stunde nach der Untersuchung als Folge einer Infektion heimsuchte ... Irving wußte es gleich der Masse der Ärzte auf der ganzen Erde noch nicht besser. Ich trug so oder so einen Vorteil von seiner Untersuchung davon. Ich lernte, daß man Stand und Fortschritte der Medizin immer in erster Linie mit den Augen des leidenden Patienten beurteilen sollte und niemals mit den Augen dessen, der nie gelitten hat.
Als Irving endlich den blutigen Katheter an einem mit getrocknetem Blut befleckten Lappen abwischte und zwischen einige rostige Zahnzangen in den Kasten warf, sah er mich ernst an.
»Hm«, sagte er dann, »Sie haben in der Tat zwei größere Steine. Sie werden Ihnen vielleicht ein halbes Jahr Ruhe lassen, bis sie sich durch die Angliederung weiterer Harnprodukte vergrößert haben. Sie sollten versuchen, so schnell wie möglich nach Europa zurückzugelangen, um sich dort von den Steinen befreien zu lassen. Sie sind frei in Ihrer Bewegung, Sie haben Mittel genug. Reisen Sie so schnell wie möglich nach Paris. Reisen Sie zu Dr. Civiale ...«
Irving las in meinen Augen, daß der Name Civiale für mich nicht das geringste bedeutete.
»Sie kennen Civiale nicht?« fragte er. »Aber Sie waren doch in Paris! Wundern Sie sich nicht darüber«, fuhr er fort, »daß ich mich als Engländer für den Franzosen Civiale einsetze. Civiale ist meiner Überzeugung nach der Mann, der uns zum erstenmal aus der uralten Stagnation der chirurgischen Methoden in bezug auf den Blasenstein herausgeführt hat. Er hat die unblutige und fast schmerzlose Zertrümmerung der Steine in der Blase verwirklicht. Er hat eine neue Epoche der Blasenchirurgie eingeleitet, die sich bemerkbar machen muß, sobald einmal genug Ärzte diese neue Operation gelernt und über Frankreich hinaus verbreitet haben. Ich mache Ihnen einen Vorschlag. Ruhen Sie ein paar Tage, bis die Folgeerscheinungen des Steinabgangs und der Untersuchung abgeklungen sind. Ich bin sicher, daß Sie dann, einige Vorsicht vorausgesetzt, ungefährdet nach Europa gelangen können.«

Nach einer glücklicherweise schnellen Reise mit dem Ostindienfahrer »Kalkutta« kam ich am 5. Mai 1854 in London an. Seit ich im April noch einmal einen leichten Anfall von Blasenschmerzen verspürt hatte, fühlte ich mich von der Furcht gehetzt, eine wirklich schwere Kolik könne mich überfallen, bevor ich Civiale erreichte.
Wenn junge Ärzte, die ihre eigene Krankheit kennen, in derartige Situationen hineingeraten, leiden sie zweifellos mehr als ein normaler Patient, den seine Ahnungslosigkeit und sein zunächst noch ungebrochenes Vertrauen in die sogenannte »ärztliche Kunst« beschützen.
Ich fühlte mich schon erleichtert, als ich englischen Boden betrat, obwohl ich gerade beim Herabsteigen über die Schiffsleiter wieder ein verdächtiges Schweregefühl im Becken empfand.
Meine Erleichterung wurde noch größer, als ich in meinem Gasthof einen Brief von James Syme, dem damals sehr angesehenen Professor für Chirurgie in Edinburgh, vorfand. Der Brief enthielt ein zweites versiegeltes Schreiben an Dr. Henry Thompson, London, Wimpole Street, und ferner eine Notiz für mich, die nicht mehr als vier Worte umfaßte: »Dies ist Ihr Mann.« Dazu die Unterschrift: Syme.
Noch vor meiner Abreise aus Lucknow hatte ich an Syme geschrieben, der mir während meiner Studien über die ersten Anwendungen der Narkose in England und Schottland ein väterlicher Freund geworden war.
Ich hatte über das plötzliche Auftreten der Steinkrankheit berichtet sowie über Dr. Irvings Vorschlag, mich auf dem schnellsten Wege nach Paris in die neuartige chirurgische Behandlung des mir noch unbekannten Dr. Civiale zu begeben. Ich hatte Syme gebeten, mir seinen bewährten Rat sozusagen nach London entgegenzusenden, damit ich ihn vorfände, bevor ich nach Boulogne übersetzte.
Nun hielt ich diesen »Rat« in der Hand. Ich suchte »meinen Mann« noch am gleichen Nachmittage auf. Die Wimpole Street war eine der Ärztestraßen des Londoner Westens. Dort traf ich zum ersten Male mit Henry Thompson zusammen.
In jenen Tagen trug Thompson noch nicht den Titel »Sir«. Noch trennte ihn ein rundes Jahrzehnt von seinem Weltruhm als Urologe. Aber seine Augen glänzten schon so hell und zielbewußt unter seinen ungewöhnlich buschigen Augenbrauen hervor wie später zur Zeit seines höchsten Ruhmes. Er war damals knapp fünfunddreißig Jahre alt, sehr schlank und beweglich, mit einem

beinahe schön zu nennenden ebenmäßigen Gesicht und so empfindsamen Händen, wie sie seinerzeit unter den an harte Muskelarbeit gewöhnten Chirurgen noch sehr selten waren.
Thompson hatte Symes Brief gelesen. »Man hat Sie in Lucknow an Civiale in Paris verwiesen. Ich stelle fest, wie klein unsere Welt doch ist, wenn man dort von Civiale weiß. Nun, um es kurz zu machen: Ich habe längere Zeit in Paris verbracht, um bei Civiale im Hôpital Necker die neue Art der Steinzertrümmerung zu studieren. Seither übe ich die Methode hier in London aus. Es ist eine Methode, bei der alles auf das Gefühl ankommt. Mit der gewohnten Kraftanstrengung und Fixigkeit der alten Schule ist dabei nicht viel zu erreichen. Deswegen ist die unblutige Steinoperation auch noch nicht so weit verbreitet, wie sie es eigentlich verdiente. Soviel mir Professor Syme schreibt, sind Sie unterwegs nach Paris und wünschen nur eine Aufklärung über den Wert von Civiales Methode.«
Ich beeilte mich, ihm zu widersprechen. Sein Wesen weckte in mir damals schon ein so tiefes Vertrauen, daß ich mich auch in seine Hände begeben hätte. Ich kam jedoch über einen Ansatz zum Widerspruch nicht hinaus.
»Wenn man es sich erlauben kann«, sagte er, »– und ich entnehme Symes Brief, daß Sie es sich erlauben können –, soll man sich direkt zum Meister begeben und nicht zu seinem Schüler. Ich werde Ihnen gerne, wenn es Ihnen recht ist, ein Schreiben an Civiale mitgeben, und er wird Sie sicherlich mit besonderer Zuvorkommenheit behandeln. Er ist verständlicherweise eitel und voller Nationalstolz. Er betrachtet jeden Ausländer, der von weither kommt, als eine Bestätigung dafür, daß erstens nur in Frankreich wahre chirurgische Leistung zu Hause ist und zweitens er der Meister der Meister bleibt.«

In dem Augenblick, in dem ich zwei Tage später den Pariser Zug auf der Gare du Nord verließ und meinen rechten Fuß auf den Perron stellte, überfiel mich zum ersten Male seit Khanpur eine wirkliche Steinkolik. Anscheinend hatte das mehr als fünfstündige Rütteln in einem Eisenbahnwagen jener Tage, verbunden mit irgendwelchen anderen undurchschaubaren Umständen, meine Steine nach langer Ruhepause wieder mobilisiert.
Ich mußte alle Willenskraft aufbieten, um die Gepäckuntersuchung durch die Zollbeamten und die Droschkenfahrt zum Grand Hôtel du Louvre ohne Schmerzensschreie zu überstehen.
Ich gelangte noch, von neugierigen Blicken verfolgt, auf mein

Zimmer, krümmte mich mit blutig gebissenen Lippen zusammen und rutschte auf den Knien zu meinem Gepäck, um Opium und Chloral hervorzusuchen. In Schweiß gebadet, die Zähne in ein Kissen geschlagen und trotzdem laut aufstöhnend, wartete ich auf die Wirkung der Mittel. Zweifellos drängte wieder ein Stein nach außen. Weder Opium noch Chloral bewirkten mehr als eine vorübergehende Linderung und allgemeine Ermattung. Die Gespensternacht in der Rattenhöhle von Khanpur wiederholte sich in dem riesigen, viele hundert Zimmer umfassenden Luxushotel, fern der äußerlichen Einsamkeit und Verlorenheit jener indischen Nacht. Und trotzdem kam ich mir nicht weniger einsam und verloren vor.
Am folgenden Morgen schrieb ich, vor dem Schreibtisch kniend, mit vielen Unterbrechungen einen Brief an Civiale, schilderte meine Lage und meine Absichten und bat, da ich selbst ihn nicht aufsuchen könne, dringlichst um seinen sofortigen Besuch. Vom Gesicht des Hausdieners las ich wie von einem Spiegel ab, in welcher Verfassung ich mich befinden mußte.
Ich wartete eine Stunde mit der Ungeduld, die unerträgliche Schmerzen erzeugt. Dann endlich kam der Diener mit der niederschmetternden Nachricht zurück.
Civiale hatte Paris vor zwei Tagen zu einer Konsultation in Bordeaux verlassen und wurde erst in drei Tagen zurückerwartet.
Drei Tage in meiner Verfassung schienen mir gleichbedeutend mit dem Zwang zum Selbstmord! Ich wollte, während ein Frostanfall mich schüttelte, Auftrag geben, irgendeinen beliebigen Arzt herbeizuholen, als der Diener sagte:
»Herr Dr. Maisonneuve befindet sich gerade zu einer Konsultation im Hause. Vielleicht findet er sich bereit, Sie aufzusuchen, ich darf ihm natürlich nicht sagen, daß Sie Dr. Civiale erwarteten...«
»Sagen Sie ihm, was Sie wollen«, klagte ich, während meine Zähne im Schüttelfrost gegeneinanderschlugen. »Wer ist Dr. Maisonneuve?«
»Der Chefchirurg des Hôpital de la Pitié...«, sagte der Diener.
Einige Tage später gestand er mir, daß Jacques Gilles Maisonneuve von anderen Ärzten auch »der Stier von der Seine« oder »der Meuchelmörder« genannt wurde und sicherlich einer der umstrittensten Chirurgen im Paris jener Tage war.
Maisonneuve erschien wirklich kurz darauf, ein kleiner bullenhafter Mann Mitte der Fünfzig. Schmerzverkrümmt, wie ich war, nahm ich das Bild seiner Persönlichkeit nur undeutlich in mich auf. Dafür prägte es sich später um so unvergeßlicher ein. Maison-

neuve erschien als typischer Vertreter der heroischen Generation der Pioniere der Chirurgie. Er überfiel mich mit einem angriffslustigen Schwall von Worten, die ich in meinem Zustand zwischen Schmerz und Opiumrausch nicht alle verstand. Dann hielt er eine ungewöhnlich lange Sonde in der Hand. Er arbeitete mit der Rücksichtslosigkeit und Schnelligkeit der Zeit vor der Narkose. »Ein Steinfragment...«, sagte er nach kaum zwei Minuten, »festgeklemmt auf dem Wege nach außen. Es hat sich aber schon weit durchgearbeitet...«
Es gab einen alles durchdringenden, unendlich scharfen schneidenden Schmerz. Dann hielt Maisonneuve in einer langen Zange ein erbsengroßes Steinstückchen vor mein Gesicht. Er richtete sich auf, schob Sonde und Zangen in ein samtenes Etui und sagte: »Sie sollten sich die Steine chirurgisch entfernen lassen. Ich operiere morgen vormittag im Hôpital de la Pitié. Sie können sich dort überzeugen, daß es eine leichte Sache ist. Guten Tag, Monsieur!«
Ich blieb zunächst völlig erschöpft zurück. Aber einige Stunden später hatte ich mich soweit erholt, daß ich beschloß, am nächsten Tag einen Besuch im Pitié, einem der bekannten Hospitäler des damaligen Paris, zu machen und auf diese Weise die Zeit bis zur Rückkehr Civiales zu nutzen.
Ich ließ mich in einem sehr weich gefederten Wagen zum Jardin des Plantes bringen. In der Nähe, an der Rue Lacépède, lag der uralte Bau des Pitié, den Maria von Medici im Jahre 1612 als Bettlerherberge hatte errichten lassen, ein düsteres, ungepflegtes Haus mit schmutzigen Streifen unter den Fenstern.
Mit meinen Papieren war es eine Kleinigkeit, in den Operationsraum zu gelangen, einen ebenerdigen Raum, der offensichtlich seit unvordenklichen Zeiten nicht geweißt und nicht geputzt worden war. Einige herumstehende Stühle waren derartig schmutzig, daß die Zuschauer, die bereits in der Nähe des nur flüchtig gesäuberten Bettes, das als Operationstisch diente, warteten, es vorzogen zu stehen. Die Fenster lagen so tief, daß von draußen jedermann hereinsehen konnte.
Es blieb nicht viel Zeit zu weiteren Beobachtungen, denn kurz darauf erschien Maisonneuve mit seinem Assistenten.
Er ließ sich seinen ungewaschenen, von Blut und Eiter verkrusteten Operationsrock reichen. Aus einem Knopfloch hingen einige Peitschenschnüre hervor, die dazu dienten, Gefäße abzubinden.
Der erste Patient war ein sechzigjähriger, abgemagerter Steinkranker, der, wie Maisonneuve mit grober, laut klingender Stimme verkündete, seit zwei Jahren am Stein gelitten und sich jetzt end-

lich zum Steinschnitt entschlossen hatte. Letzteres sei immer noch das einzige, zuverlässig rettende Mittel und werde dies auch trotz der Reklame gewisser Ärzte für andere Methoden bleiben. Wahrscheinlich bedeutete dies einen Seitenhieb auf Civiale.

Der Patient, so erklärte Maisonneuve, sei so schwach, daß man ihn nicht narkotisieren könne.

Währenddessen schob einer der Assistenten dem Kranken einen gefalteten Lappen zwischen die Zähne und hielt seine Schultern, zwei andere brachten seine Beine in die Steinschnittlage.

Der Alte war zu schwach, sich zu wehren. Er war wohl auch viel zu entkräftet, um zu schreien. Er gab nur ein gurgelndes Stöhnen von sich, als Maisonneuve mit der Gewandtheit eines Taschenspielers die gerillte Sonde durch seine Harnröhre schob und nur Sekunden später das Steinmesser in den Damm stieß. Ich beobachtete eine heftige Blutung aus der Wunde und sah, daß der Patient das Bewußtsein verlor. Maisonneuve führte eilig eine Zange durch die Wunde ein. Seine Hand wurde dabei vom Blute rot. Offenbar hatte er ein großes Gefäß verletzt! Maisonneuve begann heftig die Zange auszuziehen. Er forderte eine zweite Zange, führte sie ein und zog erneut.

Maisonneuve richtete sich mit gerötetem Gesicht auf. Er wies die Zange vor, in deren Backen sich ein Steinfragment befand.

Ich ging, von einem Anflug panischer Erregung befallen, hinaus, bevor die Operation zu Ende war.

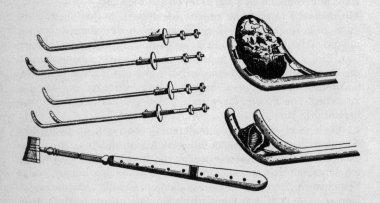

Instrumente, die von Baron Heurteloupe zur unblutigen Zertrümmerung des Blasensteins entwickelt und verwendet wurden

Es gehört zu den Eigenarten der Geschichte, daß sie den wirklich großen und bleibenden Ruhm einer Erfindung fast immer mit nur einem Namen verknüpft, auch wenn sich in Wahrheit mehrere Geister in die Erfindung teilen. Ich weiß heute natürlich, daß Jean Civiale nicht der einzige französische Träger der Idee von der Steinzertrümmerung, vielleicht nicht einmal der ingeniöseste Erfinder und Hersteller der Instrumente war, die in seiner Hand der Verwirklichung der Idee dienten.

Ich traf später den verbitterten Amussat; den von zähem Erfindergeist und grimmigem Haß gegen Civiale erfüllten Leroy d'Etiolles, vor allem aber den aristokratischen Heurteloupe, der den »Perkuteur«, ein zweiarmiges, in der Art jener allgemein »Engländer« oder »Franzosen« genannten Handwerkszeuge arbeitendes Steinzertrümmerungsinstrument erdachte, dessen Prinzip Civiale später an Stelle seines »Dreiarmers« übernahm. Sie alle waren gute Ärzte, Techniker und Erfinder und zähe Kämpfer um den Ruhm.

Und doch weiß ich, wenn ich an meine erste Begegnung mit Civiale nach dessen Ankunft in Paris am 23. Mai zurückdenke, genau, warum das Schicksal ihm allein den Ruhm gegeben hat und sicherlich immer belassen wird.

Das sogenannte Schicksal belohnt selten den fleißigen Könner, Theoretiker oder Träumer. Es belohnt meist denjenigen, der mit sicherem Sinn aus Traum und Theorie praktische Wirklichkeit werden läßt.

Am 23. Mai begab ich mich ins Hôpital Necker, Rue de Serres 151. Es war damals noch nicht üblich, jene Kategorie von Kranken, die man heute als Privatpatienten bezeichnet, in Hospitälern zu empfangen oder zu behandeln. Als ich mich ins Necker begab, ahnte ich noch nicht, weshalb Civiale mich nach Empfang des Briefes von Thompson gerade dorthin gebeten hatte. Ich betrat sein Zimmer mit jener Mischung von Angst, Vertrauen, Neugier und Spannung, welche meine vorangegangenen Erlebnisse seit den Tagen in Lucknow in mir erzeugt hatten.

Civiale trat aus dem Halbdunkel hinter seinem Schreibtisch hervor. Er war ein mittelgroßer schwerer Mann, den man für jünger hielt, als er war, mit einem gepflegten Gesicht unter lang herabhängendem Kopfhaar. Man durfte ihn eine elegante Erscheinung nennen, die nicht dem allgemeinen Vorstellungsbild eines Arztes, sondern eher dem Vorstellungsbild eines erfolgreichen Industriellen entsprach, der eines Millionenvermögens sicher war. Civiale begrüßte mich, so wie Thompson es vorausgesagt hatte, mit überströmender Freundlichkeit. Als ich meine Geschichte erzählte und erwähnte, daß sein Ruhm bis nach Indien gedrungen war, gab er sich keine Mühe, seine Eitelkeit zu verbergen. Er unterbrach mich mit einem Angriff auf die französische Ärzteschaft.

»Seit dreißig Jahren habe ich Tausende behandelt«, stieß er hervor, »aber jeden Tag habe ich neu zu kämpfen für meine Methode. Als ich begann, erklärte mich Dubois, einer der berühmtesten Geburtshelfer Frankreichs, für verrückt. Das hinderte ihn nicht, im Jahre 1829 meine Dienste in Anspruch zu nehmen, als er selbst den Stein bekam. Sanson, vom Hôtel-Dieu, der selbst die widerwärtigste Methode, den Stein auszuschneiden, nämlich vom Mastdarm aus, entdeckt und an zahlreichen Unglücklichen exerziert hat, dieser Sanson, der mich beschimpfte, ließ sich durch mich vom Stein befreien, als er ihn bekam, und hütete sich, seine eigene blutrünstige Methode anzuwenden. Er kannte die Schlächterei des Schnitts, er kannte vor allem die Morde, die er selbst damit begangen hatte. Lisfranc, der Vorgänger von Maisonneuve, die beide einander würdig sind, verhöhnte mich und meine Arbeit und schnitt weiter seine Opfer. 1831 ließ er sich durch mich vom Stein befreien! Wenn es um sie selbst ging, besannen sie sich auf die bessere Methode.«

Die Anklagen waren charakteristisch für Civiale und den heftigen unaufhörlichen Kampf, den er gegen seine Konkurrenten und Gegner führte. »Wer etwas Revolutionäres durchsetzen will«, fuhr er fort, »muß kämpfen bis ans Grab. Ich weiß, weshalb sie alle gegen mich sind. Sie können meine Instrumente nicht bedienen. Sie sind Schlächter, und ihnen fehlt das Gefühl in den Händen – in den Händen . . .« Er kam auf mich zu und hielt mir seine Hände entgegen, die keineswegs besonders klein oder so fein waren wie die Hände Thompsons. In ihnen zuckte jedoch, so möchte ich sagen, jene Sensibilität, die Civiale, wie ich selbst dann erlebte, beim Vordringen ins Dunkel des Körpers Widerstände ahnen ließ, noch bevor er sie mit seinen Instrumenten berührte.

Civiale untersuchte mich mit außergewöhnlicher Geschicklichkeit. Etwa fünfzig Jahre später erlebte ich unter Lokalanästhesie eine Untersuchung mit dem modernen Zystoskop. Ich möchte fast sagen, daß letztere mir beschwerlicher war als Civiales Untersuchung mit einigen im Vergleich zu heutigen Instrumenten grob zu nennenden Geräten.

»Ihr Arzt in Indien ist ein Narr«, sagte er. »Sie haben nicht zwei Steine, sondern einen Stein von der Form zweier aneinandergewachsener Eier. Aber ich werde ihn leicht in zwei Sitzungen zer-

trümmern, denn er scheint nicht besonders fest...« Auch diese Diagnose – ohne Röntgenapparat, ohne Blasenspiegel, ohne Zystoskop –, nur mit Katheter und Sonde, war bezeichnend für Civiales intuitives Geschick.
Civiale trat an seinen Schreibtisch zurück. »Ich habe Sie hergebeten«, sagte er, »weil ich Ihnen gar nicht zumuten will, sich in meine Hand zu begeben, bevor Sie nicht gesehen haben, wie ich arbeite. Ich bin bereit, Ihnen sozusagen ein Privatissimum an einem Steinkranken, der ohnedies in den nächsten Tagen behandelt würde, zu geben.«
Wir begaben uns in den Operationsraum, der im Rahmen dessen, was man damals in Krankenhäusern für sauber hielt, sauber genannt werden konnte, obwohl auf dem Operationsbett einige Blutflecke zu sehen waren und Civiale sich eine über und über befleckte Schürze umband. Während zwei seiner Assistenten erschienen und der Patient, ein vierzigjähriger, sehr leidender Mann, zu Fuß hereinkam, erklärte Civiale seine Instrumente, vor allem den »zweiarmigen Perkuteur«, der mir damals sehr feingliedrig erschien, heute jedoch den Eindruck eines unmenschlichen Marterinstrumentes hervorrufen würde.
»Ich selbst habe«, sagte er, »ursprünglich noch den Stein mit den Zangenarmen gefaßt und ihn dann mit dem Meißel bearbeitet. In diesem Fall aber mußte der ganze Apparat am Operationsbett angeschraubt werden, damit die Zangenarme den notwendigen Widerstand des Steins gegen die Meißelschläge sicherten. Wenn sich der Patient dann bewegte, verursachte das starr befestigte Instrument Schmerzen und ernste Verletzungen. Seit ich das Schraubgewinde entdeckt habe, das die beiden Zangenhaken so fest zusammenzieht, daß ein nicht zu fester Stein dazwischen zermalmt werden kann, benötigen wir das Anschrauben des großen Instrumentes nicht mehr oder nur in seltenen Fällen.«
Die Assistenten hatten unterdessen den Kranken auf das Bett gelegt und in Operationsstellung gebracht.
»Ich narkotisiere nicht«, sagte Civiale, »damit Sie sich überzeugen können, wie schmerzlos man mit meinem Gerät zu arbeiten vermag...«
Der Kranke gab in der Tat keinen Laut von sich, während Civiale seine Blase zunächst mit Wasser füllte und dann den Katheter und das Instrument mit den zusammengelegten Zangenbacken einführte. Civiale erweckte den Eindruck, als sei die Umwelt für ihn versunken. Es war so, als tastete und horchte er mit jedem Nerv nur in den Kranken hinein. Seine Hände bewegten sich langsam,

gleitend – während meine Augen an dem Gesicht des Kranken hingen, aber keinen Ausdruck des Schmerzes darin entdeckten. Dann plötzlich griff Civiales Rechte zu dem Schraubgewinde und begann daran zu drehen.
»Jetzt fasse ich den Stein«, flüsterte er, »es ist nur ein kleinerer Stein ... Ich zerbreche ihn. Hören Sie ... Hören Sie, wie er zerbricht ...?«
Ich hörte in der Tat ein dumpfes, knirschendes Geräusch ...
»Jetzt öffne ich das Instrument ...«, murmelte Civiale, während er erneut die Schraube bediente, »und drehte es, damit es sich von Trümmern befreien kann. Jetzt ziehe ich es heraus ...«
Als der Katheter sich nach außen bewegte, verzog sich zum ersten Male das weiße Gesicht des Kranken. Aber schon hielt Civiale das Instrument in der Hand. Es war frei von Blut, nur mit einem gelblichen Steingrieß bedeckt. Civiale reichte es einem Assistenten und führte einen anderen, stärkeren Katheter ein.
»Die Entfernung der Steintrümmer«, sagte er, immer noch schneller atmend, »ist das Schwierigste bei der ganzen Operation. Ich habe anderthalb Jahrzehnte mit den betreffenden Schwierigkeiten gekämpft. Immer wieder verklemmten sich Splitter und verursachten Verletzungen oder Entzündungen. Spülungen allein halfen nicht. Wir füllten die Blase mit Quecksilber, in der Annahme, daß dieses schwerflüssige Metall die Splitter beim Abfließen leichter mit sich nehmen würde. Dies war ein Irrtum. Erst als ich diesen großen Evakuierungskatheter erfand und ihn mit Spülungen kombinierte, war das Problem gelöst ...«
Kurz darauf verlor der Kranke eine Menge kleinerer und größerer Steinkristalle. Civiale führte eine Untersuchungssonde ein und tastete die Blasenwand ab. Nur ein einziges Mal gab der Kranke einen Laut des Schmerzes von sich. Dann lag er wieder ruhig da und blickte zur Decke, bis Civiale sich aufrichtete und mir sein Gesicht zuwandte. »Die Operation ist beendet«, sagte er beinahe feierlich. »Der Patient ist von seinem Stein befreit ...«

Civiale »operierte« mich in drei Sitzungen, am 27. Mai, am 2. und 4. Juni 1854, und befreite mich von meinem Stein, obwohl dieser sich als ziemlich hart erwies. Ich litt nach jeder Sitzung an Fieberanfällen, die damals jedoch zu Operationen gehörten. Auch eine fast vierzehn Tage dauernde und anfänglich sehr heftige Blasenentzündung zählte zu den Erscheinungen, welche Civiale als selbstverständliche »Reaktion der Natur« hinnahm. Ich sah sie damals im gleichen Licht.

Am 20. Juni verließ ich Paris.

Leider sah ich Civiale bis zu seinem plötzlichen und unerwarteten Tode im Jahre 1867 niemals wieder. Durch meine spätere Freundschaft mit Thompson blieb ich allerdings seinem weiteren Weg verbunden. Die Geschichte dieses Weges steht auf einem anderen Blatt, besonders als sie jene Zeitspanne erreichte, in der Civiale, der Lehrer, und Thompson, der Schüler, am Krankenbett des schwer steinkranken Königs Leopold I. von Belgien zu Konkurrenten wurden und Thompson vor der Welt schließlich als Retter des Königs und damit als Sieger über Civiale erschien.

Civiale blieb darum, was er war: ein Pionier im Vorhof des Jahrhunderts der modernen Chirurgie, der eine Methode für die Heilung des »mordenden Steines« verwirklichte, die bis heute, wo der Blasenschnitt »von oben« im Schutze der Asepsis längst zur Norm geworden ist und die jahrtausendealten Schrecken des Steinschnittes vergessen sind, mit verfeinerten Instrumenten und in genau abgegrenzten Fällen ihren Platz behauptet hat. Damals war sie ein Licht, das aus der Finsternis des Leids und der Verzweiflung hervorleuchtete.

Entdeckung

Das Jahrhundert der modernen Chirurgie begann im Jahre 1846 im Operationssaal des Massachusetts General Hospital in Boston. Am 16. Oktober dieses Jahres erblickte dort die Narkose, die Schmerzbetäubung durch Einatmung chemischer Gase, das Licht der Welt.

Vom Standpunkt heutigen Wissens aus erscheint die Plötzlichkeit dieser weltbewegenden Entdeckung beinahe unglaubhaft. Heute wissen wir, daß schon im Jahre 1800 der englische Chemiker Humphry Davy sich selbst von den Schmerzen an einem kranken Zahn befreite, indem er »nitrous oxide« oder Lachgas einatmete. Davy veröffentlichte sogar einen Bericht, in dem er schrieb: »Da ›nitrous oxide‹ bei starker Anwendung in der Lage zu sein scheint, physische Schmerzen zu beseitigen, könnte es möglicherweise mit Vorteil bei chirurgischen Operationen verwendet werden, bei denen kein großer Blutverlust eintritt.« Niemand beachtete Davys Idee, und er selbst verfolgte sie nicht weiter. Ungefähr zwei Jahrzehnte später, im Jahre 1823, unternahm der junge englische Arzt Henry Hill Hickmann, für dessen allzu weiches Gemüt die Schmerzensschreie bei chirurgischen Operationen unerträglich waren, den Versuch, Tiere zu betäuben und sie im Zustand der Bewußtlosigkeit schmerzlos zu operieren. Er setzte seine Versuchstiere unter Glasglocken und ließ Kohlendioxyd einströmen. Die Tiere wurden bewußtlos und zeigten bei Amputationen von Ohren und Schwänzen keinerlei Anzeichen von Schmerz. Hickmanns Versuche gingen ganz dicht an tödlichen Vergiftungen vorüber, sein Kohlendioxyd war absolut ungeeignet. Aber bis zur Verwendung anderer Gase hätte es ja nur eines geringen Sprunges bedurft. Ihn tat Hickmann nicht. Wir wissen heute auch, daß im Jahre 1842 Dr. Crawford W. Long, Landarzt in Jefferson im Staate Georgia, mehrfach Äther hatte einatmen lassen, um Patienten schmerzlos operieren zu können. Ein junger Mann namens James M. Venable, dem er einige Nackengeschwülste aufschnitt, hatte ihn auf diese Idee gebracht. So wie viele Leute in Jefferson sich am Alkohol berauschten, hatten Venable und andere junge Männer »Äthergelage« veranstaltet, bei denen sie an Ätherflaschen rochen, bis sie »betrunken« waren. Nach der Operation hatte er zu seiner Verwunderung festgestellt, daß Venable überhaupt keine Schmerzen gefühlt hatte. Long war aber gar nicht auf den Gedanken gekommen, eine weltbewegende Entdeckung gemacht zu haben, sondern war in Ruhe weiter seiner Praxis nachgegangen. Heute nimmt sich die Entdeckung der Narkose im Jahre 1846 also nicht wie eine plötzliche Eruption, sondern wie das Endergebnis einer fast fünfzigjährigen untergründigen geistigen Strömung aus, die mehrfach den vergeblichen Versuch gemacht hatte, sich einzelner Männer zu bedienen, um den Durchbruch ins Bewußtsein der Menschheit zu vollziehen. Aber das ist nur Theorie. In den Tagen, in denen ich als Student und als junger Chirurg die Entdeckung der Schmerzbetäubung unmittelbar erlebte, war sie für mich und meine Umwelt eine plötzliche, blendende, ungeheure Offenbarung, ohne Vorgang und Beispiel. Wenn sie überhaupt eine Vorgeschichte hatte, dann reichte diese nicht weiter als in den Januar des Jahres 1845 zurück.

Der erste Akt

Das Datum des Tages ist mir nicht mehr bekannt, weil angesichts des Mißerfolges, mit dem er endete, niemand daran dachte, genaue Notizen über ihn anzufertigen. Als er rückblickend Bedeutung gewann, erwachte sein Bild nur stückweise und lückenhaft aus der Erinnerung. Es war ein Tag in der zweiten Hälfte des Januar 1845, an dem Warren im alten Operationssaal des Massachusetts General Hospital über Schädeltrepanationen sprach. Über die jahrtausendalte, heute gar nicht mehr vorstellbare Methode, den Schädel lebender Menschen mit groben Bohrern zu öffnen, um nach Unfällen oder Verwundungen Knochensplitter zu entfernen oder bei nicht mehr erträglichen Kopfschmerzen eine Erleichterung zu versuchen, war nicht allzuviel zu sagen.
Es war wohl Zufall, daß ich an dem genannten Tage überhaupt auf der nicht besonders dicht besetzten Zuhörertribüne saß. Gegen elf Uhr, als Warren sein Thema abgehandelt hatte, verließ er nicht wie sonst seinen Platz. Er machte eine unbestimmte Handbewegung zu einem jungen Mann hinüber, der in der untersten Bank der Tribüne saß. Niemand hatte ihn bis dahin beachtet, und ich konnte auch jetzt zunächst sein Gesicht nicht erkennen. Er wandte mir den Rücken zu, und ich sah nur sein rötlich schimmerndes Haar.
»Dort ist ein Herr«, sagte Warren auf seine vornehme, etwas

hochmütige, feierliche Manier, »er behauptet, er habe etwas gefunden, das den Schmerz bei chirurgischen Operationen beseitigt. Er möchte zu Ihnen sprechen. Wenn jemand von Ihnen Interesse daran hat, ihn anzuhören, kann er das jetzt tun.«
Jedes Wort war eine Verurteilung, denn jeder von uns kannte ja Warrens These, daß Schmerz und Messer für immer miteinander verbunden seien. Und so erweckte Warren in uns Zuhörern zwangsläufig die Überzeugung, daß er uns einen laienhaften Phantasten ausliefern wollte, der irgendeine merkwürdige Idee ausgegraben hatte. Das Hohngelächter saß uns daher schon in den Kehlen, noch bevor der Erfinder, den Warren uns präsentieren wollte, ein einziges Wort gesprochen hatte.
»Also, Mr. Wells, zeigen Sie den Herren Ihre Methode ...«
In diesem Augenblick hörte ich zum ersten Male den Namen: Wells.
Während Wells zögernd und sehr unsicher aufstand und einen schüchternen Blick auf unsere Reihen warf, konnte ich sein Gesicht betrachten.
Horace Wells hatte ein weiches Träumergesicht mit sehr hellen, blauen Augen. Er war etwa dreißig Jahre alt, nur mittelgroß und schmal. Er trug einen Gummibeutel und eine Tasche in der Hand, während er mit seinen zögernden Schritten in die Nähe des Operationsstuhles trat, der – mit rotem Samt bezogen – in der »Arena« stand.
»Mr. Wells«, so etwa äußerte sich Warren, »stellt sich als Zahnarzt aus Hartford vor. Ein allgemeiner chirurgischer Fall steht nicht zur Verfügung, weil ein Patient, dessen Bein schon seit Tagen amputiert werden müßte, die Amputation abgelehnt hat. Aber Mr. Wells übernimmt, wie er angibt, vor allem schmerzlose Zahnbehandlungen. Wenn sich im Auditorium ein Zahnkranker befindet, der einen Versuch mit dem neuen Mittel wagen will, so kann er vortreten.«
Warren nahm auf seinem Stuhl Platz, ganz so wie ein skeptischer, distanzierter und überaus vornehmer Zuschauer in einem Theater. Währenddessen beobachtete ich, daß der rothaarige Fremde mehrfach tief atmete. Er tat es offensichtlich, um eine große Schüchternheit zu überwinden. Dann brachte er, stockend und leise, die ersten Worte hervor.
Wells sagte etwa, er habe durch Zufall entdeckt, daß das unter dem volkstümlichen Namen Lachgas damals schon lange bekannte Stickoxydul Menschen völlig schmerzunempfindlich mache. Er sagte, wenn man Lachgas einatme und sich dabei vorstelle, daß

man lachen wolle, werde man lachen und sich erregen. Wenn man sich dagegen vorstelle, man wolle sich entspannen und einschlafen, werde man einschlafen.
Heute ist es nichts Ungewöhnliches, daß ein Narkotiseur durch Wortsuggestionen seinen Patienten beruhigt und zum Einschlafen bringt. Damals schienen mir Wells' Erklärungen mehr als sonderbar. Wer kannte Lachgas nicht? Zirkusunternehmen zogen damit durch die Neuengland-Staaten, riefen Zuschauer auf ihre Bühne, ließen sie Lachgas einatmen und unterhielten das übrige Publikum mit den verrückten Bocksprüngen derjenigen, die das Gas geatmet hatten. Seit Jahrzehnten waren die Zirkusleute mit ihren Lachgasbehältern unterwegs, und jetzt mit einemmal sollte dieses Lachgas ein Problem lösen, dessen Lösung schon seit Jahrtausenden ein Wunschtraum sondergleichen war!
»Wenn sich unter Ihnen ein Zahnkranker befindet«, so etwa sagte Wells, »so kann er unbesorgt zu mir kommen.« Langsam stahl sich in seine Stimme eine größere Sicherheit.
Wells' Augen blickten umher, als sich niemand rührte und nur Gesichter voller Abwehr oder überheblichem Spott zu ihm herabsahen. Endlich erhob sich jemand. Es war keiner von uns Studenten, sondern ein fremder Zuhörer, rotgesichtig und fett. Er schob sich langsam und hörbar atmend in die »Arena« hinaus und trat auf Wells zu.
»Also, zeigen Sie Ihre Kunst!« In diesem Sinne äußerte er sich mit heiserer Stimme und wies auf einen kranken Zahn.
Wells entnahm seiner Tasche einige zahnärztliche Instrumente und legte sie neben dem Operationsstuhl nieder. Dann ließ er den Fremden Platz nehmen, schob ihm den Gummiball vor den Mund und begann, einen daran befestigten hölzernen Hahn zu drehen. Seine Hände zitterten deutlich.
»Bitte, atmen Sie«, sagte er. »Atmen, tief atmen.« Er redete beschwörend weiter und reizte mit diesem beschwörenden Ton die unterdrückte Spottlust. »Wenn Sie tief atmen, werden Sie gleich schlafen. Wenn Sie erwachen, ist alles vorüber . . .«
Ich beobachtete den Fremden im Operationsstuhl genau. Plötzlich trat etwas ein, das mich für einen Augenblick aus meinem spottlustigen Überlegenheitsgefühl herausriß. Der Fremde ließ den schweren Kopf nach hinten sinken. Seine Lippen – soweit sie sichtbar waren – nahmen eine bläuliche Färbung an. Er lallte und starrte mit glasigen Augen vor sich hin. Dann wurde er still und bewegte sich nicht mehr.
Im gleichen Augenblick ließ Wells den Gummibeutel sinken, griff

zur Zange, sperrte den Mund des Betäubten oder Schlafenden auf und setzte die Zange an...
Ich wußte aus eigener Erfahrung, daß schon das Ansetzen der Zange mit dem nachfolgenden Herabschieben des Zahnfleisches eine Tortur bedeutete, die meistens heftige Schreie zur Folge hatte. Der Fremde aber regte sich nicht, während sich die Zange um den Zahn schloß...
Wells' rotes Haar hing über seine schweißnasse Stirn, während seine Hand anzog. Atemlose Stille erfüllte den Raum.
Aber da, im gleichen Augenblick, in dem Wells die Zangenbacken zum zweiten Male ansetzte, rang sich ein lauter Schrei aus der Kehle des Kranken. Ihm folgten mehrere Schreie nach.
Ich sah noch, daß Wells die Zange mit dem blutenden Zahn aus der Mundhöhle zog und wie erstarrt vor sich hinhielt, während seine Augen sich mit einem Ausdruck grenzenloser Verwirrung füllten.
Auf den obersten Bänken hinter mir kicherte es. Dann klang ein Gelächter auf. Es rollte sozusagen von oben nach unten, von Sitzreihe zu Sitzreihe, bis es das ganze Amphitheater erfüllte. Ich ließ mich gerne von diesem Gelächter anstecken. Das Theater hallte wider von Lachen und Spott. Immer lauter, immer niederschmetternder, immer hohnerfüllter, und ich schrie mit.
Wells' Gesicht war weiß wie ein Leintuch. Immer noch hielt er den Zahn in seiner erstarrten Hand, während sein Opfer ein Taschentuch vor den Mund preßte.
Ich weiß nicht, wie lange dieses Schauspiel gedauert hätte, wenn nicht Warren in die »Arena« getreten wäre und seine Hand emporgehoben hätte.
Sein Gesicht schien unbewegt. Seine Stimme klang förmlich, höflich, aber in aller Höflichkeit vernichtend. Er gab Wells zu verstehen, daß jedes weitere Wort sich erübrige.
Dann wandte er sich ab und verließ gerade aufgerichtet das Operationstheater. Sobald er draußen war, brach der Bann. Gelächter und Zurufe wurden wieder laut, während wir uns erhoben und voller Hohn, bestenfalls aber mit einigem Mitleid, auf den Rotkopf herabsahen, der wahllos seine Instrumente zusammenpackte und dem Ausgang zueilte, den Rücken gebeugt, den Kopf gesenkt, die Augen verstört auf den Boden geheftet. Er war plötzlich verschwunden, während wir noch lachten und witzelten.

Hätte man mir am Abend jenes Januartages gesagt, ich sei Zeuge des Debüts einer weltgeschichtlichen Entdeckung gewesen und

Wells werde trotz seines Mißerfolges als Entdecker der Gasnarkose in die Geschichte eingehen, so hätte ich sicherlich mit der Überheblichkeit der Jugend gelacht. Wenn man mir erklärt hätte, Wells habe ganz und gar recht gehabt, und in nicht zu ferner Zukunft werde man wissen, warum er vor unseren Augen scheiterte, so wäre ich lächelnd über solche Erklärungen hinweggegangen und hätte den erläuternden Hinweis, daß fettsüchtige und zudem möglicherweise noch trunksüchtige Leute, wie der Zahnpatient, nur sehr schwer auf Lachgas reagieren, kaum zur Kenntnis genommen.

Die Geschichte von Horace Wells' großer und für ihn selber doch erfolgloser Entdeckung begann, wie wir heute wissen, am 10. Dezember 1844, fünf Wochen vor der Szene im Massachusetts General Hospital. Sie begann in Hartford im Staate Connecticut.

Am Morgen dieses Tages veröffentlichte der »Hartford Courant«, die Tageszeitung des kleinen Ortes, eine Werbeanzeige: »Heute, Dienstag, den 10. Dezember 1844, findet in der Union Hall eine Großvorführung der Phänomene statt, welche durch das Einatmen von ›Nitrous Oxide‹ oder ›Heiterkeits- bzw. Lachgas‹ hervorgerufen werden. Vierzig Gallonen dieses Gases stehen bereit. Sie werden all jenen Zuschauern zur Verfügung stehen, die das Gas kosten möchten. Auch starke Männer wurden engagiert. Sie halten die vorderen Plätze besetzt und werden diejenigen, welche das Gas einatmen, davor bewahren, sich selbst oder andere Personen zu verletzen. Die Wirkung des Gases besteht darin, daß es diejenigen, welche das Gas einatmen, veranlaßt, zu singen, zu tanzen, zu lachen, zu reden oder zu kämpfen, je nach den Grundzügen ihres Charakters... PS. Das Gas wird nur Gentlemen mit erstklassigem Ruf zum Einatmen zur Verfügung gestellt. Das garantiert den absolut seriösen Charakter der Vorstellung. Für Ladies, die das Gas kosten wollen, veranstaltet Mr. Colton am Donnerstag zwischen zwölf und ein Uhr eine kostenlose Privatvorführung. Es werden nur Ladies zugelassen. Die Vorstellung beginnt um sieben Uhr. Der Eintrittspreis beträgt 25 Cent...«

Die Vorstellung ist, wie die überlieferten Berichte besagen, am Abend des 10. Dezember 1844 ausverkauft. Unter den Zuschauern aber befindet sich einer der angesehensten Bürger Hartfords mit seiner Frau: Horace Wells, erst neunundzwanzig Jahre alt, aber bereits ein gesuchter und durch verschiedene Erfindungen auf dem Gebiete des noch sehr schwierigen Zahnersatzes bekannter Zahnarzt. Horace Wells ist ein stiller, bescheidener und manchmal unbeholfener Mensch, zugleich aber ein ruheloser erfinderischer

Geist. Mit neunzehn Jahren hat er in Boston begonnen, die damals in den Vereinigten Staaten besonders fortschrittliche Zahnheilkunde zu studieren, wobei man sich genauso wie im Falle meines ärztlichen »Studiums« in jenen Tagen davor hüten muß, heutige europäische Begriffe anzuwenden. Es handelte sich um eine handwerkliche Lehrzeit bei zahnärztlichen Meistern. Nach dem Ende der Lehrzeit hat Wells sich in Hartford, Connecticut, niedergelassen. Er hat eine gute, bürgerliche Frau geheiratet, ist verhältnismäßig wohlhabend geworden und hat bereits selbst Schüler ausgebildet, darunter John Mankey Riggs, der im Dezember 1844 sein Assistent ist, sowie William T. G. Morton, der zeitweise mit ihm zusammen eine Werkstatt zur Herstellung eines neuartigen Zahnersatzes betrieben hat und seit einiger Zeit selbst als Zahnarzt in Boston tätig ist.

Morton selbst spielt im unmittelbaren Zusammenhang mit den Ereignissen des 10. Dezember noch keine Rolle, wohl aber das Scheitern des gemeinsamen Unternehmens. Zumindest deuten alle psychologischen Überlegungen darauf hin.

Das gemeinsame Unternehmen ist gescheitert, weil der Zahnersatz Vorarbeiten erfordert, die außerordentlich schmerzhaft sind. Während man bis dahin den Zahnersatz an noch vorhandenen Wurzeln und Zahnstümpfen befestigte und das häßliche Aussehen der Verbindungsstellen in Kauf nahm, forderte das neue Verfahren die vorherige Entfernung der Wurzelstümpfe. Die Patienten fürchteten aber den Schmerz und lehnten die neuartige Behandlung ab.

Dieser Mißerfolg hat in dem stets suchenden, nie ruhenden Wells vermutlich den uralten Wunschtraum nach der Beseitigung von Operationsschmerzen neu geweckt. Und vielleicht liegt in dieser verborgenen Sehnsucht die Erklärung für die Tatsache, daß Wells an diesem Abend des 10. Dezember als erster Mensch sieht, was zahllosen anderen vor ihm verborgen geblieben ist.

Wells betritt selbst die Bühne, obwohl seine Frau ihn zurückzuhalten sucht. Ihr bürgerliches Gemüt fürchtet eine Schädigung seines Rufs. Wells' angeborener Drang nach Wissen und Erfahrung aber ist stärker als ihre Skrupel.

Er atmet zusammen mit anderen Hartforder Bürgern Lachgas ein. Als er zwischen anderen lachenden, singenden und hüpfenden Bürgern aus dem Lachgasrausch erwacht und sein Orientierungsvermögen zurückgewinnt, geht er zunächst auf seinen Platz zurück.

Er betrachtet jetzt als Zuschauer das Schauspiel auf der Bühne.

Und dabei beobachtet er – und das ist sicher Zufall, aber einer der Zufälle, die immer wieder Geschichte machen –, wie ein Hartforder Mitbürger, Samuel Cooley, das Gas atmet, kurz darauf zu taumeln, zu tanzen und zu lachen beginnt und mit einem Schienbein gegen die harte Kante einer Bank rennt.
Er schleudert das Bein förmlich gegen diese Kante, so daß Wells ein Krachen zu hören glaubt und unwillkürlich zusammenzuckt, als habe er selbst sein Schienbein angeschlagen und verletzt. Wells kennt aus eigener Erfahrung den überaus heftigen Schmerz solcher Verletzungen und erwartet, daß Cooley sofort aus seinem Rausch erwachen, aufschreien und nach seinem Bein greifen werde. Aber nichts dergleichen geschieht. Cooley tanzt weiter. Cooley singt. Cooley lacht ein vergnügtes Lachen.
Und da ereignet sich im Gehirn Horace Wells' jener Gedankenschluß, der zum Ursprung einer neuen Epoche der Medizin und der Chirurgie werden wird. Es ist, wenn man so sagen darf, die Schicksalssekunde Horace Wells', der einen Schluß zieht, den so viele Menschen vor ihm bei »Lachgasparties« gleicher Art hätten ziehen können, es aber nicht taten, weil ihnen die Voraussetzungen dazu fehlten.
Wells beobachtet nur noch Cooley, jeden Schritt, den er während des nun folgenden Erwachens aus dem Rausch tut.
Cooley verläßt einige Minuten nach dem Zusammenstoß die Bühne. Er ist vergnügt, schreitet ohne das geringste Anzeichen des Schmerzes zu seinem Stuhl hinüber und nimmt Platz, um nun seinerseits das Schauspiel auf der Bühne zu betrachten.
Jetzt hält es Wells nicht länger auf seinem Sitz. Er geht auf Cooley zu. Die späteren Zeugenaussagen gaben sinngemäß die folgende Unterredung wieder:
»Sam«, sagt Wells, »haben Sie sich verletzt, als Sie gegen die Bank gerannt sind?«
Cooley blickt verwundert auf. »Welche Bank?« fragt er.
»Die Bank dort drüben. Sie sind mit dem Schienbein gegen die Bank gerannt. Sie müssen Ihr Schienbein verletzt haben . . .«
»Schienbein? Ich?« lacht Cooley. »Das ist kein schlechter Witz, was?« Er greift immer noch lachend nach seinem Bein, zieht seine Hose hoch und – hält mitten in der Bewegung inne. Sein Unterschenkel blutet. Eine Wunde zieht sich quer darüber hin.
Ein paar Nachbarzuschauer wenden sich, aufmerksam geworden, Wells und Cooley zu. Sie berichteten später, daß Wells wie geistesabwesend dagestanden sei. Er habe noch einmal gemurmelt: »Sam, und Sie spüren wirklich keinen Schmerz?« und sich dann

hastig einem anderen Bürger von Hartford, David Clark, zugewandt. Clark bemerkt den ungewöhnlichen, fast beängstigenden Glanz in Wells' blauen Augen und vernimmt aus seinem Munde einen Satz, den er später mit dem Stolz des Menschen, den der Zufall zum Zeugen eines ungewöhnlichen Vorganges machte, hundertfach wiederholt.
»David«, sagt Wells, »ich sage Ihnen jetzt etwas. Ich glaube, daß man einem Menschen einen Zahn ziehen und ein Bein amputieren kann, ohne daß er einen Schmerz verspürt, wenn er dieses Gas eingeatmet hat....«
Wells ist von diesem Augenblick an – so klagt später seine Frau – nicht mehr ansprechbar. Kaum daß die Vorstellung zu Ende ist, eilt Wells zu Colton, dem Veranstalter. Er bittet ihn, am folgenden Morgen in seine Praxis zu kommen und einen Vorrat an Lachgas mitzubringen. Er schildert rückhaltlos seine Entdeckung. Einiges von dem Feuer, das so plötzlich in ihm entflammt ist, überträgt sich auf Colton. Dieser selbst – überaus beweglich, wie er ist – fiebert bald der Verwirklichung des Gedankens entgegen, die vermutete schmerzbetäubende Wirkung des Lachgases bei einer Zahnextraktion auf die Probe zu stellen. Wells bringt geistesabwesend seine Frau nach Hause. Noch in der Nacht sucht er Riggs, seinen Assistenten, auf und weiht ihn ein.
Beide sitzen bis zum Morgengrauen zusammen und diskutieren Fragen, die sich ihnen zwangsläufig aufdrängen: Muß man einen Patienten im Lachgasrausch festbinden oder festhalten, um einen Zahn zu ziehen? Oder kann man ihn durch Einatmen größerer Gasmengen völlig gefühllos und bewegungsunfähig machen?
Wird jemand, der durch das Einatmen des Gases – wie Wells sich damals ausdrückt – bis zur »Todtrunkenheit« gelangt ist, wieder aufwachen?
»Es gibt nur einen Weg...«, sagt Wells, als der Morgen dämmert, »ich habe einen kranken Weisheitszahn. Colton wird mich selbst das Gas einatmen lassen, bis ich keinen Schmerz mehr spüre oder bewußtlos bin, und Sie, John, werden den Zahn ziehen...«
Am folgenden Morgen, pünktlich um zehn Uhr, ist in Wells' Behandlungsraum eine gemischte Gesellschaft von fünf Männern versammelt. Außer Wells sind anwesend: Riggs, Colton, Coltons Bruder, der bei der Verabreichung des Gases assistieren soll, und Sam Cooley.
Wells setzt sich in seinen Behandlungsstuhl. Im Zimmer herrscht nervöses Schweigen. Colton führt die Öffnung eines mit Lachgas gefüllten Gummiballs an Wells' Lippen und legt seine Rechte an

den hölzernen Hahn, der dem Gas den Weg in Wells' Mund öffnen soll. Riggs tritt – wie er später erzählt – in einem plötzlichen Entschluß zur Tür und öffnet sie weit, um alles für eine Flucht aus dem Zimmer vorzubereiten, sofern Wells unter der Einwirkung großer Gasdosen tobsüchtig werden sollte.
Danach öffnet Colton den Hahn, und Wells beginnt nach kurzem Hüsteln tief zu atmen.
Sein Gesicht – ohnehin nicht besonders gesund gefärbt – wird sehr bleich. Dann nimmt es einen bläulichen Farbton an. Wells' Augen verändern sich. Sie werden glasig und starr.
Gleich darauf schließen sich die Augenlider, und Wells' Kopf sinkt völlig haltlos zurück.
Riggs ergreift die Zahnzange. Er fordert Colton durch ein Zeichen auf, den Gasballon von Wells' Lippen zu entfernen. Er öffnet Wells' Kiefer, die keinen Widerstand leisten. Er setzt die Zange an und fühlt – jede Einzelheit bleibt in seinem Gedächtnis haften – den rasenden Schlag seines eigenen Herzens. Er greift den Zahn. Er bewegt ihn in seinem Bett, jeden Bruchteil einer Sekunde gewärtig, die klagenden Aufschreie und das Stöhnen zu hören, das er so vieltausendfach vernommen hat und das zum täglichen Bestandteil seines Berufes geworden ist. Aber Wells schweigt. Wells rührt sich nicht. Riggs zieht an. Gleich darauf hält er die Zange mit dem blutenden Zahn in die Höhe. Wells rührt sich nicht, wehrt sich nicht – und doch atmet er.
Riggs blickt sich im Kreise um. Alle schweigen. Sie sind unfähig, ein Wort zu sprechen. Sie starren nur auf Wells' Gesicht. Noch immer fühlt Riggs eine unbestimmte Angst. Doch dann kehrt deutlich sichtbar die natürliche Farbe in Wells' Gesicht zurück. Er atmet tief. Seine Arme und Hände bewegen sich. Er schlägt die Augen auf, hebt den Kopf, blickt sich um, sieht den Zahn, der immer noch in den Zangenbacken vor Riggs' Hand hängt – und bringt drei Sätze über die Lippen: »Ich habe nichts gespürt – ich habe nicht mehr gespürt, als wenn mich eine Nadel gestochen hätte...«, und schließlich, als die anderen immer noch schweigen: »Das ist die schönste Entdeckung unserer Zeit.«
Von diesem Tag an ist Wells völlig verändert. Er lebt in Hartford nur noch seiner Entdeckung. Er vergißt die Frau und sein Zuhause. Er lebt in seinem Laboratorium. Er stellt Stickoxydul her und experimentiert Tag für Tag an sich selbst. Er atmet das Gas in warmem und kaltem Zustand ein und versucht zahlreiche andere Versionen. Er atmet auch andere Gase und Dämpfe ein, die ebenso wie Lachgas bei »Shows« im Gebrauch sind, unter

anderen auch den Schwefeläther, der vor allem in den Südstaaten im Gebrauch sein soll. Letzterer erscheint ihm aber wegen der großen Schwierigkeiten beim Einatmen weniger geeignet und überhaupt gefährlicher. Wells bleibt beim Lachgas.
Als er an sich selbst festgestellt hat, daß der Tod auch bei völlig verfärbtem Gesicht und blauen Lippen nicht so nah ist, wie Riggs und er selbst zunächst geglaubt haben, wendet er das Lachgas zum ersten Male bei einem Patienten an.
Er benutzt es bis zum Januar 1845, also in wenigen Wochen, vierzehn- oder fünfzehnmal. Bis auf zwei Fälle, in denen eine vollständige Schmerzbetäubung nicht gelingt, hat Wells jedesmal Erfolg. In kurzer Zeit weiß ganz Hartford, daß Wells schmerzlos Zähne zieht, und der Zulauf zu seiner Praxis erhöht sich von Tag zu Tag. Doch in Wells gärt der verständliche Wunsch, seine Entdeckung einer ganzen Welt mitzuteilen. Er nimmt in der Enge von Hartford an, daß seine Entdeckung ihren Weg in die Welt antreten könnte, wenn es ihm gelänge, in Boston vor Vertretern der Harvard Medical School und des Massachusetts General Hospital den Beweis anzutreten, daß eine Operation ohne Schmerz kein Wunschtraum mehr ist, sondern Wirklichkeit.
Riggs berichtet später, wie Wells einer Reise nach Boston entgegenfiebert. Der nächste Bekannte, den er damals in Boston besitzt, ist Morton, sein früherer Schüler.
Wells trägt das Bewußtsein einer welterschütternden Entdeckung in seinem kindlichen, vertrauensseligen Herzen. Er begibt sich zu Morton und berichtet alles.
Morton hört seinen Lehrer an und zeigt, soweit man späteren Zeugnissen Dritter entnehmen kann, kein sonderliches Interesse. Morton ist kein Mensch mit irgendwelchen wissenschaftlichen Interessen, er ist ein junger Praktiker mit einem Schuß abenteuerlicher Unbedenklichkeit und viel Sinn für die Realitäten des Lebens. Er beweist diesen Sinn, indem er Wells vorschlägt, Jackson aufzusuchen. Wenn Jackson, der um diese Zeit auf verschiedenen wissenschaftlichen Gebieten hohes Ansehen weit über Boston hinaus genießt, für die Entdeckung interessiert wird, ist außerordentlich viel gewonnen.
Jackson, 1805 in Plymouth, Massachusetts, geboren, Schüler der Harvard Medical School, Schüler aber auch der französischen Sorbonne und der Ecole des Mines, Schüler mehrerer Koryphäen der Physik, Chemie und Geologie in Paris und Wien, hatte gerade eine Art Höhepunkt seines wissenschaftlichen Rufes erreicht.
Jackson ist ein außerordentlich wissensreicher, aber von einem

gewissen Hochmut erfüllter Mann, dessen Überheblichkeit gegenüber Nichtwissenschaftlern gelegentlich verletzend wirkt. Sein Ehrgeiz ist bekannt. Damals hatte er gerade Morse mit mehr als zweifelhafter Begründung die Erfindung des Morsetelegraphen streitig gemacht und die Erfindung für sich beansprucht.
Am 17. Januar 1845 begeben sich Wells und Morton zu diesem Manne, und Wells trägt gläubigen Herzens und mit ungeschickter, aber begeisterter Zunge seine Entdeckung vor.
Jackson antwortet mit wenigen Sätzen. Sie sind nicht mehr und nicht weniger als ein lehrhaft vorgetragenes Wissen über das Problem der Schmerzbetäubung. Er zählt auf, wie oft sich die Menschheit schon mit dem Traum, den Schmerz zu überwinden, beschäftigt habe. Er nennt die Mittel, die durch die Jahrtausende versucht worden sind: Opium, Mandragora, indischer Hanf, Mesmers Hypnose. Sein Urteil lautet: Es war alles umsonst und wird immer umsonst bleiben.
Es ist nicht sehr schwierig, sich den seelischen Schock vorzustellen, der sich in Wells vollzieht, als Jackson jedem weiteren Versuch, Erklärungen abzugeben, unzugänglich bleibt. Sicherlich erschüttert diese Enttäuschung bereits das ohnedies bescheidene Selbstvertrauen, das Wells mit nach Boston gebracht hat. Wells begibt sich auf den Weg zu John Collins Warren und in das Massachusetts General Hospital mit dem Samenkorn der Unsicherheit im Herzen.
Auf welche Weise Wells Verbindung zu Warren bekam, ist auch mir immer unklar geblieben. Warren schwieg sich ebenso aus wie seine Assistenten. Wie vieles andere ist die historische Wahrheit und Klarheit in den nachfolgenden Kämpfen untergegangen. Ich weiß nicht, inwieweit Morton Wells hilfreich zur Seite stand. Nur wollen so viele Zeugen nachträglich wissen, daß Morton während Wells' Auftreten anwesend war, daß dies als sicher gelten muß, ebenso, daß Morton das Hospital nach Wells' Fehlschlag sofort verließ.
Auf alles, was sich zwischen dem 17. Januar und dem Tag des Fehlschlages ereignete, kann man nur Rückschlüsse ziehen. Sie stützen sich auf das Verhalten, das John Collins Warren an dem Tag zeigte, an dem er Horace Wells unter der Kuppel des Operationssaales vorstellte. Wenn er es höflich, aber doch mit ungläubigem Sarkasmus und so viel Vorurteilen tat, ist es leicht, sich auszumalen, mit wieviel ablehnender Skepsis er Wells vorher empfing.
Am entscheidenden Tag jedenfalls lieferte John Collins Warren

uns Zuschauern Horace Wells aus, und unbewußt erschütterte seine kühle, überlegene, knappe Art, zu sprechen und sich zu geben, alles, was in Wells noch an Selbstsicherheit vorhanden sein mochte, und trug zu seinem Mißerfolg bei.

Der zweite Akt

Ich werde den 16. Oktober 1846 nie vergessen, weil er zu einem so entscheidenden Punkt in meinem Leben wurde und darüber hinaus eine so gespenstische und bedrückende Ähnlichkeit mit dem Tag etwa zwei Jahre vorher besaß, an dem wir den rothaarigen Träumer Wells aus Hartford verhöhnt hatten. Der Schauplatz war derselbe, und auch Warren war derselbe. Die Tribüne des alten Operationstheaters war dieselbe, nur war sie an diesem Tage ungewöhnlich dicht mit Studenten, Ärzten und anderen Gästen aus der Stadt besetzt. Ich hatte mittlerweile meinen »degree«, hatte mich aber einer gewissen privaten Bindung wegen noch zu keiner Studienreise nach Europa entschließen können. Mein Vater drängte auch nicht. Ich hatte mich nach außen hin Dr. Cotting in Boston angeschlossen, um gelegentlich ein bißchen zu praktizieren, im übrigen und vor allem aber, um in Boston zu bleiben, Vorlesungen in Cambridge zu hören, weiterhin das Hospital zu besuchen und die Einweihung der neuen, für jene Tage sehr fortschrittlichen Harvard Medical School am Fuß der Grove Street, die am 18. Oktober stattfinden sollte, mitzufeiern.
Am 15. Oktober brachte Cotting von einem Besuche bei Professor Hayward die Nachricht mit, man habe einem Zahnarzt gestattet, am folgenden Tag vor einer Geschwulstoperation ein neues Mittel zu versuchen, das eine schmerzlose Operation möglich mache. Natürlich wurde in mir sofort die Erinnerung an das gescheiterte Experiment Horace Wells', das ich miterlebt hatte, wach. Ich erkundigte mich, ob es sich bei dem Zahnarzt um Wells handelte. Cotting verneinte jedoch, konnte sich allerdings an den Namen des neuen Schmerzbeseitigers nicht erinnern.
Cotting und ich fanden am Morgen des 16. Oktober im Operationssaal eine überfüllte Tribüne und eine erwartungsvolle, spottbereite Menge von Zuschauern vor. Nicht weit von uns wartete Isaac Galloupe, der später einige der historisch wichtigsten Erinnerungen über diesen Tag schrieb. Es war einer der Operationstage. Mehrere Kranke warteten in der üblichen Verfassung, totenbleich vor Angst oder in einer krampfhaften Gelassenheit.

Auf einem Stuhl in der »Operationsarena« wartete der erste Patient, ein junger, tuberkulöser Mann aus Boston, mit einer Geschwulst, welche die Maxillardrüse und einen Teil der Zunge ergriffen hatte. Der Patient hieß Gilbert Abbot. Sein Gesicht war gänzlich weiß. In der Nähe des roten Operationsstuhles standen Warrens Kollegen, Hayward, Dr. Gould, Townsend und Henry J. Bigelow. Warrens Sohn Mason war da, ebenso Dr. Parkmann und Dr. Peirson aus Salem. Warren hielt, peinlich genau wie immer, kühl und ohne Leidenschaft seinen Vortrag über Abbot und die geplante Operation, eine Herausschälung der Kinnbackengeschwulst. Dann geschah ungefähr das gleiche, was vor zwei Jahren geschehen war. Es geschah mit dem gleichen, etwas sarkastischen Unterton in der Stimme, mit derselben kalt-vornehmen Distanziertheit des Gesichtsausdrucks. Es war fast auf die Minute zehn Uhr. »Bei der bevorstehenden Operation«, sagte Warren, »werden wir das Mittel eines Herrn Morton ausprobieren, für das der erstaunliche Anspruch erhoben wird, es mache Menschen, die es einatmen, unempfindlich gegen den Schmerz . . .«

Doch zunächst geschah nichts. Warren drehte seinen Kopf steif und förmlich einige Male hin und her, als suche er jemand. Seine Augen wurden schmal und scharf. Morton war nicht erschienen. Wir warteten nahezu fünfzehn Minuten.

Dann ertönte plötzlich Warrens Stimme. »Da Dr. Morton nicht gekommen ist, nehme ich an, daß er anderweitig beschäftigt ist.«

Ich spürte eine tiefe Enttäuschung. Die Hoffnung auf ein Schauspiel, auf eine Komödie entschwand. Zweifellos ging es den anderen ebenso. Aber gerade in diesem Augenblick, als Abbot zum Operationsstuhl geführt wurde, öffnete sich mit ungewöhnlicher Heftigkeit die Außentür. Alle Blicke wendeten sich dieser Tür zu.

In ihr stand, schwer atmend, schwitzend, abgehetzt, ein junger Mann in den Dreißigern, mittelgroß und kräftig, mit einem schmalen, scharfgeschnittenen, jetzt dunkelrot gefärbten Gesicht unter dunklen Haaren. Er blickte zum Operationsstuhl hinüber. Seine Augen kamen mir ungewöhnlich scharf und sein Blick sonderbar bohrend vor. In der linken Hand trug er eine Glaskugel von Kindskopfgröße mit zwei gläsernen Öffnungsstutzen. Hinter ihm verhielt mit ängstlichem Gesicht und ebenso schnell atmend ein zweiter Mann.

Warren wandte seinen Kopf zur Seite: »Ihr Patient ist fertig, mein Herr . . .«

Morton trat in die Arena. Er bat kurz und ohne Schüchternheit

wegen seiner Verspätung um Entschuldigung. Ein Instrumentenmacher habe an seinem Gerät noch eine Verbesserung anbringen müssen. Er sei nicht rechtzeitig fertig geworden.
Er trat auf Abbot zu, der ihm mit furchtsamen Augen entgegensah. Morton versuchte, ihm Vertrauen einzuflößen. Er wandte sich nach seinem Begleiter um. »Hier ist ein Mann«, sagte er. »Er hat meine Lösung eingeatmet und kann ihre erfolgreiche Wirkung bestätigen.«
Der Mann sah sich schüchtern und unsicher um. Aber er nickte.
Morton wandte sich wieder an Abbot: »Haben Sie Angst?«
»Nein«, brachte Abbot mühsam hervor, er habe Vertrauen und werde genau das tun, was Morton ihm sage.
»Bitte, nehmen Sie diese Öffnung in den Mund«, sagte Morton, während er seinen Glasbehälter vor Abbots Gesicht hielt, »und atmen Sie. – Ja, Sie husten jetzt. Aber das geht vorüber. Atmen Sie tief . . .«
Jedes Wort erinnerte mich an den Rotkopf Wells. Ich achtete nicht darauf, daß Morton den Kranken den Ätherdampf wesentlich länger einatmen ließ, als Wells es getan hatte.
Abbot stieß einen merkwürdigen, dumpfen Laut aus.
Noch während er lallte, öffneten sich seine Lippen und ließen den Glasstutzen fahren. Die Unterlippe hing schlaff herab. Der Kopf sank auf dem nach hinten zurückgelegten Operationsstuhl zur Seite. Die Augen schlossen sich.
Aber mich berührte auch jetzt noch nicht die Spur eines Gedankens, daß diese Vorstellung vielleicht doch mit einem Erfolg enden, daß das Unmögliche möglich, das Unvorstellbare Wirklichkeit werden könnte. Ich beobachtete, immer noch spottbereit, wie Morton die Glaskugel an sich nahm, sich aufrichtete, Warren ansah und in Erwiderung der Worte, die Warren ihm bei seinem Eintritt zugerufen hatte, erklärte: »Ihr Patient ist fertig, Dr. Warren . . .« Warren beugte sich schweigend über Abbot. Sein Gesicht war unbewegt, wie meist. Er streifte seine Manschetten zurück und nahm das Messer.
Gleich darauf tat er mit blitzschnellem Griff den ersten Schnitt. Es herrschte lautlose Stille im Saal. Die geringste Äußerung des Schmerzes, ein leises Stöhnen nur, einen Seufzer hätte man hören müssen.
Aber der Patient rührte sich nicht. Abbot wehrte sich nicht. Warren beugte sich – zum ersten Male Verwunderung im Gesicht – näher über seinen Patienten. Er führte den zweiten und dritten tieferen Schnitt, aber aus Abbots schlaffem Mund drang auch jetzt

kein Laut. Warren schälte die Geschwulst aus. Nichts! Kein Laut! Warren trennte die letzten Gewebsverbindungen, legte eine Ligatur an und preßte die üblichen Schwämme zur Blutstillung auf.
Und nichts – nur Stille. Stille überall ...
Warren richtete sich auf, das Messer noch in der Hand. Sein Gesicht war blasser als sonst. Der spöttische Zug war von seinen Lippen verschwunden. Die Augen schienen wie vom Glanz eines nicht geglaubten Wunders erfüllt ...
»Das«, brachte er endlich heraus, »ist kein Humbug ...« Und plötzlich erschien auf seinen faltigen, wie ausgedörrt wirkenden Wangen ein feuchter Glanz. Warren, der harte, abweisende, knappe, jeder Gefühlsäußerung feindliche Warren – zeigte Tränen.
Wir alle bergen in unserer Erinnerung ganz bestimmte Bilder, die für uns unwandelbar und unzerstörbar sind. Eines dieser unzerstörbaren Bilder in meiner Erinnerungswelt zeigt die Tränen auf Warrens so hartem, nach mehreren Jahrzehnten altchirurgischer Praxis durch keine Äußerung menschlicher Qual mehr zu erschütterndem Gesicht. Der Fluß jener Tränen währte nur Sekunden. Warren wischte sie mit einer herrischen Geste ab und erstickte jede weitere sichtbare Gefühlswallung im Keime, indem er Abbot hinausführen und einen anderen Patienten zum Operationsstuhl bringen ließ.
Dieser andere litt an einem ungeklärten Rückenmarksleiden, gegen das man in jenen Tagen kein anderes Mittel kannte als das Glüheisen, das tiefe Brandwunden längs der Wirbelsäule setzte und eine ebenso grausame wie meistens erfolglose Ableitungswirkung haben sollte. Sicherlich gab es keine überzeugendere Prüfung für Mortons Mittel, als wenn es ihm gelang, die entsetzlichen Schmerzen, die das Glüheisen verursachte, ebenfalls zu beseitigen. Und Mortons Mittel siegte noch einmal, während das weißglühende Eisen zischend seine Male in die Nacken- und Rückenmuskulatur des Kranken brannte. Der Patient ertrug die entsetzliche Tortur schweigend, ohne eine Äußerung des Schmerzes. Warren überwand den Augenblick, in dem ein überwältigender Ansturm des Gefühls seine Fassung und Selbstbeherrschung bedrohte. Trotzdem hatten wir seine Tränen gesehen, und ich habe bis heute kein größeres Symbol für die wahrhaft welterschütternde Bedeutung jener Vormittagsstunden des 16. Oktober gefunden als diese wenigen, schnell versiegenden Tränen bei diesem Mann.
Das Geschehen dieses Vormittags hatte sich auf wenige Augen-

blicke zusammengedrängt. Es gewährte niemandem von uns die Muße, nachzudenken, sich zu fassen, das Ungeheuerliche völlig in sich aufzunehmen. Wir erfuhren auch noch kein Wort darüber, daß Mortons Zaubermittel Schwefeläther war, also auch ein seit langer Zeit bekanntes, wie das Lachgas zu Vergnügungen, aber auch gegen »Lungenaffektionen« medizinisch verwendetes chemisches Produkt. Das ergab sich erst in den nächsten Tagen. Aber es gab trotzdem keinen Zeugen des Geschehens, der nicht zumindest geahnt hätte, daß vor unseren Augen etwas geschehen war, das wie ein Lauffeuer um die Welt eilen und alles chirurgische Denken und Handeln auf der ganzen Erde umstürzen und in eine neue Entwicklungsbahn reißen würde. Der Schmerz, die fürchterlichste unter allen Hürden, welche den Bereich chirurgischen Handelns jahrtausendelang, bis zu diesem Tag, erbarmungslos eingeengt hatten, war überwunden. Eine neue Zeit mußte ihre Tore öffnen – weit, unübersehbar weit, mit Möglichkeiten, von denen wir und zahllose Generationen vor uns nicht einmal hatten träumen können und deren volles Ausmaß sich auch jetzt noch unseren Vorstellungen entzog.

Während ich noch betäubt auf meinem Platz saß, während Cotting vergeblich versuchte, mich anzusprechen, war mir, als sähe ich diese »unsere Entdeckung« auf dem Weg nach Europa. Ich sah, wie sie die von uns allen bewunderten Hochburgen der Chirurgie – Edinburgh, London, Paris – überraschte und im Sturm eroberte. Meine jugendliche Phantasie ließ mich Bilder von Begeisterungsstürmen in Europa sehen, und plötzlich wußte ich, daß jetzt die Stunde meiner so oft verschobenen Reise nach Europa gekommen war und daß ich die Eroberung der Alten Welt durch »unsere Entdeckung« miterleben mußte, so schnell wie möglich, noch bevor die Begeisterung verrauschen konnte.

London und Edinburgh

Mein erster Besuch in London galt Liston. – Er fragte mit seiner rauhen Stimme: »Seit wann sind Sie in London, junger Freund?«
»Seit vier Tagen«, sagte ich, »die Überfahrt von Boston war schwierig. Wir waren zweiundzwanzig Tage auf See.«
»Und Sie haben, wie Sie schreiben, alles stehen- und liegenlassen und sind nur herübergekommen, um zu erleben, wie dieser Yankeetrick mit dem Ätherdampf sozusagen England erobert . . .?«

»Ja«, antwortete ich, »so wie ich Ihnen schrieb.«
Liston war in jenen Tagen nicht nur bekannt und gefeiert als Professor für klinische Chirurgie am University College in London, sondern auch als der zumindest seinem Gebaren und Erscheinungsbilde nach gewalttätigste, gröbste, eitelste und mit den mächtigsten Ellbogen ausgestattete unter den Chirurgen Englands und Schottlands... »Das Geld Ihres Vaters hätte ich haben mögen...«, sagte er anzüglich, und dann: »Glauben Sie allen Ernstes an diesen Trick...?«
Ohne ihn je beim Operieren gesehen zu haben, konnte man sich vorstellen, daß er in Augenblicken, in denen er beide Hände zum Abbinden eines Gefäßes benötigte, das Skalpell zwischen den Zähnen hielt, so wie er es bei den geschicktesten Metzgern von Edinburgh während des Zerteilens von geschlachteten Tieren beobachtet hatte. Man konnte sich vorstellen, daß er seine Rivalen – so den etwas jüngeren und mittlerweile nicht viel weniger angesehenen Schotten Syme – rücksichtslos bekämpfe.
Augenzeugen wußten aus Edinburgh zu berichten, daß er mit einem Affenschädel in der Hand in Symes Vorlesungen gegangen war, um die Studenten auf die Ähnlichkeit zwischen Symes Kopf und dem Schädel hinzuweisen. Er hatte zwar diesen Rivalen bis aufs Messer bekämpft, aber im Endkampf um den Lehrstuhl für Chirurgie in Edinburgh schließlich doch den kürzeren gezogen. 1835 war er dem Ruf nach London gefolgt, um hier endlich den größten Teil der Bewunderung, den London für Chirurgen aufzubringen vermochte, auf sich zu vereinigen.
»Nun, junger Mann«, sagte er, als er die Anzeichen von Ängstlichkeit in meinem Gesicht bemerkte, »antworten Sie!«
»Sir!« sagte ich und raffte dabei all meinen Mut zusammen. »In diesem Fall gibt es nichts mehr zu glauben. Es handelt sich um Tatsachen, die das ganze Ärztekollegium in Boston anerkannt hat. Ich habe Ihnen den Originalbericht gesandt, den Dr. Bigelow in Boston am 18. November im Bostoner ›Medical and Surgical Journal‹ über die Schmerzbetäubung durch Äther veröffentlicht hat. Dr. Bigelow ist einer unserer angesehensten Ärzte. Er ist ein europäisch gebildeter Arzt.«
Noch während ich sprach, vollzog sich in seinem Gesicht eine Veränderung. »Wären Sie vor einigen Tagen oder selbst heute früh noch bei mir erschienen«, sagte er, »wären Sie der erste gewesen, der mir die Nachricht über diese Äthergeschichte überbracht hätte. Ihnen hätte ich kein Wort geglaubt. Aber ich hätte den Bericht Dr. Bigelows wohl nicht außer acht gelassen. Seit einigen Stunden

ist die Situation jedoch anders. In London ist ein Brief aus Boston eingetroffen. Sein Verfasser ist Dr. Jakob Bigelow, der Vater jenes Dr. Bigelow, dessen Bericht Sie mir sandten. Der Brief war unglücklicher- und sonderbarerweise nicht an mich gerichtet, sondern an einen gewissen Dr. Francis Boot in der Gowerstreet, mit dem Dr. Bigelow anscheinend vor längerer Zeit befreundet war. Aber Dr. Boot begriff natürlich sofort, daß dieser Brief nicht an ihn hätte gerichtet werden dürfen, sondern an mich – und vor einer Stunde hat er ihn mir übersandt, zusammen mit einem Abdruck des gleichen Berichtes von Dr. Henry Bigelow, den Sie mir übergaben. Sie kommen also eine Stunde zu spät, um der erste Sendbote dieser angeblich so welterschütternden Neuigkeit zu sein . . .«

Liston reichte mir einige Papiere. Es handelte sich um einen Abdruck von Dr. Henry Bigelows Originalbericht im »Boston Daily Advertiser« und um eine Abschrift des Briefes Dr. Jakob Bigelows an Dr. Francis Boot.

Bigelows Brief an Boot lautete:

»Boston, den 28. November 1846. Mein lieber Boot! Ich übersende Ihnen einen Bericht über eine neue schmerzstillende Methode, welche kürzlich hier eingeführt wurde und eine der bedeutendsten Entdeckungen unserer Zeit zu werden verspricht. Sie hat viele Patienten während chirurgischer Operationen und anderer Leiden unempfindlich gegen Schmerz gemacht. Glieder und Brüste sind amputiert, Arterien genäht, Geschwülste entfernt und mehrere hundert Zähne gezogen worden, ohne daß von seiten des Patienten der geringste Schmerz empfunden wurde. Der Entdecker ist Doktor Morton, ein Zahnarzt unserer Stadt, und die Methode besteht darin, daß Ätherdampf bis zum Eintritt der Bewußtlosigkeit eingeatmet wird. Ich sende Ihnen den ›Boston Daily Advertiser‹, der einen Artikel meines Sohnes Henry . . . über die Entdeckung enthält . . .«

So merkwürdig es scheinen mag, so ist es doch eine erwiesene Tatsache, daß der erste Bericht über die Entdeckung der Äthernarkose durch diesen mehr oder weniger privaten Brief nach London und zu Liston gelangte. Ich reichte den Brief ein wenig verwirrt, aber auch mit dem erleichterten Gefühl zurück, daß er alles bestätigte, was ich Liston berichtet hatte.

»Hier ist noch etwas!« sagte Liston und reichte mir ein weiteres Papier. Es war ein Brief, an Liston gerichtet und von Boot unterzeichnet. Boot beschrieb darin, wie er in den Besitz des Briefes aus Boston gelangt sei. Dann fuhr er fort, er habe angesichts der

ungeheuren Bedeutung der Entdeckung für die Chirurgie natürlich sofort an Liston gedacht. Er habe es aber nicht gewagt, die beinahe unglaubliche Nachricht ohne Überprüfung an Liston weiterzugeben. Er habe daher am heutigen Morgen den Zahnarzt James Robinson zu sich gebeten. Nach dessen Eintreffen habe er eine junge Patientin Ätherdampf einatmen lassen, und es sei Robinson ohne weiteres gelungen, der genannten Patientin ohne Schmerz einen Zahn zu ziehen. Diese Tatsache ermutige ihn, die Nachricht über die offenbar ungeheuerliche Entdeckung aus Boston an Liston heranzutragen.
»Ich glaube trotz alledem nur an das, was ich mit eigenen Augen sehe. Ich danke für Ihren Besuch, junger Freund. Leben Sie wohl...!« Ich war durch diese abrupte Verabschiedung so überrascht, daß ich Liston nur wortlos anstarrte und kein Wort über die Lippen brachte.
Aber dann fügte er, wie um die Kälte der Verabschiedung zu mildern, hinzu: »Sie werden von mir hören...«

Der 21. Dezember 1846 – ein Montag – war ein sehr kalter Tag. Aber ich glaube nicht, daß sehr viele unter den Ärzten und Studenten, die sich auf den Bänken des Amphitheaters zusammendrängten, die herrschende Kälte empfanden. Seit dem frühen Morgen hatte es sich herumgesprochen, daß Liston ein ungewöhnliches Experiment beabsichtige.
Als ich mich unter die Studenten mischte, hörte ich die sonderbarsten Gerüchte. Es war die Rede von einem amerikanischen Zaubermittel, aber auch von einem amerikanischen Schwindel.
Alles in allem fühlte ich mich an die entscheidenden Stunden auf der Tribüne des Massachusetts General Hospital erinnert.
Die Tribünen waren schon gegen ein Uhr überfüllt. Um diese Zeit betraten zwei Männer die Operationsarena. Der eine trug ein Glasgefäß. Mit ihm verbunden war ein Schlauch, an dessen Ende sich ein Inhalationsrohr anschloß, so wie man es damals bei Erkrankungen der Atemwege benutzte.
Es konnte sich nur um einen Ätherinhalator handeln.
Ich fragte flüsternd meinen Nachbarn, einen älteren Arzt, wer die beiden seien. Der Arzt betrachtete mich zunächst ob meiner Unwissenheit mit einigem Erstaunen, bemerkte aber an meiner Sprechweise, daß ich Amerikaner war, und erklärte: »Der Jüngere ist William Squire, der Neffe des Apothekers, der Ältere William Cadge, Professor Listons Assistent...«
In dem Augenblick wandte Cadge sein Gesicht der Tribüne zu.

Ein wenig erregt erklärte er, in einer Viertelstunde werde Professor Liston an dieser Stelle zum ersten Male eine soeben entdeckte amerikanische Methode, Menschen gegen Operationsschmerzen unempfindlich zu machen, erproben. Wenn sie sich als Schwindel erweise, werde man etwas zu lachen haben. Sofern sie aber wirksam sei, würden wir die ersten in Europa sein, die ihre Wirkung erlebten. Mr. William Squire habe über Sonntag einen Apparat entwickelt, der es dem Patienten ermögliche, das amerikanische Mittel, einen Ätherdampf, ohne Mühe einzuatmen.
Wir warteten in spannungsvollem Schweigen.
Um zwei Uhr fünfzehn endlich wurde die Tür geöffnet, und Listons mächtige Gestalt trat ein. Mit ihm kamen zwei weitere Männer. Wie ich nachher erfuhr, handelte es sich um Ransome, den Hauschirurgen, und Palmer, den »Dresser«. Liston trat neben den Operationstisch.
»Sind Sie bereit, Mr. Squire?« fragte er kühl und ernst. Squire nickte stumm.
Listons nächster Blick galt Ransome, der die Instrumente, Messer, Säge, Arterienklemmen, auf einem Stuhl bereitlegte und ein paar frisch gewachste Ligaturfäden durch ein Knopfloch seines Rockes zog. »Fertig, Mr. Ransome?«
»Ja, Sir!«
»Dann werden wir jetzt den Yankeekniff, Menschen unempfindlich zu machen, ausprobieren...«
Wärter trugen den Kranken und legten ihn auf den Operationstisch. Es handelte sich, wie ich aber erst nachträglich erfuhr, um einen Diener, Frederick Churchill mit Namen. Churchill war bleich, abgemagert, vom Fieber ausgezehrt. Bei einem Sturz hatte er sein linkes Schienbein verletzt. Er war ins University College Hospital eingeliefert worden, als sich an der Stelle der Verletzung, unter der Haut, eine Knochengeschwulst bildete. Liston hatte das Schienbein freigelegt und die Knochengeschwulst entfernt. Als Folge davon war eingetreten, was damals fast als Regel gelten konnte. Listons Hände und Instrumente hatten Eiterkeime eingeschleppt. Die Wunde eiterte, und nur noch die Amputation des ganzen Beines schien Churchills Leben retten zu können.
Liston gab Squire ein Zeichen, während er selbst bereits das Skalpell hielt. Squire näherte sich Churchill mit dem Inhalationsapparat, schob dem vor Angst Weinenden das Mundstück des Schlauches zwischen die Lippen und setzte die Nasenklemme auf. Dann befahl er dem Kranken zu atmen. Churchill versuchte diesem Befehl zu folgen, erlitt aber einen Hustenkrampf, der das

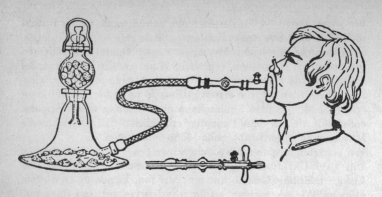

Einer der ersten Narkose-Apparate, nach einer Darstellung der »Illustrated London News« vom 9. Januar 1847

Mundstück des Schlauches zwischen seinen Lippen hervorschleuderte.
Schon hörte ich hinter mir ein paar spöttische Stimmen. Squires Gesicht war trotz der Kälte schweißüberströmt.
Churchill atmete erneut, hustete, behielt aber den Schlauch im Mund, weil Squire diesen einfach zwischen seine Lippen preßte. Noch einmal versuchte er, sich von dem Schlauch zu befreien. Dann gab er plötzlich jeden Widerstand auf. Wie von einem Schlag getroffen, sank sein Kopf zur Seite. Sein Körper erschlaffte. Es wurde still.
In die Stille hinein sagte Squire: »Ich glaube, es ist soweit!«
»Nehmen Sie die Arterie, Mr. Cadge«, stieß Liston hervor, und dann – zu uns allen gewandt: »Und jetzt, Gentlemen, messen Sie meine Zeit...«
Ich beobachtete, wie Studenten und Ärzte auf der Tribüne Uhren hervorzogen, offensichtlich bereit, die Zeit zu kontrollieren, die Liston für die Amputation benötigen würde. Währenddessen schoß bereits Listons Hand mit dem Messer nach vorn. Das Messer umkreiste das Bein. Er schnitt mit blitzartiger Schnelligkeit den oberen, dann den unteren Lappen. Der »Dresser« reichte die Säge. Ein halbes Dutzend Züge. Ransome warf das Bein in das Sägemehl neben dem Tisch. »Achtundzwanzig Sekunden«, flüsterte Squire. Liston richtete sich mit einem abwesenden Ausdruck im Gesicht auf.
Es war sehr still.
Sein Blick flog an unseren Reihen entlang. Dann heftete er sich

mit einem Ausdruck großer Verwunderung an Churchills Gesicht... Es blieb still.
Erst in dem Augenblick, in dem Liston die Hände nach vollendetem Verband sinken ließ, regte Churchill sich. Er bewegte seine blassen Lippen und öffnete gleich darauf die Augen. »Ich kann mich nicht amputieren lassen. Ich überlebe es nicht.«
Liston sah ihn schweigend an. Er gab seinen Helfern ein Zeichen. Einer hob das amputierte Bein vom Boden auf.
Churchill schloß fassungslos die Augen.
Liston richtete sich auf und blickte sich im Kreise um. Seine Augen waren frei von Zweifel.
»Dieser Yankeekniff«, grollte er plötzlich auf, »erledigt den ganzen Mesmerismus.«
Die Beinamputation unter Äthernarkose, die Robert Liston am 21. Dezember 1846 durchführte, stellte die erste schmerzlose Operation in Europa dar. Sie öffnete weit das Tor für den Siegeszug der Äthernarkose durch Großbritannien, Deutschland, Österreich, Frankreich, die Schweiz, Italien, Rußland.
Dieser Siegeszug vollzog sich so schnell, daß die Erfüllung meines Wunsches, ihn von Station zu Station zu verfolgen, in ein Nichts zerrann. Noch bevor der Januar 1847 zu Ende ging, waren in allen Ländern mit chirurgischen Traditionen Menschen unter Äthernarkose ohne Schmerzen operiert.
Als ich Ende Januar von England auf den Kontinent hinüberwechselte, hatte ich Mühe, wenigstens die Spuren jenes Siegeszuges nicht aus den Augen zu verlieren und im Laufe eines Jahres alle jene Pioniere aufzusuchen, die dem Äther in Europa den Weg bereitet hatten – von Malgaigne bis zu Heyfelder, und von Magendie bis zu Schuh.
Für den 23. Januar 1847 hatte ich alles vorbereitet, um London zu verlassen und nach Boulogne hinüberzufahren.
Einen Tag vorher, am 22. Januar, saß ich vor dem Kamin in der Gaststube, durchblätterte eine Londoner Zeitung, deren Name mir entfallen ist, und stutzte, als ich einen Korrespondentenbericht aus Edinburgh bemerkte, der die Überschrift »Eine Geburt ohne Schmerz« trug. Einige Sätze daraus prägte ich mir besonders ein. Sie lauteten dem Sinne nach: »Am 19. Januar verhalf Dr. James Young Simpson, wohlbekannt als Professor für Geburtshilfe zu Edinburgh, einer Bürgerin unserer Stadt, die schwer leidend in Wehen lag, zu einer Geburt ohne Schmerz. Wie verlautet, handelt es sich um die erste schmerzlose Geburt, welche die Weltgeschichte bis heute kennt. Sie wurde ermöglicht, weil Professor

Simpson durch einen kühnen Entschluß die großartige Entdeckung des Äthers als Mittel gegen den Schmerz auf die Geburtshilfe übertrug. Professor Simpson ist zwar der Ansicht, daß der Äther noch nicht das ideale Mittel für die schmerzlose Geburt sei, daß es aber bestimmt unter den zahlreichen chemischen Dämpfen, die wir kennen, andere gebe, die in naher Zukunft als ideales Mittel in die Geburtenhilfe eingehen können.«
Ich legte die Zeitung beiseite und war genaugenommen schon im gleichen Augenblick entschlossen, meine Abreise nach Frankreich aufzuschieben, nach Edinburgh zu fahren und Simpson aufzusuchen.
Am Morgen des 23. Januar befand ich mich bereits auf dem Wege nach Edinburgh. Am 25. schrieb ich in dem Gasthaus, in dem ich Quartier bezogen hatte, einen Brief an Simpson und äußerte die Bitte, mich zu empfangen. Er antwortete noch am gleichen Tag, und am späten Nachmittag des 26. Januar stand ich zum ersten Male vor dem großen, aber äußerlich schlichten, schmal und eckig wirkenden Haus Queenstreet Nr. 52, in dem Simpson mit seiner Familie wohnte. Sein Haus war damals bereits zu einer Art Wallfahrtsort für zahllose Frauen aus den verschiedensten Ländern geworden, die bei dem erst Sechsunddreißigjährigen Befreiung von den verschiedensten Leiden suchten, obwohl seine Erfolge, an unserem heutigen Wissen gemessen, recht häufig zweifelhaft waren. In dem Meer von Krankheiten, Schmerzen und ärztlicher Hilflosigkeit, das sich damals über die Welt ausbreitete, waren eben die Vorstellungen vom »ärztlichen Halbgott« bescheidenerer Art.
Als ich ins Zimmer trat, stand er neben dem Schreibtisch, kaum mittelgroß, aber ungewöhnlich breit und schwer. Doch auf dem schweren, beinahe fetten Körper saß ein auffallender Kopf, groß, mit hoher, breiter Stirn, wehendem Haar und hellen, strahlenden Augen, alles in allem ein Mann mit der Beweglichkeit und Gemütlichkeit der Dicken, mit der sprühenden Rastlosigkeit eines glühenden Geistes, aber auch mit der zähen Dickköpfigkeit und gelegentlich erbarmungslosen Kampfeslust eines Menschen, der sich vom barfüßigen Bäckerjungen in Bathgate zum Professor emporgearbeitet und wohl auch emporgeboxt hatte.
Er war offenbar so sehr von seiner Entdeckung ergriffen, daß er ohne langes Vorspiel darüber sprach. Später erfuhr ich, daß er als junger Student während Listons Edinburgher Zeit voller Entsetzen aus dem Hörsaal geflohen war, als Liston einer entsetzlich schreienden Frau die krebskranke Brust ausgeschnitten hatte. Er

war auf den Gedanken verfallen, einen anderen Beruf zu ergreifen, hatte dann jedoch seine Furcht überwunden... Niemals war er jedoch völlig mit seiner Empfindlichkeit fertig geworden. Er hatte bei chirurgischen Eingriffen unter den Schreien der Opfer so sehr gelitten, daß er jahrelang die ausgefallensten Mittel – nicht nur Mesmers Hypnose – versuchte, um die Schmerzen zu erleichtern. So hatte auf ihn die Nachricht über die Entdeckung der Äthernarkose wie eine Erlösung gewirkt.

»Sie haben recht«, sagte er, »es war die erste Geburt ohne Schmerz. Aber ich habe sie mir bei vielen tausend Geburten vorher immer gewünscht. Der Gedanke, Äther bei Geburten zu verwenden, war einfach. Die Schwierigkeit lag nur darin, daß niemand bis zum 19. Januar voraussagen konnte, ob der Äther nur die Wehenschmerzen beseitigt oder ob er auch die Muskelzusammenziehungen beendet, welche schließlich die treibenden Kräfte der Geburt sind. Ich habe deshalb nach einem Fall gesucht, der so verzweifelt lag, daß auch die stärksten Wehen nichts mehr an seinem Verlauf ändern konnten. Wenn die Wehen durch Ätherwirkung aufgehoben wurden, bedeutete das keine Katastrophe. Ich aber würde Klarheit über die Wirkung des Äthers bekommen...« Er unterbrach sich.

»Wollen Sie einen Tee?« fragte er, während er sich lebhaft auf seinem Schreibtischstuhl hin und her drehte. »Jessie wird uns Tee mit viel Rum bringen...« Er lachte strahlend und vergnügt. »Jessie ist meine Frau...«

»Um jedoch auf den Fall zurückzukommen«, sagte Simpson, nachdem er irgendein geheimnisvolles Klingelzeichen gegeben hatte, »ich wurde also am 19., nachmittags um fünf Uhr, von Dr. Figg, einem unserer praktischen Ärzte, zu einer Frau mit angeborenem engem Becken gerufen. Figg war ziemlich verzweifelt. Es handelte sich um ihre zweite Geburt. Die erste war außergewöhnlich schwer gewesen. Sie hatte von einem Montag bis zum folgenden Donnerstag gedauert und war schließlich nur dadurch beendet worden, daß Figg mit einer langen Zange den Schädel des Kindes zertrümmert und ein totes Kind zur Welt gebracht hatte, um wenigstens die Mutter zu retten. Figg hatte damals vor einer zweiten Schwangerschaft gewarnt. Aber man hatte nicht auf ihn gehört und ihn auch nicht verständigt, als die Frau von neuem ein Kind erwartete. Figg wurde erst am 19. gerufen, als die Frau schon seit Stunden in furchtbaren Wehen lag. Am Nachmittag um fünf kam ich mit Dr. Ziegler und Dr. Keith dazu. Der sehr große Kopf des Kindes blockierte den Geburtsweg und bewegte sich

nicht vorwärts. Ich wurde mir klar darüber, daß an eine natürliche Geburt nicht zu denken war und daß bestenfalls eine Wendung das Kind retten könnte. Wir warteten trotzdem zunächst bis neun Uhr abends. Zu dieser Zeit hatte ich schon seit Wochen den Gedanken an die Ätherbetäubung der Geburtsschmerzen mit mir herumgetragen. Während ich nun die Schreie der Gebärenden hörte, verfolgte mich der Gedanke unentwegt. Von der natürlichen Geburt war ohnedies nichts mehr zu erhoffen. Hier war also ein Fall, an dem ich den ersten Versuch mit Äther unternehmen konnte. Ich würde das Los der Mutter erleichtern, ohne ihr zu schaden, und würde doch die Antwort auf die große entscheidende Frage, wie der Äther auf die Geburt wirke, erhalten.
Um neun Uhr hatte sich der Kopf des Kindes um keinen Zentimeter weiter bewegt. Kurz nach neun Uhr griff ich zum Äther.
Die Patientin wurde nach ganz kurzer Zeit still. Ihre Schreie verstummten. Sie atmete ruhig. Währenddessen beobachtete ich die Bewegungen des Uterus. Aber nach wenigen Minuten schon atmete ich auf. Der Äther betäubte den Schmerz, hatte aber nicht den geringsten Einfluß auf die Wehentätigkeit. Damit war das Problem gelöst. Die Wendung des Kindes und alles, was dann noch folgte, war eine Angelegenheit von zwanzig Minuten, während deren wir immer von Zeit zu Zeit Äther gaben ... Das Kind hatte leider so sehr gelitten, daß es nur noch wenige Atemzüge tat und starb. Ich aber habe inzwischen in zwei Fällen vollkommen normaler Geburten den Äther angewandt und wiederum bestätigt gefunden: der Äther nimmt den Schmerz, er beseitigt die Qual der Geburt, aber er stört nicht den natürlichen Ablauf der Wehen ... Wir halten den Schlüssel zur schmerzlosen Geburt in der Hand ... Ach, Jessie«, unterbrach er sich, »sieh ihn dir an, diesen wissensdurstigen jungen Freund aus Yankee-Land ...«
Er erhob sich und lachte mit dem gewinnenden Charme, den ich später von seinen Freunden so oft rühmen hörte. Als ich ebenfalls aufstand und mich umwandte, blickte ich in das Gesicht einer jungen gepflegten Frau mit klugen, mütterlichen Augen.
»Ich störe nicht«, sagte sie, »ich bringe nur den Tee ...«
»Du störst nie ...«, sagte Simpson, »du störst doch nie. Ich erzählte nur von der schmerzlosen Geburt ...« Er wandte sich mir wieder zu. »Der Äther hat nur«, sagte er, »einige Fehler, die mir mißfallen. Er muß in zu großen Mengen genommen werden. Er reizt die Lungen und führt nach Erwachen zu heftigem Husten. Das ist nach Geburten nicht gut. Ich befinde mich auf der Suche nach etwas Besserem ...«

»Sehen Sie mich nicht so verwundert an«, sagte er, »weshalb sollen wir in Schottland nicht auch etwas entdecken? Das Prinzip, daß gewisse Dämpfe oder Gase Schmerzen betäuben können, ist gefunden. Aber außer dem Äther gibt es noch zahllose andere, verwandte Stoffe. Ich werde mit jedem, den ich finden kann, so lange experimentieren, bis wir einen Stoff entdecken, der bei Geburten nicht die Fehler des Äthers zeigt . . .«
Jessie Simpson sah mich währenddessen mit spottlustigen Augen an. »Haben Sie«, fragte sie mich, »nachdem Sie dies gehört haben, eine Vorstellung davon, wie es jetzt abends bei uns zugeht? Die ganze Familie atmet chemische Dämpfe ein und wartet darauf, ob sie betäubt zu Boden sinkt . . .«
Sie öffnete eine Tür. »Sehen Sie dort hinüber«, sagte sie, »Sie sehen unseren Dining-room. Er ist im Augenblick unser Atemlaboratorium. Wie lange noch, Jammie?«
»Nun«, sagte Simpson, »wenn wir Glück haben, bis morgen. Sonst eben so lange, bis wir etwas Besseres gefunden haben.«
Sie schenkte den Tee ein und nahm mich in den Kreis der Familie auf, ganz so, als gehörte ich schon lange dazu.

Kaum neun Monate später, am Abend des 4. November 1847, ging Simpsons Wunschtraum in Erfüllung. An diesem Abend entdeckte er die schmerzbetäubende Wirkung des Chloroforms.
Die erste Nachricht darüber erreichte mich in Berlin. Die Einzelheiten erfuhr ich zehn Wochen später, als die Entdeckung bereits einen heftigen Kampf zwischen Freunden und Feinden des Chloroforms hervorgerufen hatte. Anfang Januar 1848 traf ich zum zweiten Male in Edinburgh ein. Zum zweiten Male trat ich durch die Tür des Hauses Queenstreet Nr. 52.
Es war abends. Simpson empfing mich im Dining-room im Kreise seiner Frau, seines Assistenten George Keith und des Junior-Assistenten Matthews Duncan, beides Männer, die später Ärzte von Rang und Bedeutung wurden. Alle saßen um den halbrunden Tisch im schwachen Licht einer Deckenlampe.
Simpsons beleibter Körper war in einen Sessel vor dem Ofenschirm gezwängt. Er strahlte förmlich über das runde Gesicht, als ich hereingeführt wurde, und schien völlig unberührt von dem Streit um das Chloroform, der draußen tobte. »Seht . . .«, rief er, »das ist der junge Yankee, dem ich vor einem Jahr gesagt habe, daß wir mit Bestimmtheit etwas finden werden, das den Äther schlägt. Damit sind wir bereits beim Thema«, fuhr er fort. »Da liegen meine Aufzeichnungen . . . Fast ein Jahr lang haben wir alle

Dämpfe und Gase versucht, die in Großbritannien zu haben waren. Einige davon sind uns schlecht bekommen, sehr schlecht sogar. Monatelang hatten wir keinen Erfolg. Wir erlebten keine narkotischen, sondern bestenfalls vergiftende Wirkungen. Sehen Sie«, fuhr Simpson, offenbar gewöhnt, das Wort allein zu haben, fort: »Wir hatten auf jeden Fall alles ausprobiert, was die chemischen Giftküchen uns anboten, als ich im vergangenen Herbst auf einer Reise durch Linlithgowshire – das ist mein Heimatbezirk – zufällig von einem Stoff hörte, dessen Existenz mir unbekannt war. Sein Name lautete: Chloroform. Einer Ihrer Landsleute, Samuel Guthrie, soll ihn, wie ich später erfuhr, 1813 in irgendeinem Privatlaboratorium in Sackett Harbor entdeckt haben. Als ich wieder in Edinburgh eintraf, ließ ich mir von unserer besten chemischen Fabrik, Duncan, Flockhard & Co., eine Portion Chloroform aus Chlorkalk und Alkohol herstellen.«

Er griff nach einer kleinen Flasche, die auf dem Tisch stand. »Kosten Sie einmal...«, sagte er und reichte mir die Flasche. »Äther haben Sie inzwischen sicher oft genug gerochen. Sage ich zuviel, wenn ich behaupte, daß er widerwärtig riecht?! Aber dies hier... Riechen Sie. Es riecht lieblich...«

Ich betrachtete die klare Lösung in der Flasche und schnupperte vorsichtig. Es geschah zum erstenmal, daß ich den eigentümlichen Chloroformgeruch wahrnahm, der mich dann Jahrzehnte hindurch auf meinen Wegen durch so viele Operationssäle der Welt begleiten sollte. Mir schien, er erinnerte an den Duft süßer Früchte.

Simpson fuhr fort: »Als ich die Entdeckung zehn Tage später vor der Medizinisch-Chirurgischen Gesellschaft bekanntgab und dann den ersten Erfahrungsbericht veröffentlichte, hatte ich das Chloroform schon in fünfzig Fällen glücklich ausprobiert – in jedem Fall mit dem besten Ergebnis, das sich denken läßt. Ich konnte damals sagen und sage es heute mit absoluter Sicherheit: der Äther ist geschlagen. Allerdings«, er lächelte mich mit klug berechnetem Charme an, »Sie dürfen sich damit trösten, daß Chloroform keine schottische, sondern eine amerikanische Erfindung ist. Nehmen Sie Ihr Glas, Mr. Hartmann, trinken wir. Trinken wir auf Samuel Guthrie in Sackett Harbor. Hoffen wir, daß er noch lebt und erfährt, was aus seiner Entdeckung geworden ist. Es lebe – Samuel Guthrie, dessen Familie allerdings...«, sein Lächeln wurde, während er das Glas ansetzte, maliziös, »aus Schottland stammt...«

Die Nacht, in die ich einige Stunden später hinaustrat, war eine echte Edinburgher Januarnacht: unfreundlich und kalt. Die Straßenlaterne, die dicht vor Simpsons Haustür stand, spendete nur ein müdes Licht. Keith und Duncan brachen gleichzeitig mit mir auf. Keith verabschiedete sich. Duncan begleitete mich ein Stück Wegs, da sein Heimweg in die gleiche Richtung führte.

»Eine beinahe lustige Geschichte«, sagte er, »die Entdeckung der Chloroformnarkose, wie? Anscheinend die einzige lustige Geschichte bei der Entdeckung der Schmerzbetäubung.«

Ich hätte Duncan korrigieren müssen. Auch Wells' Entdeckung der Lachgasnarkose hatte in einer Theatervorstellung und unter Gelächter begonnen. Aber ich schwieg.

»Man weiß allerdings nicht«, fuhr Duncan fort, »was aus der lustigen Geschichte werden wird. Sicherlich haben Sie auf dem Wege nach Edinburgh schon von dem Kampf gehört, der hierzulande um das Chloroform entbrannt ist und sich besonders an der Methode der schmerzlosen Geburt unter Chloroform erhitzt, so als würde mit ›für‹ oder ›wider‹ die schmerzlose Geburt auch ›für‹ oder ›wider‹ das Chloroform entschieden. Simpsons und auch mein Interesse am Chloroform betrifft natürlich in erster Linie die Wirkung bei der Geburt. So war es ja auch beim Äther. Vor acht Wochen haben wir die Chloroformwirkung bei dem Geburtsakt einer Patientin, deren vorletzte Geburt drei Tage gedauert hatte, zum ersten Male beobachtet. Drei Stunden nach Beginn der Wehen trafen wir bei der Gebärenden ein. Ein Taschentuch wurde in Tütenform zusammengerollt. Ein halber Teelöffel Chloroform wurde daraufgegossen. Die Stofftüte legten wir mit der Öffnung auf Mund und Nase der Patientin. Sie versank ohne die Schwierigkeiten, die man so häufig beim Äther erlebt, in tiefe Betäubung. Fünfundzwanzig Minuten später kam das Kind, ein Mädchen, dem wir den Namen ›Anaesthesia‹ gaben, ohne eine Schmerzensäußerung der Mutter und ohne jedweden Zwischenfall zur Welt. Es war ein ausgesprochener Triumph des Chloroforms, und seither hat sich dieser Triumph dutzendfach wiederholt . . .«

Wir hielten an der Straßenkreuzung, an der wir uns trennen mußten.

»Aber wie erklärt es sich«, fragte ich, »daß gegen das Chloroform und die Chloroformgeburt eine so große Empörung ausgebrochen ist, daß ich sogar in Deutschland davon gehört habe? Die erste schmerzlose Geburt, die Professor Simpson – damals mit Hilfe des Äthers – durchführte, hat bereits vor einem Jahr stattgefunden. Die Geburt ohne Schmerz hätte also schon längst Widerstand hervorrufen können. Warum kommt das alles erst jetzt . . .?«

»Weil die Geburten unter Äther nur Experimente waren, die auch

Simpson nicht für Idealfälle gehalten hat. Seit der Entdeckung des Chloroforms hat Simpson sich natürlich in ganz anderem Maße für die schmerzlose Geburt eingesetzt. Und das erst hat zu diesem Aufruhr geführt.«

»Man behauptet«, sagte ich, »das Chloroform gehe ins Blut des ungeborenen Kindes und vergifte es ...«

»Das trifft sicherlich nicht zu«, sagte er, »solche Argumente sind nur Vorwände. Wenn Sie den Widerstand gegen das Chloroform genau betrachten, dann benutzt er keine medizinischen Argumente. Es geht um Moral und Religion. Kirchen und streng kirchliche Ärzte kämpfen mit den gleichen Methoden. Aber das Geschütz, mit dem sie schießen, ist schwer. Seine wichtigste Munition ist ein Bibelwort, Genesis III, 16: ›Unter Schmerzen sollst du Kinder gebären...!‹ Verstehen Sie. Das soll heißen: Gott hat die schmerzlose Geburt verboten und damit auch das Chloroform ...« Er wiederholte: »Unter Schmerzen sollst du Kinder gebären! Darauf stützt sich der ganze Aufruhr ...«

»Aber das hält doch einen Fortschritt nicht auf ...«, warf ich ein.

»Es wäre nicht das erste Mal«, sagte Duncan. »Sie brauchen sich nur die Geschichte der mittelalterlichen Medizin anzusehen. Ihre Erbärmlichkeit ist eine Folge solcher orthodoxer Bibelauslegungen. Simpson nimmt die Sache von der heiteren Seite. Er antwortet allen Feinden des Choroforms mit Spott und stellt Genesis III, 16 ein anderes Bibelwort entgegen: Genesis II, 21: ›Und Gott versenkte Adam in einen tiefen Schlaf, und er schlief, und Er nahm eine seiner Rippen...‹ Simpson sagt: Bitte, da habt ihr Gottes Erlaubnis für die Anwendung des Chloroforms. Ich segne seinen Optimismus. Aber der Kampf hat erst begonnen. Schon sprechen hohe Geistliche vom Chloroform als einer ›Frucht des Teufels‹, und andere schließen Kirchenmitglieder von der Kommunion aus, die auch nur daran denken, den ›Wind des Satans‹ bei sich oder ihren Angehörigen anzuwenden. Soweit sind wir jetzt in Schottland. Aber in England und Irland sieht es, genaugenommen, kaum anders aus. Ich segne Simpsons Optimismus.«

Als ich im Februar 1848, aufgeschreckt durch die Nachricht vom plötzlichen Tode Horace Wells' in New York, Edinburgh verließ, um nach New York zu reisen, hatte der Kampf um die Chloroformmaske einen gewissen Höhepunkt erreicht. Nicht nur Geistliche fuhren schwerstes Geschütz auf. Ein Medizinprofessor folgte dem anderen in der Verurteilung des Chloroforms und der Geburt in Narkose.

An dem Tag, an dem ich abreiste, zeigte Duncan mir einen Bannspruch Dr. Montgomerys, des mächtigen Chefs der großen Schule für Geburtenhilfe in Dublin, gegen die schmerzlose Geburt. Montgomery sprach noch vom Äther. Das Wort »Chloroform« benutzte er gar nicht erst. Sein Bannspruch lautete: »Ich glaube nicht, daß bis heute irgend jemand in Dublin Äther in der Geburtshilfe benutzt hat. Das allgemeine Empfinden richtet sich gegen seine Anwendung bei gewöhnlichen Geburten und gegen die Verhinderung der üblichen Menge an Schmerzen, die der Allmächtige – zweifellos mit weiser Begründung – der natürlichen Geburt zugedacht hat. Ich gehe mit diesem Empfinden von Herzen einig ...«
Duncan beobachtete mich aus den Augenwinkeln, während ich das Blatt, auf dem der Bannspruch stand, zurückreichte. Er gab mir ein zweites Blatt. Es enthielt eine Abschrift jenes Bannspruchs, aber einzelne Worte waren durchgestrichen und durch andere Worte ersetzt. »Lesen Sie nur«, sagte Duncan, »das ist Simpsons Antwort ... Erkennen Sie seine Schrift ...?«
Natürlich erkannte ich Simpsons Schrift. Die Form von Dr. Montgomerys Bannspruch war die gleiche geblieben. Aber sein Inhalt war ein anderer. Er lautete: »Ich glaube nicht, daß bis heute irgend jemand in Dublin einen Wagen zur Fortbewegung benutzt hat. Das allgemeine Empfinden richtet sich gegen seine Anwendung bei der gewöhnlichen Fortbewegung und gegen die Verhinderung der üblichen Menge an Anstrengung, die der Allmächtige – zweifellos mit weiser Begründung – dem Fußgänger zugedacht hat. Ich gehe mit diesem Empfinden von Herzen einig.«
»Niemand«, sagte Duncan, »kann Simpson vorwerfen, daß er kein gläubiger Christ sei ... Aber er glaubt auch an den Fortschritt und haßt den Staub in den Perücken. Denken Sie gelegentlich an uns, wenn Sie drüben sind ...«

Während ich mich bemühte, nachträglich die genaue Geschichte der Entdeckung der Äthernarkose und des Endes von Horace Wells zu ergründen, wanderten meine Gedanken sehr oft zu Simpson, dem einzigen mit einer optimistischen Seele Begabten unter den Entdeckern, zurück. Von New York, Hartford und Boston aus erlebte ich den Siegeszug, unter dessen Zeichen das Chloroform den Äther anfänglich ganz und später, nach einem genaueren Abwägen von Vorteil und Nachteil beider Narkosemittel, teilweise verdrängte. In England und Schottland kam der

Streit um das Chloroform und besonders der Kampf um die Geburt in Chloroformnarkose nicht zur Ruhe. Er schwelte weiter und erzeugte immer wieder Explosionen von Haß und Verbitterung, bis am 7. April 1853 eine ungewöhnliche, aufsehenerregende Nachricht London verließ.
Königin Victoria, die große Königin des Jahrhunderts, hatte im Buckingham Palace zu London ihren vierten Sohn, Prinz Leopold, Herzog von Albany, geboren. Die Geburt als solche verlieh der Nachricht sicherlich nicht den Charakter des Ungewöhnlichen. Dieser gründete vielmehr auf einem Nebensatz, welcher besagte, John Snow, der erste Londoner »Facharzt für Anästhesie«, habe die Königin während der Geburt auf ihren und des Prinzgemahls Wunsch in Chloroformnarkose versetzt. Die Geburt sei daraufhin schmerzlos und ohne die geringste Störung verlaufen.
Vier Wochen später erhielt ich einen Brief von Duncan, in dem er schrieb, daß die Chloroformgeburt über Nacht in Großbritannien Mode geworden sei. Die Geburt »à la reine« beherrsche das Feld, und wo vorher die Gefahr hemmungsloser Gegnerschaft bestanden habe, bestünde jetzt die Gefahr hemmungsloser Übertreibung.
Ein Jahr später hielt ich mich selbst in Edinburgh und London auf, um die Geschichte der königlichen Geburt zu studieren, die diese wunderliche Wende der Dinge herbeigeführt hatte. Ich irrte allerdings, wenn ich mit amerikanischer und dazu sehr jugendlicher Unbekümmertheit annahm, das Geheimnis um die Geburten einer europäischen Königin sei genauso leicht zu lüften wie gewisse Geheimnisse, welche die Entdeckung der Äthernarkose begleiteten.
John Snow hütete das ärztliche Geheimnis gewissenhaft, und auch später, als ich mehr Freunde unter den englischen Ärzten erworben hatte und man mir glaubte, daß es mir nicht um Sensationen, sondern um geschichtliches Wissen ging, erfuhr ich nicht alle Einzelheiten jener bedeutungsvollen Geburt und ebensowenig alle Details der weiteren und letzten Geburt der Königin Victoria, die sich am 14. April 1857, wiederum mit John Snows Hilfe und wiederum unter Chloroform, vollzog. Es handelte sich um die Geburt der Prinzessin Beatrice von Großbritannien. Was jedoch ein Mensch außerhalb des königlichen Hofes in London jemals über jene historischen Geburten erfuhr, das – so glaube ich sagen zu dürfen – habe ich erfahren.
Als John Snow in den ersten Apriltagen 1853 völlig überraschend zum Prinzgemahl der Königin in den Buckingham Palace befohlen

wurde, hatte er bereits sieben Jahre der Erforschung der Narkose und besonders des Chloroforms gewidmet. Snow war achtunddreißig Jahre alt, ein stiller, in sich verschlossener Sonderling. Er hatte sich niemals in Liebesaffären gestürzt und lebte ein frauenloses Leben bis zu seinem frühen Tod, der ihn kurze Zeit nach der zweiten schmerzlosen Geburt der Königin im Jahre 1857 ereilte. Als ich Snow 1854 in seiner Einsiedlerklause in der Firth Street in London besuchte, hatte er sich vom unbekannten, wegen seines Ernstes, seiner Skepsis und Menschenscheu kaum von Patienten aufgesuchten Arzt zum berühmtesten Narkotiseur Londons, zum Vertreter dieses später so weit verbreiteten Spezialfachs und zum ersten Narkosewissenschaftler entwickelt ...
Die zufällige Beobachtung eines Londoner Apothekers, der im Jahre 1847 mit einer Ätherflasche von Haus zu Haus und von einem Kranken zum anderen Kranken eilte und ein »Äther-Business« entwickelte, hatte Snow auf den Weg des Erfolges geführt. Ganz planmäßig hatte er die Wirkung des Äthers, dann des Chloroforms auf den menschlichen Körper untersucht. Er hatte trotz seiner körperlichen Leiden zahlreiche Selbstversuche unternommen, um Gewißheit darüber zu erhalten, wieviel Chloroform nötig war, um das Schmerzempfinden aufzuheben oder Bewußtlosigkeit herbeizuführen. Er entwickelte für die Geburtsnarkose die modern anmutende Methode des »Rausches« oder der »unterbrochenen Narkose«. Er versetzte die Gebärende nicht in eine Dauernarkose, sondern ließ sie jeweils bei Beginn der Wehen eine geringere Menge Chloroform einatmen und setzte das Chloroformtaschentuch sofort ab, wenn die Schmerzen verschwanden. Nach dieser Methode behandelte er auch die Königin.
Der Prinzgemahl hatte Snow zu einer mehr als einstündigen Unterredung empfangen und zahllose Fragen über die Narkose, die schmerzlose Geburt und ihre möglichen Gefahren gestellt. Albert zeigte sich ungewöhnlich gut informiert. Er hatte Schriften Snows gelesen ... Wie sich später herausstellte, waren Albert und einer seiner engsten Vertrauten, der ehemalige deutsche Arzt Baron Stockmar, die treibenden Kräfte beim Einzug der Narkose in das Geburtszimmer der Königin. Beide trieb dabei ihre ungewöhnliche Begeisterung für jeden wissenschaftlichen Fortschritt. Hierzu gesellte sich bei Albert seine tiefe Liebe zur Königin, welche deren Leiden während ihrer zahlreichen Geburten zu eigenem Leiden hatte werden lassen. John Snows sachliche, wissensreiche Art wirkte auf den Prinzgemahl so überzeugend, daß er Snow bat, sich für die in Kürze zu erwartende »schwere Stunde«

der Königin bereit zu halten. Albert fand dabei die Unterstützung des sehr modern denkenden, eleganten Charles Locock, während James Clark, der unfähige, nur durch die starrköpfige Anhänglichkeit der Königin gehaltene Leibarzt, protestierte.
Im Beisein von Clark sowie Locock und Fergusson, der beiden Geburtshelfer, von denen jedoch nur Locock der Königin praktisch beistand, hielt John Snow am Vormittag des 7. April 1853 das mit »ungefähr dreißig« Tropfen getränkte Inhalationstaschentuch vor Mund und Nase der Königin. Snow war nach Lococks Bericht totenblaß, und sein kränkliches Gesicht schien zu einer kleinen Maske zusammengeschrumpft. Aber seine anfängliche Nervosität, verstärkt durch die Scheu vor dem Anblick der Königin in »einem Zustand, wie ihn auch die einfachste Frau zeigt«, war überflüssig. Die Königin reagierte zur großen Erleichterung der Umstehenden sofort... Noch fünfzehnmal wandte Snow jeweils fünfzehn bis zwanzig Tropfen Chloroform an. Dann war nach spannungsvollen dreiundfünfzig Minuten die Geburt des Prinzen Leopold ohne jede Schwierigkeit und ohne eine Äußerung des Schmerzes aus dem Munde der immerhin schon vierunddreißigjährigen Königin vorüber.
Über Nacht wurde John Snow zum berühmten Mann. Zahlreiche Patientinnen der besten Londoner Gesellschaft verlangten nun, von ihm narkotisiert zu werden. Noch ahnte niemand, daß beide Kinder der Königin, die unter Chloroformnarkose geboren wurden, mit der Bluterkrankheit behaftet waren.
Wären diese Umstände schon damals bekanntgeworden, so hätte der Weg des Chloroforms in die Gebäranstalten und Operationssäle der Welt neue Krisen durchschreiten müssen, weil Simpsons große Gegner sich nicht gescheut hätten, aus dem Erscheinen der Bluterkrankheit gerade bei diesen beiden Kindern eine Strafe Gottes für die Anwendung der Chloroformnarkose zu konstruieren. Nur Unkenntnis behütete Simpson vor einem neuen Ansturm der Feinde. Er wurde zum einzig Glücklichen und Erfolgreichen unter den Entdeckern der Narkose. Sein Triumph ließ allerdings die Schatten seines Wesens zum ersten Male deutlich sichtbar hervortreten. In all seinen Berichten über seine große Entdeckung – auch in seinem Bericht mir gegenüber – vergaß er den Mann zu erwähnen, der ihm den Weg zum Chloroform gewiesen hatte, den Chemiker David Waldie aus Liverpool. Er erhob auch keinen Einspruch, als die englische Öffentlichkeit ihn vom Entdecker des Chloroforms zum Entdecker der Narkose und der Anästhesie überhaupt erhob.

Er starb am 6. Mai 1870 an einem Anfall von Angina pectoris in den Armen seines älteren Bruders Alexander, der seinen Weg vom barfüßigen Bäckerbuben von Bathgate zum schließlich berühmtesten Bürger Schottlands, zum Baronet und schottischen Hofarzt der Königin begleitet hatte.

Die Gierigen

Die Tatsache, daß ich die erste Nachricht vom Selbstmord Horace Wells' im gleichen Raum in Edinburgh erfuhr, in dem Simpson die Wirkung des Chloroforms entdeckt hatte, behielt für mich stets einen makabren Beigeschmack. Es war am Abend des 20. Februar 1848. Ich hatte gerade Simpsons Dining-room zu einem Plauderstündchen betreten und fand Simpson noch allein vor. Er reichte mir mit väterlicher Vertraulichkeit einen Brief, der von einem mir unbekannten New Yorker Arzt stammte und an Simpson gerichtet war.

Ich las ahnungslos die wenigen Zeilen, die besagten, Horace Wells, bekannt durch seine Behauptung, vor Morton die schmerzbetäubende Wirkung eingeatmeter Gase entdeckt zu haben, habe am 24. Januar in einem New Yorker Hotel, wahrscheinlich aus Verzweiflung über das Scheitern seiner eigenen Entdeckerträume, Selbstmord begangen. Nach einer anderen Version sei Horace Wells, der sich seit einiger Zeit nicht mehr in Hartford, sondern in New York aufgehalten habe, um dort Gehör zu finden, von der New Yorker Polizei bei einem Überfall auf Frauen am 21. Januar verhaftet worden. Er habe daraufhin im New Yorker Stadtgefängnis seinem verpfuschten Leben selbst ein Ende gemacht . . .

Irgendwo in mir regte sich zum ersten Male die schmerzliche Erkenntnis, daß die gewaltige Entdeckung, deren Zeuge ich gewesen war, nicht nur Stolz und Triumph bedeutete, sondern Kampf, Tragödie und Schmerz. Welche Tragödie hatte sich da zu Hause abgespielt, während ich mich am Anblick der Erfolge jener Entdeckung sonnte, an der Horace Wells offenbar zugrunde gegangen war!

Der Untergang von Horace Wells gehört bis heute zu den geheimnisumwittertsten Ereignissen in der Geschichte der Narkose, obwohl er in Wahrheit stets bar jedes Geheimnisses war. Von der Stunde seines Todes an bemühten sich seine Freunde, die Wirklichkeit zu verbergen oder zu beschönigen, weil sie fürchteten, diese Wirklichkeit könnte in den Händen seiner Feinde dazu dienen, sein Bild zu verfälschen und für immer zu verhindern, daß ihm in der Frage der Entdeckung der Narkose Gerechtigkeit widerführe.

Ich darf von mir sagen, daß ich nach meiner Rückkehr aus Europa und später jeden, der Zeuge der Ereignisse war oder Zeuge hätte sein können, befragte. Ich darf von mir behaupten, daß ich jedes damals und später erreichbare Stück Papier, jede Zeitungsnotiz und jeden Brief, der Klarheit in das Dunkel bringen konnte, las.

Im Januar 1848 hatte Wells sich nach New York begeben, um hier besser als in Hartford seine Art der Betäubung lehren zu können. Er hatte nach der verunglückten Vorführung des Lachgases im Januar 1845 im Massachusetts General Hospital in zahllosen Selbstversuchen weiter experimentiert, um die sicherste Schmerzbetäubung zu finden, wobei er auch Äther und Chloroform benutzte, war aber immer wieder zu dem Ergebnis gekommen, daß sein Lachgas ungefährlicher sei als Äther und Chloroform. Er wußte bereits viel über Lachgas, Äther und über Chloroform, aber er wußte noch nicht, was wir heute wissen. Er kannte noch nicht das Böse, das sich hinter dem befreienden und berauschenden Wunder der Mittel gegen den Schmerz verbarg. Er kannte noch nicht die Sucht, der jeder verfiel, der wie Wells zu oft die schmerzbetäubenden Gase an sich selbst versuchte.

Er kannte noch nicht ihre erinnerungslähmende, zerrüttende Macht. Er war, ohne es zu wollen, süchtig geworden und hatte immer mehr in Rauschzuständen gelebt. Heute wissen wir, in welchem Maße dabei die Erinnerungsfähigkeit zerreißt. Heute wissen wir vor allem aber, wie anfällig jeder durch Narkosemittel Berauschte für Suggestionen ist. Wells verfiel im Rausch den Verlockungen irgendeines unbekannten Nachtschwärmers von New York, und am Abend des 21. Januar auf dem Broadway spritzte er im Rauschzustand Säure auf zwei Frauen. Seine Erinnerung daran blieb zerstört. Wells war nicht, wie er glaubte, geisteskrank, er war nur süchtig, ein schuldloses Opfer der Wirkung eines jener flüchtigen Stoffe, deren schmerzbetäubende Wirkung ihm als erstem aufgegangen war. Er hätte nur einen Arzt gebraucht, der die teuflische Seite dieses Gases kannte, der ihn beruhigte und entwöhnte. Aber diesen Arzt gab es noch nicht. Wells wurde festgenommen und kam vor den Richter, versuchte sich aber vergeblich der Vorgänge zu erinnern, die ihm zur Last gelegt wurden. Er verschaffte sich dann aus seiner Wohnung seine Toilettengegenstände und führte in seiner Zelle am 23. Januar 1848 mit seinem

Rasiermesser einen Schlag gegen den linken Oberschenkel, so daß die Klinge die Arterie durchschnitt. Neben seiner Pritsche wurde eine Flasche mit Chloroform gefunden.

Indem Wells sich selbst narkotisierte, genau den ihm so wohlbekannten Augenblick, in dem die Bewußtlosigkeit begann, abwartete, die tödliche, aber schmerzlose Wunde schnitt und dann ebenso schmerzlos starb, beging er den vielleicht einzigen Freitod in Selbstnarkose, den die Geschichte kennt. Er starb unter einem Zeichen, das er selbst geschaffen hatte. Doch es mutet wie eine Ironie des Schicksals an, daß er nicht jenes Mittel benutzte, dessen Wirkung er selbst entdeckt hatte, sondern das Chloroform, das aus der Alten Welt gekommen war und an Bedeutung die amerikanischen Entdeckungen zu überflügeln drohte.

Sein tragisches Ende zerstörte für mich das idyllisch-feierliche Bild von der Entdeckung der Narkose. Es riß einen Vorhang auf. Es ließ mich nach der Wahrheit von Wells' Behauptung, der erste und wahre Entdecker gewesen zu sein, forschen. Ich entdeckte dabei nicht nur die Wells-Tragödie, sondern weit darüber hinaus ein ungewöhnliches menschliches Trauerspiel, das der Entdeckung der Narkose für alle Zeiten einen düsteren Zug verlieh.

Ein halbes Leben habe ich gebraucht, um der Wahrheit über die Geschehnisse nahe zu kommen, die sich zwischen der Szene vom Januar 1845 mit Horace Wells' Niederlage und der triumphalen Mortonszene vom 16. Oktober 1846, so wie ich sie im Operationstheater des Massachusetts General Hospital erlebte, ereigneten. Ein halbes Leben habe ich auch gebraucht, um zu klären, was nachher im Schicksalsdreieck Morton-Jackson-Wells geschah.

Niemals wird sich jemand schmeicheln können, die absolute Wahrheit bis in die letzten Verzweigungen dieses unerhörten menschlichen Dramas gefunden zu haben. Das, was nach gewissenhaftem Suchen und ebenso gewissenhaft angewandtem menschlichem Ermessen als Wahrheit erscheint, ist jedoch schmerzlich und tragisch genug.

Da sitzt William Green Morton, wie ich nachträglich annehme, im Januar 1845 auf der Hörertribüne des Massachusetts General Hospital und sieht zu, wie Horace Wells, sein einstiger Lehrer, dem Patienten den Lachgasballon vor den Mund hält. Er beobachtet, wie jener Patient zurücksinkt und den Eindruck erweckt, unempfindlich gegen äußere Eingriffe zu sein.

Morton sieht zu, wie Wells den Ballon zurückzieht, die Zahnzange ansetzt und den kranken Zahn zieht. Morton vernimmt den Schrei,

der allen Anwesenden zu beweisen scheint, daß Horace Wells ein Betrüger, ein Scharlatan, im besten Falle ein Phantast ist und weiter nichts. Kaum wird Morton noch Zeuge des Hohngelächters, das aus unseren Kehlen kommt. Er verläßt die Tribüne.
Er wartet gar nicht das Ende ab. Er denkt nicht daran, Horace Wells bei der Hand zu nehmen und ihm wieder Mut zu machen. Nein, er verschwindet eiligen Schritts vom Schauplatz der Niederlage.
William T. Green Morton ist kein Mann der Theorien, Träume und Ideen, am wenigsten, wenn sie so offensichtlich nutzlos sind. Er ist kein Kämpfer für Ideale. Er ist ein Mann des praktischen Lebens. Ihn interessieren Fragen der Forschung wenig oder gar nicht. Er will arbeiten, verdienen, einen hohen Lebensstandard und nach Möglichkeit Reichtum erobern. Morton begibt sich zur Tremont Street in das Haus Nr. 19 zurück, in dem er seine Bostoner Praxis unterhält. Dort arbeiten seine Gehilfen und Lehrlinge. Dort kann man durchaus ein Vermögen machen – und Wells hätte besser daran getan, auf seine Experimente zu verzichten, seine Träume von der Schmerzfreiheit zu begraben und sich Professor Jacksons Wort, daß Schmerzfreiheit immer ein Wunschtraum bleiben werde, in großen, weithin sichtbaren Buchstaben an die Wand seines Arbeitszimmers zu schreiben.
Wells kehrte unterdessen, ohne – soweit man feststellen kann – Morton noch einmal aufgesucht zu haben, nach Hartford zurück. Dort erkrankt er wenig später an einem Leiden, das niemals genau diagnostiziert wird. Es handelt sich aller Wahrscheinlichkeit nach um einen nervösen Zusammenbruch, kompliziert durch Lungenbeschwerden, die möglicherweise tuberkulöser Natur sind. Vielleicht zeigen sich auch bereits die ersten Folgeerscheinungen jener Lachgas- und Ätherversuche, die Wells seit dem 12. Dezember des vorangegangenen Jahres immer häufiger an sich selbst vorgenommen hat. Jedenfalls muß Wells sich aus seiner Praxis zurückziehen und diese seinem Assistenten Riggs überlassen. Vom April bis zum Juli 1845 ist er außerstande, zu arbeiten.
Im Juli 1845 meldet sich Morton aus Boston völlig überraschend zu Besuch an. Er hat einige geschäftliche Dinge zu klären, die mit der einstigen Partnerschaft bei der Herstellung künstlicher Zähne zusammenhängen. Nachher kommt es beinahe zwangsläufig zu einem Gespräch über das Problem der Lachgasbetäubung. Es zeigt sich, daß Wells dieses Problem keineswegs aufgegeben hat, sondern weiter daran arbeitet, soweit seine Kräfte es erlauben. Er befindet sich auf dem Wege der Besserung. Er hat neue Versuche

an sich selbst unternommen. Morton hört ihn an, läßt sich einiges erklären, bleibt aber im Grunde seines Herzens uninteressiert, weil die Eindrücke, die er beim öffentlichen Versagen des »Betäubungsgases« gewann, ihn noch beherrschen.
Morton kehrt nach Boston zurück. Der Winter 1845/46 vergeht. Im Frühjahr 1846 ist Morton zu Besuch in Stafford Springs. Er lernt eine junge Dame kennen, mit der er sich häufig unterhält. Als sie erfährt, daß er Zahnarzt ist, schildert sie ihm noch ganz begeistert ein Erlebnis, das sie vor ganz kurzer Zeit hatte. Sie berichtet: »Ich ließ mir in Hartford einen kranken Zahn ziehen. Es geschah durch den Zahnarzt Wells, den Sie vielleicht kennen. Er zog diesen Zahn, ohne daß ich den geringsten Schmerz verspürte. Er ließ mich ein Gas einatmen. Ich versank in Schlaf. Als ich aufwachte, war alles vorüber. Es ist ein Wunder, glauben Sie mir, es ist ein ganz echtes Wunder.«
Der Name der Dame lautet Elisabeth Williams, und Elisabeth Williams hat selbst Zeugnis über diese Begegnung mit Morton abgelegt. Morton horcht auf. Zwangsläufig stellt er sich die Frage, ob Wells' Entdeckung vielleicht doch eine echte und erfolgversprechende Errungenschaft sei?! Trotzdem vergehen noch Monate, bis Zufall und Geschick ihn nach der großen Goldader graben lassen.
Ende September 1846 meldet sich bei Morton eine Patientin. Sie ist sehr wohlhabend und wünscht einen Zahnersatz. Zu diesem Zweck müssen jedoch, wie Morton feststellt, mehrere Zahnwurzeln entfernt werden. Die Patientin fürchtet sich vor diesem schmerzhaften Eingriff sehr und neigt dazu, lieber auf den Zahnersatz zu verzichten. Ein Geschäft gerät in Gefahr. Und in diesem Augenblick (darauf deuten jedenfalls alle historischen Indizien hin) beginnt Morton zu handeln.
Am 30. September 1846 begibt er sich in das Laboratorium desselben Professors Jackson, den er zusammen mit Wells vor dessen Niederlage im Massachusetts General Hospital aufgesucht hat und der von vornherein für Wells nur ein Lächeln aufbrachte. Er bittet um eine Portion Lachgas.
»Das wird Ihnen genausowenig helfen wie Wells«, antwortet Jackson – dem Sinne nach –, »außerdem habe ich im Augenblick kein Lachgas vorrätig. Aber wenn Sie unbedingt ein Schauspiel veranstalten wollen, können Sie auch Schwefeläther verwenden. Der tut die gleichen Dienste...
Schwefeläther ist eine Flüssigkeit, die sich bei Berührung mit Luft in Ätherdampf verwandelt. Äther wirkt wie Lachgas. Er beseitigt

genausowenig wie Lachgas wirkliche Schmerzen. Aber für Ihren Zweck ist er sicher geeignet.«
»Ist es sicher, oder ist es gefährlich?« fragt Morton.
»Wenn ich es Ihnen empfehle«, so etwa antwortet Jackson, »dann ist es sicher. Gehen Sie in Burnetts Apotheke. Dort bekommen Sie Äther. Wenn Sie ihn anwenden wollen, gießen Sie einfach etwas auf ein Taschentuch und halten es vor Mund und Nase.«
Morton begibt sich zu Burnett, erwirbt eine Flasche Schwefeläther und geht nach Hause zurück.
Aber damit ist dieser 30. September 1846 noch nicht zu Ende.
Abends erscheint in Mortons Praxis ein verspäteter Patient. Eine Seite seines Gesichts ist stark geschwollen. Er preßte ein Tuch vor den Mund. Es ist Eben H. Frost, ein kleiner Häuseragent aus der Prince Street in Boston.
Als er, von seinen Qualen getrieben und von Angst erfüllt, an die Tür klopft, ahnt er nicht, welche Rolle ihm das Schicksal zugedacht hat. Dann öffnet sich die Tür. Darin steht einer von Mortons Gehilfen mit Namen Hayden. Dieser läßt einen Schwall bitterder Worte unwillig über sich ergehen, horcht aber auf, als er aus Frosts verquollenem Mund die Bitte vernimmt, den kranken Zahn schmerzlos mit Hilfe der »Hypnose des Dr. Mesmer« zu ziehen. Morton wird gerufen, und als er von Eben H. Frosts dringendem Wunsch nach Schmerzlosigkeit hört, ist er zur Behandlung bereit.
Eben H. Frost überfällt Morton mit einer Wiederholung seiner Bitte: »Machen Sie die Sache ohne Schmerzen! Ich bezahle jeden Preis dafür, bitte, bitte versuchen Sie die Methode von Mr. Mesmer.« So etwa lassen sich seine Worte später rekonstruieren.
Morton zögert vielleicht noch einige Sekunden. Dann erklärt er zur allgemeinen Verwunderung: »Ich habe etwas viel Besseres als das...« Dann wendet er sich Hayden zu und sagt: »Bringen Sie die Lampe...«
Während Frost auf dem Behandlungsstuhl Platz nimmt, während Hayden die Lampe dicht neben Frosts Gesicht hält, öffnet Morton die Ätherflasche. In der Nähe der offenen Flamme durchtränkt er ein Taschentuch. Mit einer schnellen Bewegung preßt er es vor Eben H. Frosts Nase und Mund. Ein scharfer, süßlicher Geruch verbreitet sich. Frost hüstelt, aber Morton fordert ihn auf, tief zu atmen. Frost wird unruhig. Morton gießt noch einmal Äther auf das Taschentuch. Fast augenblicklich sinkt Frosts Kopf zurück. Er stößt noch einige unverständliche Laute aus. Dann macht er den Eindruck eines Schlafenden.

Morton öffnet Frosts Mund. Er greift mit der Zange zu. Er handelt mit der üblichen Schnelligkeit, lockert den Zahn mit ein paar rücksichtslosen Bewegungen, zieht, zieht und hält ihn vor Haydens und Tenneys Augen in die Luft. Dann läßt er ihn zu Boden fallen.
Frost hat sich nicht gerührt. Frost gibt keinen Laut von sich. Es vergehen noch einige Sekunden, in denen Morton mit einem Ausdruck fassungslosen Staunens seine schweigenden Gehilfen anstarrt. Währenddessen beginnt Frost aufzuwachen. Er öffnet die Augen. Er blickt verwundert umher. Dann murmelt er: »Wo ist der Zahn? Ist es schon vorbei?«
Morton weist mit der Zange auf den Fußboden. Er fragt: »Haben Sie etwas gefühlt?«
Frost ist nicht fähig zu sprechen. Er schüttelt nur den Kopf. Dann stößt er hervor: »Das ist großartig. Ganz großartig...«
Morton legt die Zange zur Seite. Das zunächst noch fassungslose Staunen in seinem Blick verwandelt sich in Triumph. Und dann tut er etwas, das bezeichnend für sein Wesen und seinen Charakter ist.
Endlich hat ihn der Funke der Erkenntnis getroffen. Wells' Entdeckung ist also doch eine Entdeckung von unübersehbarem Wert. Die Beseitigung der Schmerzempfindung durch Inhalation von Dämpfen oder Gasen ist keine sinnlose Phantasterei. Wer ihr Geheimnis in Händen hält, besitzt den Schlüssel zum Reichtum, denn jeder Mensch fürchtet den Schmerz. Jeder wird die größten Opfer bringen, um von Schmerzen befreit zu werden. Jeder Arzt wird jeden geforderten Preis zahlen, um ebenfalls in den Besitz des Geheimnisses zu gelangen.
Morton zögert nicht lange. Er holt Feder und Papier. Er verfaßt eine Erklärung. Als Frost zwanzig Minuten später die letzten Wirkungen der Ätherbetäubung überwunden hat, legt Morton ihm die Erklärung zur Unterschrift vor.
Sie lautet: »Hiermit bestätige ich, daß ich heute abend um neun Uhr Doktor Morton aufsuchte, weil ich unter den schrecklichsten Zahnschmerzen litt. Ich bestätige, daß Doktor Morton ein Taschentuch hervorzog, dieses mit einem von ihm bereiteten Mittel durchtränkte, das ich für ungefähr eine halbe Minute einatmete, um dann in Schlaf zu verfallen. Im Nu war ich wieder wach und sah meinen Zahn auf dem Boden liegen. Ich verspürte nicht den geringsten Schmerz. Ich blieb noch zwanzig Minuten nachher in seinem Sprechzimmer und spürte keine unangenehmen Nachwirkungen der Operation...«

Frost unterzeichnet: »Eben H. Frost, 42, Prince Street, Boston.«
Doch Morton begnügt sich nicht damit. Er läßt das Dokument von
Hayden und Tenney als Zeugen gegenzeichnen.
Noch am selben Abend begibt sich Morton – eine andere Deutung gibt es kaum – mit dem unterzeichneten Dokument zu
einem Redakteur des »Boston Daily Journal«. Am folgenden Tage,
dem 1. Oktober 1846, erscheint in dieser Zeitung eine Meldung:
»Am vergangenen Abend wurde, wie uns ein Gentleman, der
Zeuge des Ereignisses war, berichtet, ein kranker Zahn aus dem
Munde eines Menschen entfernt, ohne daß der Betreffende den
geringsten Schmerz verspürte. Er wurde in eine Art von Schlaf
versetzt, währenddessen er ein Mittel einatmete, dessen Wirkung
etwa dreiviertel Minuten dauerte, gerade lang genug, um den
Zahn zu ziehen.«
Morton hat später stets geleugnet, selbst die Veröffentlichung
dieser Meldung veranlaßt zu haben.
Wie zielbewußt er aber, nachdem die Erkenntnis von der Bedeutung des Äthers in ihm aufleuchtet, an sein zukünftiges Geschäft
gedacht hat, verrät er durch die Formulierung, mit der er Frost
und das »Daily Journal« den Äther »umschreiben« läßt. In der
Erklärung von Frost ist nicht vom Äther die Rede. Der Äther, den
die Chemiker und Ärzte seit mehreren Jahrhunderten, zumindest
seit dem Jahre 1450 kennen und als Lösungsmittel oder als Beruhigungsmittel für Asthma und Keuchhusten benutzen, wird nicht
erwähnt. Statt dessen wird von einem Mittel gesprochen, das
Morton bereitet habe. In Mortons praktischer, nach Erfolg und
Geld hungernder Seele brennt vom ersten Augenblick an der
Wunsch nach dem »Geheimmittel«, das nur ihm gehört, dessen
Geheimnis er bewahren und patentieren lassen wird, um es dann
gegen hohen Preis an die Ärzte und die Leidenden der Welt zu
verkaufen.
In der ersten Oktobertagen 1846 geht Morton daran, den Äther
mit Parfümstoffen zu versetzen. Er ist sich klar darüber geworden,
daß jeder geübte Chemiker oder Arzt sofort den unverkennbaren
Äthergeruch seines Mittels wahrnehmen wird. Er versucht, diesen
Geruch zu unterdrücken. Dann geht er ohne lange vorbereitende
Experimente ins Massachusetts General Hospital und begibt sich
zu Professor John Collins Warren.
Er besucht Dr. Bigelow, Warrens ersten Helfer und späteren
Nachfolger, und seiner harten, nicht so leicht zu erschütternden
Zähigkeit gelingt, was nach dem Mißerfolg des ersten Narkoseexperiments im Januar 1845 fast unmöglich erscheinen möchte. Er

bewegt Bigelow, den damals jungen, vorwärtsdrängenden Chirurgen, und mit Bigelow auch noch einmal Warren, den sarkastischen Skeptiker, einen zweiten Versuch mit der Schmerzbetäubung im Operationstheater des Massachusetts General Hospital zu gestatten.

Am 14. Oktober 1846 jedenfalls erhält Morton ein Schreiben aus dem Massachusetts General Hospital, das von Hayward unterzeichnet ist. Es lautet: »Sehr geehrter Herr, ich lade Sie im Auftrag von Dr. J. C. Warren ein, Freitag morgen um zehn Uhr im Hospital zu erscheinen, um an einem Patienten, der zu dieser Zeit operiert wird, das Mittel zu erproben, das Sie erfunden haben, um die Schmerzempfindlichkeit zu verringern.«

Der Satz: »das Mittel, das Sie erfunden haben . . .« verrät, mit welchen Ansprüchen Morton vor Bigelow und Warren erschienen ist.

Als Morton Haywards Brief erhält, hat er bereits eine größere Zahl von Patienten, die auf Grund der Zeitungsanzeige in seiner Praxis erschienen, behandelt. In zwei Fällen hat er Mißerfolge erlebt. Doch das beeindruckt Morton, der so viel robuster ist als Wells, in keiner Weise. Er schließt daraus lediglich, daß er größere Mengen von Äther verwenden müsse.

Er läßt in aller Eile einen Glasballon herstellen, in dem sich ein großer Schwamm befindet, der mit Äther getränkt werden kann. Der Hals des Ballons wird dem Patienten zwischen die Lippen geschoben. Der Patient atmet aus dem Ballon. An dem Tage, an dem Morton Haywards Brief erhält, schlägt ihm Dr. Gould, in dessen Haus Morton wohnt, vor, den Mundansatz des Glasballons mit einem drehbaren Ventil zu versehen, das die Luft, welche der Patient ausatmet, nicht wieder in die Flasche zurück läßt und die Wirkung des Ätherdampfes verstärkt. Noch einmal ist es ein Zufall, noch einmal ist es die Hilfe eines anderen, die Morton in letzter Stunde vor der entscheidenden Erprobung zugute kommt. Morton eilt zu dem Bostoner Instrumentenmacher Drake, um sich für die Vorführung im Hospital einen verbesserten »Ätherballon« herstellen zu lassen.

Am Vormittag des 16. Oktober um 9 Uhr 30, eine halbe Stunde vor dem Beginn des entscheidenden Experiments, ist dieser Ballon noch nicht fertig.

Während ich auf der Tribüne des Operationssaales saß und Warrens klinischem Bericht über den Halstumor des Gilbert Abbot zuhörte, befand Morton sich noch in Drakes Werkstatt. Er trieb Drake zur Eile an. Er entriß ihm förmlich das Instrument, als es

gegen 10 Uhr endlich fertig war. Dann jagte er im Laufschritt über die Straßen, traf sich mit Eben H. Frost und erschien, nach Atem ringend, in der Türe des Operationssaales, als Warren eben seine geschichtlichen Worte gesprochen hatte: »Da Dr. Morton nicht gekommen ist, nehme ich an, daß er anderweitig beschäftigt ist...«
Abermals standen Morton Glück und Zufall zur Seite.
Sie gaben seinem Auftritt von der ersten Sekunde an eine dramatische Wirkung. Und dann rollte das Drama selbst ab: Die Betäubung Gilbert Abbots, die schmerzlose Operation, die erste große Operation der Weltgeschichte in lautloser Stille, ohne die Schreie der Qual; dann die Erkenntnis einer ungeheuren Entdeckung und Warrens beinahe fassungsloses Wort: »Meine Herren, das ist kein Humbug.«
Und bis zur letzten Sekunde hielten der Zufall und das Glück, die Wells beide an der gleichen Stelle untreu gewesen waren, ihre Hände über Mortons robuster, schon von der Gier nach Reichtum und Ruhm besessener Gestalt. Sie warfen ihm mit Gilbert einen tuberkulosekranken, schwachen, widerstandslos der Ätherbetäubung verfallenden Menschen zu, während sie Wells jenen fettsüchtigen Menschen zugedacht hatten, der auch ein halbes Jahrhundert später noch seinen Narkotiseuren Schwierigkeiten bereitet hätte.
Morton verbeugte sich mit einem glühenden Blick des Triumphes, den ich selbst an jenem geschichtlichen Vormittag des 16. Oktober 1846 von ganzem Herzen billigte.
Am folgenden Tage, dem 17. Oktober, findet im Massachusetts General Hospital ein zweites Experiment statt. Morton narkotisiert eine Frau, an deren Schulter ein Tumor entfernt werden muß. Auch dieses Experiment gelingt.
Die Ärzte halten Morton vor, daß es in der ärztlichen Wissenschaft nicht üblich sei, Mittel von so fundamentaler Bedeutung für die ganze Menschheit, die die ganze Chirurgie revolutionieren müßten, zum Privatgeheimnis einzelner Männer zu machen.
Doch Morton bleibt hartnäckig. Er geht mit großer Eilfertigkeit daran, sich die geschäftliche Auswertung seines »Geheimnisses« zu sichern. Noch ist er sich durchaus klar darüber, daß ihm zwar das absolute historische Verdienst zukommt, die Narkose zum erstenmal erfolgreich und überzeugend vorgeführt und sie dadurch der medizinischen Welt übermittelt zu haben. Er weiß jedoch, daß – ganz abgesehen von der Rolle Jacksons in der Ätherfrage – der Entdecker des Prinzips niemand anderer als Wells ist und daß

Wells sich über kurz oder lang bemerkbar machen muß. Morton vertraut zwar auf Wells' Gutmütigkeit und Bescheidenheit, macht aber trotzdem am 19. Oktober einen merkwürdigen Versuch, sich den ahnungslosen Wells durch Täuschungen und Verlockungen dienstbar zu machen und Wells' mögliche Entdeckeransprüche durch Beteiligung an der eigenen Sache auszuschalten. »Verehrter Herr«, schreibt er am 19. Oktober nach Hartford, »dieser Brief soll Sie davon unterrichten, daß es mir gelungen ist, ein Präparat zu entdecken, durch dessen Einatmung man einen Menschen in tiefen Schlaf versetzen kann. Nur wenige Augenblicke sind dazu notwendig, und die Dauer des Schlafes läßt sich beliebig einrichten. In diesem Zustand lassen sich sowohl größere chirurgische Eingriffe wie auch Zahnoperationen ausführen, ohne daß der Kranke Schmerz verspürt. Ich habe das Patent dafür bereits beantragt und Vertreter ausgeschickt, die Rechte zu vergeben, entweder an eine Einzelperson oder für ein Stadtgebiet, ein Land oder einen ganzen Staat. Ich möchte gern wissen, ob Sie nicht Lust haben, New York und andere Städte zu bereisen und an der Vergebung entsprechend beteiligt zu werden. Ich habe meine Mischung in mehr als hundertsechzig Fällen von Zahnextraktionen ausprobiert, ich war vom Massachusetts Hospital eingeladen, es Patienten zu verabreichen, und habe ausnahmslos Erfolg gehabt. Professoren wie Warren und Hayward haben mir schriftliche Bestätigungen gegeben. Während meiner Demonstration war das Operationstheater überfüllt. Wünschen Sie Näheres zu erfahren, dann stelle ich Ihnen gern Auszüge aus der Tagespresse zur Verfügung...«
Es ist ein Brief, der Mortons Charakter in seinen dunklen Winkeln beleuchtet. Morton verrät kein Wort über das »Mittel«, das Wells ja längst kennt und versucht hat, um es dann hinter dem seiner Meinung nach weniger gefährlichen Lachgas zurückzustellen. Er versetzt Wells einen seelischen Schlag, indem er ihm prahlerisch mitteilt, auf welch großartige Weise der Erfolg, der Wells versagt blieb, nun ihm zugefallen sei. Mit dem Schlag zusammen aber kommt die Lockung: Das Geschäft, von dem Morton annimmt, daß es Wells genauso interessieren müsse wie ihn. Er bietet ihm eine Art Beteiligung.
Wells antwortet umgehend: »Verehrter Herr«, schreibt er, »eben habe ich Ihr Schreiben von gestern erhalten. Ich beeile mich mit der Antwort, denn ich befürchte, daß Sie sich einer Methode bedienen wollen, Ihre Rechte zu vergeben, die das Ganze in Frage stellt. Treffen Sie keine weiteren Entscheidungen, ehe wir uns nicht begegnet sind. Ich beabsichtige, nächste Woche nach Boston

zu kommen, wahrscheinlich schon Montag nachts. Wenn die Verabreichung des Gases nicht zu mühevoll ist und den von Ihnen geschilderten Erfolg hat, sind Sie zu beglückwünschen, vorausgesetzt, daß Sie es richtig handhaben ...«

Ich habe nicht feststellen können, ob Wells tatsächlich nach Boston fuhr und Morton noch einmal persönlich sah, ob sein schlechter Gesundheitszustand ihn in Hartford festhielt oder ob ihn die kommenden Ereignisse noch rechtzeitig über Mortons wahre Absichten unterrichteten.

Morton jedenfalls genügt es zunächst, Wells so lange hinzuhalten, bis er ein Patent auf seine Narkose errungen hat. Er wendet sich ebenso eilfertig und entschlossen dem zweiten Manne zu, dessen – und sei es auch nur zufälligem – Rat er seinen Erfolg verdankt: Charles Jackson.

Hier sagt ihm sein Instinkt, daß Jackson gefährlicher sei als Wells. Die Art, wie Jackson tatsächlichen Erfindern und Entdeckern wie Morse und Beaumont Erstrechte und Verdienste mit pathologischem Egoismus streitig gemacht hat, ist Morton nicht unbekannt. Er versucht zunächst also nicht, Jackson auszuschalten und zu übergehen. Er bietet Jackson zehn Prozent von allen Einnahmen, die er sich von der Auswertung seines Patentes erhofft, wenn Jackson ihm dafür den nicht zu bestreitenden Anteil an seiner Entdeckung, nämlich den Hinweis auf den Äther, abtritt.

Jackson geht zunächst darauf ein. Was ihn, diesen ebenso hochentwickelten wie krausen Geist, dazu veranlaßt, bleibt unklar wie vieles andere unter den kommenden, unwahrscheinlich bizarren Ereignissen. Jedenfalls gestattet er, daß Morton das Patent zwar unter Nennung des Namens Jackson, aber doch unter der Bezeichnung Mortons als Patenteigentümer, beantragt.

Jackson weiß in dieser Stunde genauso gut wie Morton, daß der eigentliche Entdecker der Narkose Horace Wells ist, aber über Wells' ideelle Rechte verliert auch Jackson kein Wort, und er wird niemals ein Wort darüber verlieren.

Morton fiebert jetzt der Erteilung des Patentes entgegen. Da er den allgemein bekannten Äther nicht patentieren lassen kann, lautet das Patent auf die Methode, nach der er sein Mittel einatmen läßt. Er patentiert also seinen Gasballon. Aber er hofft mit der Primitivität, die ihm eigen ist, nachher stillschweigend »sein Mittel« mit diesem Patent koppeln zu können.

Noch im Oktober 1846 beauftragt er Vertreter in allen Staaten Amerikas, den Ärzten und Hospitälern Lizenzen auf »sein Mittel« anzubieten. Gleichzeitig streckt er seine Fühler nach England und

Frankreich aus und sucht auch dort Vertreter, die seine künftigen Lizenzen vergeben. Wieder ist es nicht seine Phantasie, die einen zugkräftigen Namen für den parfümierten Äther erfindet. Diesmal kommt ihm die Phantasie seines Assistenten Tenney zu Hilfe. Der Name lautet: »Letheon«, was soviel bedeuten soll wie »Trank des Vergessens«. Einer Zuschrift von O. W. Holmes dagegen verdankt Morton einen Namen für seine Art der Gasbetäubung, der sich bald die ganze Welt erobert: »Anästhesie!«
In den ersten Novembertagen 1846 schwimmt Morton auf den unerwarteten Wogen eines immer noch wachsenden Ruhms, der seinen Namen durch alle Zeitungen Amerikas trägt. Vergebens bleibt das Drängen der Ärzte nach der Preisgabe seines angeblichen Geheimnisses. Da trifft ihn ein harter Schlag.
Am 4. November nimmt Hayward im Massachusetts General Hospital die Entfernung einer krebskranken Brust bei einer älteren Frau vor. Trotz der wachsenden Spannung zwischen den Ärzten und Morton sieht sich Hayward gezwungen, bei dieser Operation, die bekanntlich zu den entsetzlichsten und qualvollsten unter den damals bekannten Operationen gehört, Mortons Hilfe in Anspruch zu nehmen.
Doch diesmal scheitert Morton. Eineinhalb Stunden lang versucht er vergebens, die Patientin in Narkose zu versetzen. Sie hustet, kämpft, schlägt um sich, aber sie verliert das Bewußtsein nicht. Auch in diesem Falle gibt es für uns Heutige kaum noch ein Rätsel zu lösen. Die Patientin gehörte wahrscheinlich zu jenen Personen, die ohne eine entsprechende Vorbereitung durch Injektionen schwer zu narkotisieren sind. Morton verläßt bleich und schweißüberströmt den Operationssaal. Er erkennt die drohende Gefahr für sein geschäftliches Zukunftsgebäude. Von einer Art Panik erfaßt, von dem Wunsch beseelt, die Ärzte an sich zu binden, schreibt er einen Brief an das Ärztekollegium des Massachusetts General Hospital. Er gesteht darin, daß sein Mittel aus nichts anderem als aus Äther in Kombination mit einigen Duftstoffen bestehe. Er beschwört die Ärzteschaft, sein nun enthülltes »Geheimnis« ausschließlich mit ihm zu teilen, und ersucht darum, ihm noch eine Gelegenheit zu geben, die Wirkung des Äthers bei einer großen Operation unter Beweis zu stellen.
Daß er diese Gelegenheit erhält, verdankt er ausschließlich Dr. Bigelow, einem der fortschrittfreudigsten und revolutionärsten unter Bostons damaligen Chirurgen. Bigelow überredet Hayward dazu, noch einmal mit Mortons Hilfe zu operieren – allerdings nur gegen Mortons Zusicherung, daß sein Geständnis über den

chemischen Charakter »seines Mittels« zu Beginn der Operation vor der vollbesetzten Zuschauertribüne öffentlich verlesen werden kann. Morton beugt sich, der Not gehorchend. Die Operation findet am 7. November statt. Die Patientin ist ein einundzwanzigjähriges Mädchen, Alice Mohan, der Hayward ein Bein dicht oberhalb des Knies amputiert.

Hayward, voll tiefer Aversion gegen Morton, gibt der Patientin einhundert Tropfen Opium, um ihr Bewußtsein und ihre Empfindungsfähigkeit wenigstens zu trüben, falls Mortons Mittel, was Hayward annimmt oder vielleicht sogar erhofft, abermals versagt. Gerade aber dadurch verhilft er Morton nach unserem heutigen Wissen zu einem besonders eindrucksvollen Erfolg, zu einer besonders tiefen Narkose und einer absolut schmerzlosen Operation. Dieser Erfolg macht in Mortons Augen die Zerstörung seines »Geheimnisses« nicht wett. Aber er hat ihn vor dem Schlimmsten bewahrt – und wenige Tage später nimmt Morton mit verbissener Zähigkeit den großen Kampf um die Sicherung »seiner finanziellen Rechte« wieder auf, denn am 12. November 1846 wird ihm tatsächlich ein Patent auf seine Art, ein Narkosemittel zu verabfolgen, erteilt.

Noch einmal hatte Morton Gelegenheit zur Besinnung. Noch könnte er Horace Wells das Recht der Entdeckung der Narkose, und Jackson das Recht, den Äther vorgeschlagen zu haben, zuerkennen. Sein Ruhm als erster erfolgreicher Äthernarkotiseur würde darum nicht geringer sein, und er würde als ein wirklich Großer ohne Schatten dastehen.

Aber Morton denkt nicht daran, zu teilen. Er stürzt sich in einen Kampf, der beispiellos genannt zu werden verdient. Charles Jackson gibt das endgültige Signal dazu.

Verspätet ist sich Jackson über das tatsächliche Ausmaß der Ruhmeswoge klargeworden, auf der Morton schwimmt. Das erträgt sein egozentrischer Charakter nicht. Sein Kopf beherbergt neben ungeheuer viel Wissen auch ein ungewöhnliches Maß an Klugheit und Tücke. Voll kalter Berechnung schreibt er an einen der maßgebenden französischen Wissenschaftler, dessen Freundschaft er vor Jahren, während seiner Arbeit in Frankreich, gewonnen hat. Es ist Elie de Beaumont.

Jackson fügt seinem Brief eine lange Erklärung bei und bittet Beaumont, diese Erklärung der französischen Akademie der Wissenschaften und der Pariser Medizinischen Gesellschaft zur Kenntnis zu bringen. Er bezeichnet sich selbst darin auf eine außerordentlich geschickte Weise als wirklichen Entdecker der

Äthernarkose. Er, der nicht an eine schmerzbetäubende Wirkung des Äthers geglaubt hat, will bereits im Februar 1842 bei dem Versuch, eingeatmete Chlordämpfe durch das Inhalieren von Äther zu neutralisieren, die schmerzbetäubende Wirkung des Äthers entdeckt haben. Er behauptet, er habe Morton nach Beendigung der Versuche als seinen Beauftragten in das Massachusetts General Hospital geschickt.

Sobald Jackson die ersten Nachrichten darüber erhält, daß maßgebliche Franzosen an seine Entdeckerrolle glauben, geht er in Amerika zum Angriff gegen Morton über. Vor der amerikanischen Akademie für Kunst und Wissenschaft verliest er eine Erklärung, die inhaltlich seinem Pariser Bericht entspricht.

Als Morton davon erfährt, verfaßt er eine Gegenerklärung. Er kann nicht leugnen, daß Jackson ihm den Äther empfohlen hat. Aber er sucht nun seinerseits zu beweisen, daß er schon lange vor dem 30. September die narkotisierende Wirkung des Äthers gekannt und ungezählte Experimente damit an Katzen, Hühnern, Vögeln, Fischen und Menschen durchgeführt habe. Es fällt später den Anwälten Jacksons nicht schwer, die Unwahrscheinlichkeiten dieser Geschichte aufzuzählen. Mortons Mangel an logischem Denkvermögen läßt ihn in Fehler hineintappen, die leicht nachweisbar sind.

Mit diesen Pamphleten aber beginnt ein einzigartig schmutziger Kampf zwischen dem ruhmgierigen Jackson und dem ruhm- und geldgierigen Morton um die Gloriole, nicht nur die Äthernarkose, sondern die Narkose überhaupt entdeckt zu haben – eine Gloriole, die weder dem einen noch dem anderen zukommt, sondern Horace Wells, über den jedoch beide kein Wort verlieren. Beiden scheint Totschweigen die beste Waffe. Aber Wells ist noch nicht tot.

Er ist immer noch krank. Er braucht viele Wochen, um zu begreifen. Erst am 7. Dezember 1846 veröffentlicht er im »Hartford Courant« eine zurückhaltende Erklärung darüber, daß er der Entdecker der Narkose sei. Und am 12. Mai 1847, als der paradoxe offene Streit um die Palme des ausschließlichen Ruhmes zwischen Morton und Jackson entbrannt ist, meldet Wells sich noch einmal zu Wort. Er tut es im »Boston Medical and Surgical Journal« und schließt mit den Worten: »Ich ende mit dem aufrichtigen Wunsch, nicht mehr Anerkennung für diese Entdeckung zu erhalten als die, zu der ich wirklich berechtigt bin.«

Auch das ist viel zu zart, um Mortons und Jacksons Taktik des Totschweigens zu brechen. Wells ist aber zunächst zu keiner weiteren Entgegnung in der Lage. Aus geschäftlichen und gesundheitlichen Gründen reist er nach Europa. Als er jedoch nach einer vierundzwanzigtägigen Reise in Paris eintrifft, wird ihm dort ein Empfang zuteil, der ihn völlig überrascht. Die wissenschaftsfreundliche Hauptstadt Frankreichs ist seit Jacksons Bericht an der Frage, wer denn wirklich der Entdecker der Narkose sei, so brennend interessiert, daß sie Wells' zurückhaltende Erklärung im »Boston Medical and Surgical Journal« mit größerer Aufmerksamkeit studiert hat als die Öffentlichkeit im Lande der Entdeckung selbst. Der in Paris bekannte amerikanische Zahnarzt Brewster macht sich selbst zum Agenten für Wells. Er führt ihn durch Klubs und wissenschaftliche Gesellschaften. Zu Vorträgen aufgefordert, legt Wells auf seine schüchterne Weise Zeugnis über die Geschichte seiner Entdeckung ab. Wells wird mit französischem Überschwang gefeiert. Bei seiner Rückkehr nach Amerika fordert man ihn auf, einen detaillierten wissenschaftlichen Bericht über seinen doch so wesentlichen Anteil an der Entdeckung zu schreiben und sobald als möglich der Pariser Medizinischen Gesellschaft zuzuleiten und nach Paris zu senden.

Er tut es. Der Titel der Arbeit lautet: »Eine Geschichte der Entdeckung der Anwendung von Lachgas, Äther und anderen Gasen bei chirurgischen Operationen.« Auch dieser Bericht ist voller Zurückhaltung. Aber die Tatsachen sprechen doch so sehr zu seinen Gunsten, daß sie nicht nur in Paris, sondern nun auch in den interessierten Kreisen der Vereinigten Staaten Beachtung finden.

Mitten im Kampf des einen gegen den anderen sehen Morton und Jackson sich genötigt, gemeinsam Front gegen Wells zu machen. Beide versuchen, Wells durch die Behauptung auszuschalten, daß Lachgas überhaupt kein Schmerzbetäubungsmittel sei.

Das Bemühen, die skrupellosen Angriffe gegen »sein« Lachgas zu widerlegen, treibt Wells in jene selbstzerstörerischen, vergleichenden Experimente mit Lachgas, Äther und Chloroform an sich selbst hinein, die sein Schicksal besiegeln. Sie führen ihn nach New York. Sie bringen ihn am 21. Januar 1848 in die Zelle des New Yorker Gefängnisses, in welcher der Unglückliche sein Leben so beendet, wie ich es beschrieb.

Wenige Tage nach seinem Tode trifft in New York ein Brief aus Paris ein. Er stammt von Brewsters Hand. Sein Inhalt lautet: »Mein lieber Wells! Ich bin gerade von einer Sitzung der Pariser Medizinischen Gesellschaft zurückgekehrt, auf der festgestellt worden ist, daß Horace Wells aus Hartford in Connecticut, USA, allein die Ehre gebührt, die Anwendung von Gasen zur Durch-

führung schmerzloser Operationen zuerst entdeckt und erfolgreich angewendet zu haben ...«
Dieser Brief kam zu spät.
Morton und Jackson stürzen sich nach Wells Tod mit um so größerer Verbissenheit in den Kampf gegeneinander.
Jackson mobilisiert Anwälte über Anwälte, Schriftsteller, Journalisten und Politiker. Er strebt hemmungslos nach dem Ruhm, der alleinige Entdecker der Narkose zu sein.
Morton giert mit einem noch größeren Aufwand von Anwältern, bezahlten Schreibern und Politikern nach dem gleichen Ruhm, aber nicht weniger nach Geld. Der Verkauf der Lizenzen ist bald ins Stocken geraten, obwohl Morton und seine Vertreter denen, welche die Äthernarkose ohne Erwerb einer Lizenz anwenden, mit dem erteilten Patent drohen. Als Morton jedoch vor Gericht sein konstruiertes Ausschließlichkeitsrecht auf die Anwendung der Äthernarkose mit einer Klage gegen das New Yorker Augenkrankenhaus gewaltsam durchzusetzen sucht, scheitert er.
Die Äthernarkose ist Allgemeingut, und Mortons patientierte erste Methode der Anwendung ist in der Praxis längst überholt. Darüber hinaus wird das Patent annulliert. Daraufhin ändert Morton seine Taktik. Er steigert sich in die Rolle des um seine finanziellen Rechte Betrogenen. Er fordert nicht nur den ausschließlichen Ruhm und eine staatliche Sanktionierung dieses Ruhmes, er fordert oder läßt durch andere fordern: eine staatliche Entschädigung von hunderttausend Dollar für die angeblichen Opfer, die er »für die Erfindung der Äthernarkose gebracht habe«.
Zehn kampferfüllte Jahre beginnen. Vielleicht sind sie die widerwärtigsten von allen. Morton selbst begibt sich auf die Suche nach Zeugen, die belegen sollen, daß alle Berichte über Wells' Entdeckung der Gasnarkose Lügen seien.
Nur einen einzigen Menschen vermögen Mortons Abgesandte zu kaufen. Es ist Samuel Cooley, jener Bürger Hartfords, der sich sein Schienbein im Lachgasrausch blutig stieß. Er zeigt sich plötzlich bereit, zu bezeugen, daß gar nicht Wells, sondern er, Cooley, selbst die Schmerzunempfindlichkeit seines Schienbeins entdeckt habe. Aber das genügt nicht, um die mahnende Gestalt des toten Wells aus dem Feld zu schlagen. Truman Smith, der Senator des Staates, in dem Wells seine Entdeckung gemacht hat, lernt Wells' Schrift kennen und erreicht, daß die Ansprüche Mortons vom Kongreß abgelehnt und den normalen Gerichten überwiesen werden.
Doch damit ist der Kampf nicht zu Ende. Mortons Besessenheit

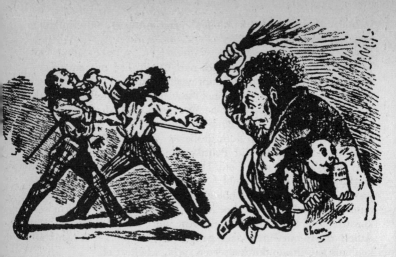

Zeitgenössische französische Karikaturen zur Entdeckung der Narkose (1847)

bewegt sich schon in den gefährlichen Bereichen der Manie. Im Jahre 1863 sieht sich der Kongreß noch einmal dem Antrag gegenüber, Morton eine Summe von nunmehr zweihunderttausend Dollar für seine Entdeckung der Gasnarkose zuzuerkennen. Aber Truman Smith steht noch auf dem Posten.
Er beweist, daß das Kongreßmitglied Hooper, das den genannten Antrag eingebracht hat, zu den Direktoren der »Östlichen Eisenbahngesellschaft« gehört. Ein Angehöriger dieser Gesellschaft steht im Verdacht, Morton fünfzigtausend Dollar aus der Kasse der Eisenbahngesellschaft geliehen zu haben – fünfzigtausend Dollar, die nicht zurückbezahlt worden sind. Truman Smith stellt die Frage, ob Cooper durch seinen Antrag Morton in die Lage versetzen wolle, seine Schuld zu begleichen und das Defizit in der Eisenbahnkasse wieder auszugleichen? Der Kongreß weist den größten und letzten Antrag auf Zahlung einer Entschädigung an Morton ab.
Das entscheidet über Mortons Schicksal.
Er hat unübersehbare Summen im Kampf um ein vermeintliches Recht verbraucht. Er findet keine Geldgeber mehr. Anhänger wenden sich von ihm ab. Türen verschließen sich ihm. Aber er schlägt noch fünf Jahre lang um sich. Er sitzt als Bittsteller in den Gängen des Kongresses. Mitte Juli 1868 trifft er von Washington

kommend in einem Zustand völliger Auflösung in New York ein. Er erweckt den Eindruck eines vom Verfolgungswahn Befallenen. Man bringt ihn ins St. Luke Hospital, wo er kurz darauf, nur achtundvierzig Jahre alt, stirbt.
Jackson, der grimmigste Feind, hört noch von Mortons Ende.
Doch Jackson selbst ist bereits ein dunkles Ziel gesetzt. Der Größenwahn, der seit Jahrzehnten im Untergrund seines Wesens lebte, schlägt ihn endgültig in seine Fesseln. Im Jahre 1873 hält er für immer Einzug in die Irrenabteilung des Massachusetts General Hospital. Sieben Jahre lebt er dort, ein Zerrbild seiner selbst. Am 28. August 1880 verläßt er diese Welt – der letzte der drei Glücklich-Unglücklichen, die der Welt eine der größten Segnungen schenkten, die ihr je zuteil wurde.
Das große Zeitalter der Chirurgen, das tatsächlich mit der Entdeckung der Narkose begonnen hatte, schickte sich gerade an, von Jahr zu Jahr neue Wirkungsfelder zu erobern.

Kaiserschnitt

Oh, San Matteo in Pavia – typisches Hospital der Eiterfieberepoche! Mit deinen ungepflegten Gängen und Sälen, mit dem unbesiegbaren Geruch der Fäulnis und des Eiters! Unvergänglicher Schauplatz der Geschichte der jungen Italienerin Julie Covallini und des Chirurgen Edoardo Porro!
Porro selbst erzählte mir seine Geschichte viele Jahre später, als er längst das Skalpell niedergelegt hatte. Sie ereignete sich im Jahre 1876 und begann am 27. April. An diesem Tage schleppte sich die fünfundzwanzigjährige Julie Covallini über die Schwelle von San Matteo, um ihr erstes Kind zur Welt zu bringen.
Edoardo Porro war damals dreiunddreißig Jahre alt, ein Sohn Paduas und seit 1875 Professor der Geburtshilfe in Pavia, ein ernster, schmaler Mann mit blassem Gesicht und starkem Bart; von einer Güte erfüllt, die ihn auch nach so vielen Jahren der Arbeit in den verpesteten alten Hospitalsälen immer noch unfähig machte, das Sterben stöhnender Mütter im Fieber als gott- und naturgegeben hinzunehmen.
Das Zimmer von San Matteo, in dem Porro und seine Assistenten die erste Untersuchung an Julie Covallini durchführten, war auch viele Jahre später noch ein kahler, unfreundlicher Raum, von dessen Wänden der Putz herunterbrach. Er fühlte den angstgepeinigten Blick der jungen Frau auf sich gerichtet. Er untersuchte mit flüchtig abgespülten, bloßen Händen und maß das schmale, sonderbar geformte Becken. Dann trat er zurück und machte den Weg zur üblichen Untersuchung durch seine Assistenten frei.
Dann verließ er mit seinen Assistenten den Raum und fragte nach ihrer Diagnose. »Hochgradig deformiertes Becken. Hochgradige schräge Verengung«, sagte der erste Assistent. »Da die Beckenöffnung nicht groß genug ist, um selbst eine Zerstückelung des Kindes mit dem Haken möglich zu machen, und da in diesem Hause und, soweit ich unterrichtet bin, auch in anderen Hospitälern in den letzten Jahrzehnten kaum eine Mutter den Kaiserschnitt überlebt hat, scheint mir die Prognose klar. Ich würde trotzdem natürlich den Kaiserschnitt durchführen. Vielleicht läßt sich das Kind retten.«
Der Kaiserschnitt war im Jahre 1876 noch ein Gespenst, das seit

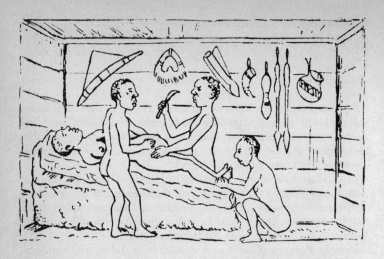

Kaiserschnitt bei einem afrikanischen Negerstamm in Kiahura (Gebiet Uganda, Ostafrika) im Sommer 1879. Die Zeichnung stammt von dem englischen Forschungsreisenden R. W. Felkin, der diese Operation miterlebte

Jahrhunderten durch das Leben der Geburtshelfer geisterte und mit Ausnahme weniger Sonderfälle nur Unglück und Tod zur Folge gehabt hatte – und zwar Tod durch Schock, Tod durch innere Verblutung, in allererster Linie aber Tod durch Bauchfellentzündung. Kein Historiker der Medizin wüßte zu sagen, am Lager welcher durch vergebliche Wehen langsam zu Tode gefolterten Frau einer der Umstehenden zum ersten Male zum Messer gegriffen und Leib und Gebärmutter der Sterbenden durch einen verzweifelten Schnitt künstlich geöffnet hatte.
Cäsar, der erste römische Kaiser, sollte nach einer allerdings zweifelhaften Legende aus dem Leib seiner Mutter geschnitten worden sein, und später deutete man den Namen Cäsar von »Caesus« her, was soviel bedeuten konnte wie: »Der Herausgeschnittene ...« Und da das Cäsar zur Bezeichnung für »Kaiser« wurde, entstand die Bezeichnung »Kaiserschnitt«. Aber die Legende, Cäsar sei durch einen Bauchschnitt geboren, bewies nichts darüber, daß die Römer den »Kaiserschnitt« beherrscht und erfolgreich geübt hätten.
Sicher war nur, daß die alte Zeit bis hoch ins Mittelalter hinein das

Herausschneiden von Kindern aus toten Müttern gekannt hatte. Die katholische Kirche war hier das treibende Element geworden. Sie hatte gefordert, daß alles getan werden müsse, um jedes Kind zu taufen. Sie hatte die »Lex Regia« beeinflußt, derzufolge es verboten war, eine in vergeblichen Geburtsqualen gestorbene Frau zu bestatten, bevor nicht der Versuch gemacht worden war, das Kind aus ihrem toten Leibe zu schneiden und zu taufen.
Zur Zeit der Renaissance mit ihrem neuen Lebensgefühl tauchten in den alten Schriften Berichte über »Kaiserschnitte« an lebenden Frauen auf, und im Jahre 1581 erschien in Paris zum ersten Male ein Lehrbuch über den Kaiserschnitt. François Rousset, Wundarzt des Herzogs von Savoyen und Theoretiker auch des Nierenschnitts, war sein Verfasser. Er war der erste, der den »Kaiserschnitt« an der lebenden Frau beschrieb. Bei zu großen Kindern, bei Zwillingen, bei abgestorbenen Kindern im Mutterleib und bei starker Enge der Geburtswege wollte Rousset den Kaiserschnitt angewendet wissen. Der Begriff »Enge der Geburtswege« tauchte bei ihm zum ersten Male auf, war allerdings noch sehr allgemein gehalten. Rousset schlug vor, den Bauch mit einem Schnitt auf der linken oder rechten Seite zu öffnen. Er schrieb, der Schmerz des Schnitts sei bedeutungslos gegenüber den Qualen, welche die Gebärende durch den vorangegangenen vergeblichen Geburtsakt erlitten hätte. Er empfahl, die Gebärmutter aufzuschneiden, Kind und Nachgeburt mit den Händen herauszuheben und die Bauchdecke mit Nähten und Pflastern zu schließen. Er erklärte, der Schnitt in der Gebärmutter selbst dürfe nicht vernäht werden, da die Wehenmuskulatur so gewaltig sei, daß sie die Schnittöffnung von selbst wieder zusammenhalte. Er behauptete, Blutungen gebe es während der Operation nicht, da das Kind im Mutterleib während der langen Zeit der Schwangerschaft das mütterliche Blut in sich aufgenommen habe. Der Rest sei in Milch verwandelt. Jahrhundertelang blieb Roussets Buch das einzige Lehrbuch, dem zweifellos viele Ärzte in letzter Not folgten. Dabei gelangte man bald zu der Erkenntnis, daß Rousset niemals selbst einen Kaiserschnitt ausgeführt hatte, ja wahrscheinlich nicht einmal Zeuge eines solchen Schnittes gewesen war. Ein Theoretiker mit dürftigen anatomischen und physiologischen Vorstellungen führte also den blutigen Reigen von Kaiserschnitten an den Lebenden an, deren Ergebnis mit wenigen zufälligen Ausnahmen der Tod der Mütter war.
Der französische Wundarzt Lebas von Moulleron machte zum ersten Male eine Entdeckung, die ihm zu denken gab. Bei Leichen-

öffnungen von Frauen, die nach dem Kaiserschnitt verstorben waren, bemerkte er, daß sich die Schnittwunde in der Gebärmutter keineswegs, wie Rousset behauptet hatte und wie es zwei Jahrhunderte lang widerspruchslos geglaubt worden war, durch die Kraft der Gebärmuttermuskulatur zusammenzog. Im Gegenteil – sie klaffte. Mörderische Nachblutungen aus ihren Gefäßen hatten in einzelnen Fällen unter dem Schutzmantel der äußerlich zugenähten Bauchdecke die ganze Bauchhöhle überflutet und die Operierte binnen Stunden getötet. Um ein Vielfaches öfter aber entdeckte Lebas Ströme von Eiter, die sich offenbar aus der Gebärmutter durch die klaffende Schnittwunde in die Bauchhöhle ergossen und zur tödlichen Bauchfellentzündung geführt hatten. Lebas war der erste in der medizinischen Geschichte der Welt, welcher die tödliche Infektionsgefahr durch die geöffnete Gebärmutter ahnte und den Versuch unternahm, die Gebärmutterwunde durch eine Naht zu schließen. Dabei aber wartete eine neue Überraschung auf ihn. Er fand keine Naht, welche den Nachwehen widerstanden hätte. Seine wenigen, einfach verknüpften Fäden rissen ein, sobald die Nachwehen die Uteruswunde heftig bewegten. Die Wunden klafften wie zuvor, und Lebas gab auf.

Edoardo Porro kannte diese Geschichte des Kaiserschnitts sehr genau, und an dem Tage, an dem Julie Covallini zu ihm kam, gehörte er schon lange zu den Chirurgen, die sich bei den zahllosen Todesfällen durch fieberhafte Eiterungen nicht mit dem Glauben an Zufall und Bestimmung begnügen wollten. Seit vielen Jahren, seit seine ersten Versuche, Frauen durch den Kaiserschnitt zu retten, mit tödlichen Bauchfelleiterungen geendet hatten, suchte er nach einer Erklärung, nach einem Gesetz.

Porro hatte auch die alten Ideen von Lebas studiert. Und er fragte: Hatte Lebas nicht doch recht? Hatte der sonderbare Theoretiker Rousset nicht tatsächlich einem fürchterlichen Irrtum gehuldigt, indem er angab, die vom Kind befreite Gebärmutter sei ohne festen Verschluß des darin angelegten Schnitts in die Bauchhöhle zu versenken und nur die Bauchdecke sei zu vernähen? Enthielt nicht die von Rousset gepredigte und mittlerweile fast dreihundert Jahre lang von so gut wie allen Ärzten akzeptierte These, die Muskeln der Gebärmutter preßten ihre Schnittränder von selbst fest zusammen, einen entsetzlichen Fehler?

Jahrelang hatte Porro dem Mechanismus dieser Fragen und Gedanken nicht mehr entrinnen können. Wenn die durch Schnitt geöffnete Gebärmutter eine Quelle des Todes war, wie versperrte man den tödlichen Stoffen, die in ihr lauerten, den Weg in die

Bauchhöhle? Wenn es aber keine Möglichkeit gab, die Pforte, durch die der Tod trat, zu versperren – welch rettender Weg drängte sich dann auf? Der Gedanke an diesen Weg beschäftigte Porro seit langem. Er war immer wieder davor zurückgeschreckt, ihn zu Ende zu denken, weil er empfand, welch radikale Konsequenz dahinter lauerte. Aber er konnte ihm nicht entweichen. Wenn es nicht möglich war, die vermutliche Quelle des Todes zu schließen, mußte man nicht, nachdem der Kaiserschnitt vollzogen war, zur Sicherung des Lebens der Mutter die ganze Gebärmutter exstirpieren?

Eine solche Konsequenz war in der Tat fürchterlich, denn sie bedeutete eine Verstümmelung jeder operierten Frau, eine Verstümmelung, die niemals wieder zu reparieren war. Seit langem kämpfte Porro vor seinem Gewissen um eine Entscheidung. Wenn er eine Wöchnerin, an der in letzter Not der Kaiserschnitt nach der alten Methode ausgeführt worden war, sterben sah, hatte er gewußt, daß er dieser Entscheidung wieder ein Stück näher gerückt war und daß mit Sicherheit die Stunde kommen würde, in der es kein weiteres Ausweichen mehr gab. Er stand an der Grenze, hinter der vielleicht eine erlösende Zukunft lag, vielleicht aber auch das grausame Scheitern einer Idee und die übliche Verdammung durch die Mitwelt. Porro war allein mit seinem Gewissen und seinem Gott, und er blieb es drei Wochen lang, während er vergebens auf ein Zeichen für den Beginn der Geburt wartete.

Am Morgen des 21. Mai 1876 meldete eine Schwester, daß sich die ersten Wehen »bei der Covallini« gezeigt hätten. Kurz darauf, um zehn Uhr, berichtete ein Assistent, daß die Blase gesprungen sei und das Fruchtwasser sich ergösse, ohne daß die Wehentätigkeit sich erhöht hätte.

Am Nachmittag, um vier Uhr vierzig, ließ sich Edoardo Porro das Skalpell reichen. Julie Covallini lag in tiefer Chloroformnarkose, leise stöhnend, auf dem alten, fleckigen, vielfach verfärbten hölzernen Operationstisch, den San Matteo damals besaß.

Um vier Uhr zweiundvierzig begann Porro mit der Operation. Diese Zeit hielt er auch in seinem Operationsbericht genau fest. Es war die Minute, in der er mit seinem Skalpell in die hochgespannte Bauchdecke einschnitt. Unter ihrem klaffenden Oval lag, von einer Wehe zusammengezogen, die Gebärmutter mit dem Kind darin. Die Bauchwunde blutete kaum.

Porro schnitt in die Gebärmutter ein. Die Wehenmuskulatur lockerte sich. Der Schnitt klaffte und begann sofort stark zu bluten. Porro führte mit einer schnellen Bewegung die rechte Hand durch

95

den Schnitt in den Gebärmutterkörper ein. Stets bestand bei diesen Einschnitten die Möglichkeit, daß das Messer die Placenta, die blutstrotzende Ernährungsbasis des Kindes, traf. Wer kannte nicht die Fälle, in denen ein solcher Schnitt genügt hatte, um die Mutter noch während der Operation durch Verbluten zu töten!
Porros Hand faßte den linken Kinderarm; dann die Schulter. Er entwickelte das längliche, dünn behaarte Köpfchen durch die Wunde. Dabei riß der Schnitt an seinem oberen Ende tiefer ein. An der Stelle des Einrisses spritzte ein Gefäß. Porro arbeitete schneller. Er entwickelte beide Schultern, die Ärmchen, den Körper, die Beine. Er durchtrennte die Nabelschnur und hob ein kräftiges Mädchen zu einer der wartenden Schwestern hinüber. Das Kind atmete. Es gab das erste Zeichen gesunden Lebens von sich.
Der Assistent versuchte, den oberen Teil der Wunde zusammenzupressen und die Blutung zu stillen, während Porro die Nachgeburt entfernte.
Aber die Blutstillung gelang nicht. Das Blut quoll weiter. Es rann in die Bauchhöhle.
Porro preßte die Ränder der gesamten Schnittwunde des Gebärmutterkörpers aneinander. Sein Bemühen war jedoch vergebens. Die Wunde klaffte und blutete, besonders an ihrem oberen eingerissenen Ende. Kein Fingerdruck des Assistenten hatte mehr als vorübergehende Wirkung. Aus den Schnittflächen quoll weiter das Blut.
Porro richtete sich auf. Was konnte er noch tun, um die Blutung zu stillen? Eine Naht, um die Wundränder noch fester zusammenzuziehen? Aussichtslos bei dem Einriß im oberen Winkel! Nur eine Möglichkeit blieb: den Gebärmutterhals mit seinen Blutgefäßen einzuschnüren und die Blutversorgung der Gebärmutter abzuwürgen. Das aber bedeutete nur den ersten Schritt zum nächsten, der dann unausweichlich folgen mußte: die Abtrennung der blutleeren, zum Absterben verurteilten Gebärmutter von ihrem Hals!
Porro blickte zu einem großen Instrument hinüber, das unter den anderen Instrumenten lag, ein Schlingenschnürer »nach Cintrat«, eine starke Drahtschlaufe, deren beide Enden durch ein Rohr geführt und am Ende dieses Rohres durch eine Spindel angezogen werden konnten. Legte man die Schlaufe um ein großes Gefäß oder um den Stiel einer Geschwulst und zog die Spindel an, so ließen sich Gefäße oder Geschwulststiele in der Drahtschlinge fest zusammenschnüren. Porro ließ sich das Instrument reichen. Und in dem Augenblick, indem er es in den Händen hielt, war die

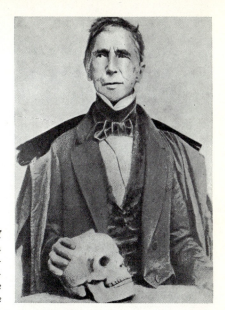

John Collins Warren (1778 bis 1856), Professor der Anatomie und Chirurgie in Boston

Das Massachusetts General Hospital in Boston, in dem Warren wirkte und in dessen chirurgischem Vorlesungssaal 1846 die erste Narkose durchgeführt wurde

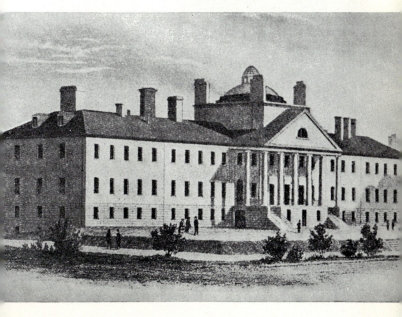

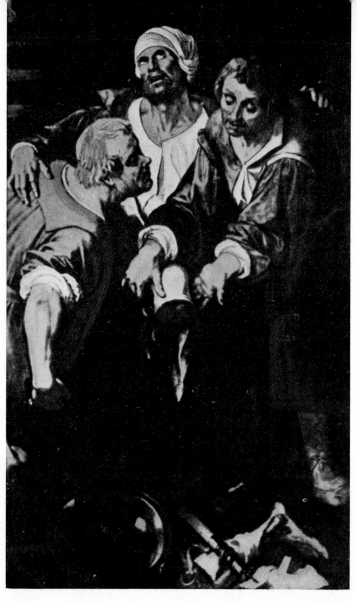

Amputation vor der Entdeckung der Schmerzbetäubung. Gemälde von Francken dem Älteren

*William Thomas Green Morton (1819–1868) zur Zeit seiner ersten erfolgreichen Äthernarkose im Massachusetts General Hospital in Boston
Horace Wells (1815–1848), der bei einer Wanderschau die schmerzbetäubende Wirkung des Lachgases entdeckte*

Zeitgenössische Darstellung der ersten erfolgreichen Unterleibsoperation, die im Dezember 1809 in Kentucky durchgeführt wurde. Auf der rechten Seite des Operationstisches Dr. Ephraim McDowell. Ganz links James McDowell. Im Vordergrund in der Mitte der Sheriff

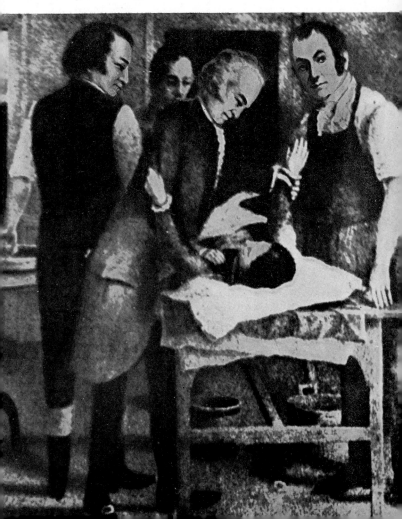

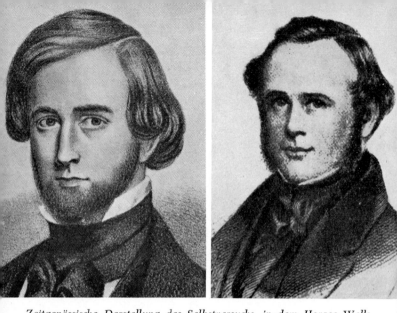

Zeitgenössische Darstellung des Selbstversuchs, in dem Horace Wells sich im Dezember 1844 schmerzlos einen Zahn ziehen ließ, nachdem er Lachgas eingeatmet hatte (unten)

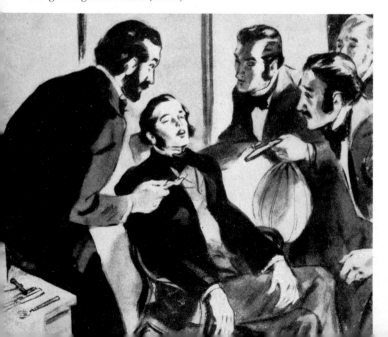

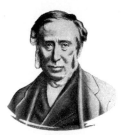
James Syme

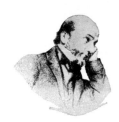
James Robinson

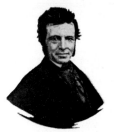
Peter Squire

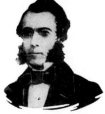
William Squire

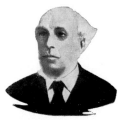
William Cadge

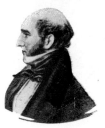
Robert Liston

Akteure der ersten erfolgreichen Äthernarkose in London

Die erste Operation unter Äthernarkose am 16. Oktober 1846 in Boston nach einer amerikanischen Darstellung, die 1858 veröffentlicht wurde. Hinter dem Patienten: Morton, links von ihm Warren und Bigelow, rechts Hayward

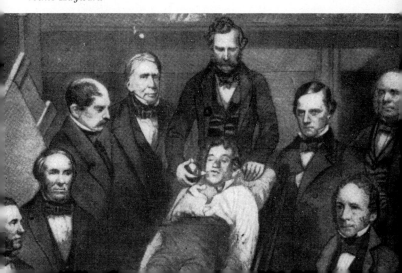

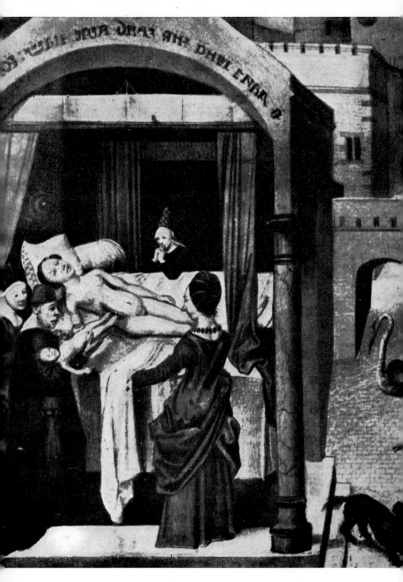

Die Legende, daß Julius Cäsar aus dem Leib seiner Mutter geschnitten worden sei, wurde zum Ursprung des Wortes Kaiserschnitt (lat. sectio caesarea)

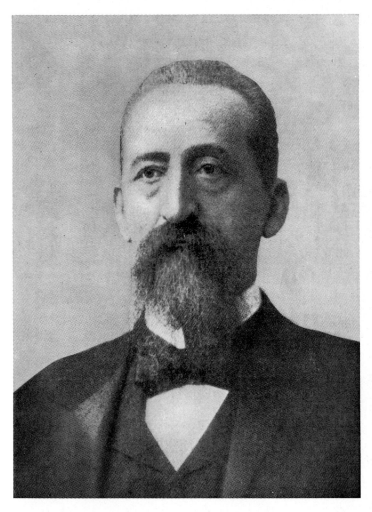

Edoardo Porro (1842–1902), Professor der Geburtshilfe in Pavia. Einer der bedeutendsten Pioniere des Kaiserschnittes

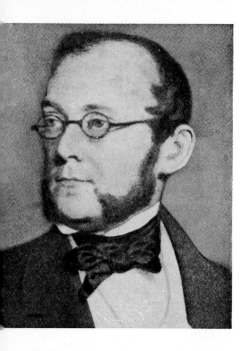

Karl Rokitansky (1804 bis 1878), Semmelweis' Lehrer und Begründer der Pathologischen Anatomie

▶

Prof. Johann Klein (1788 bis 1856), Semmelweis' Gegner in den Tagen seiner Entdeckung

Jakob Kolletschka (1803 bis 1847), dessen Tod Semmelweis den Weg zu seiner Entdeckung wies

Das sogenannte »Blockhaus« des Wiener Allgemeinen Krankenhauses, Rokitanskys Arbeitsstätte (unten)

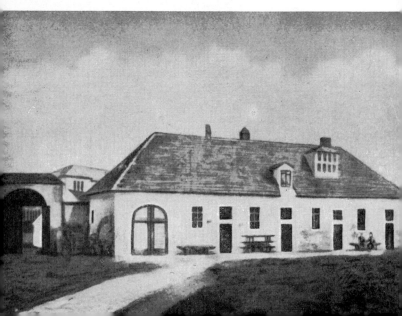

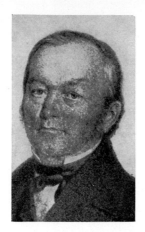
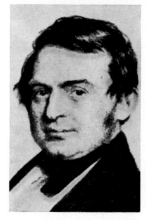

Ignaz Philipp Semmelweis (1818–1865), der 1847 zum ersten Male in den unsauberen Händen der Ärzte eine der Ursachen für die Wundinfektion erkannte

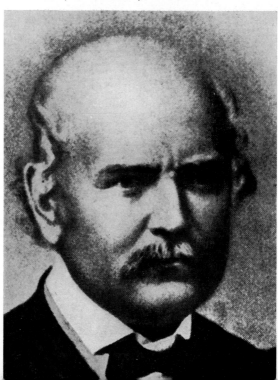

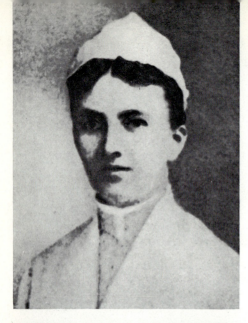

Schwester Caroline Hampton, für die Halsted seine ersten Gummihandschuhe herstellen ließ

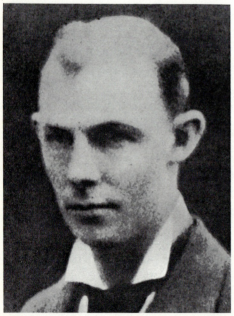

Der amerikanische Chirurg Halsted (1852–1922), der Initiator der Verwendung von Gummihandschuhen in der chirurgischen Praxis

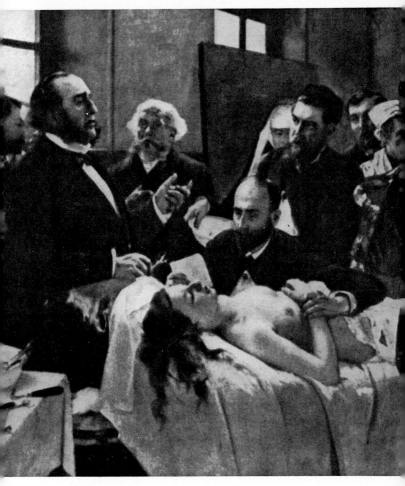

Der Pariser Chirurg Jules Emile Péan (1830–1898), der als erster, allerdings erfolglos, die Entfernung einer Magengeschwulst wagte, vor einer Operation im Jahre 1879

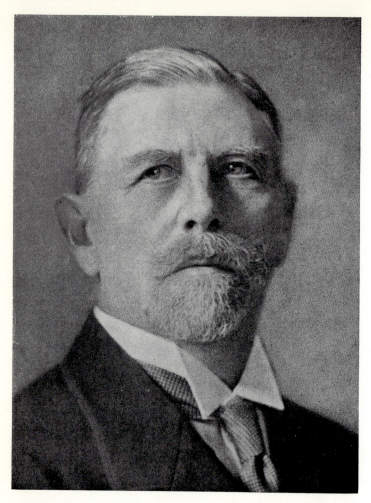

Der Frankfurter Professor der Chirurgie Louis Rehn (1849–1929) legte zum ersten Male eine Naht am schlagenden menschlichen Herzen an und öffnete der Chirurgie damit den Weg zum Allerheiligsten des menschlichen Körpers

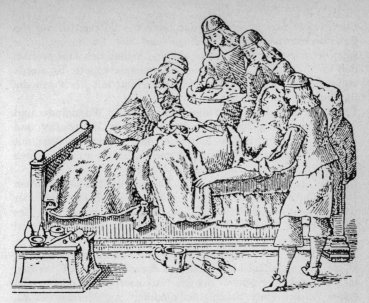

Kaiserschnitt-Operation nach einem Holzschnitt aus dem 17. Jahrhundert von Johann Schultes

endgültige Entscheidung über sein Tun gefallen. Porro legte die Drahtschlinge über den Gebärmutterhals. Dann zog er die Schlinge mit einer schnellen Bewegung an. Aber die Schlinge fand keinen Halt. Porro lockerte daraufhin die Schlinge. Er lockerte sie so weit, daß er sie auch noch um das linke Ovarium herumlegen konnte. Daran fand die Schlinge einen Halt, der sie daran hinderte, noch tiefer zu gleiten. Er zog die Spindel an. Und diesmal haftete die Schlinge. Sie schnürte den Gebärmutterhals und die ihn durchlaufenden Blutgefäße so fest zusammen, daß schon Sekunden später das rinnende und spritzende Blut versiegte.

Porro zeigte auf die große gekrümmte Schere, die in der Karbollösung lag. Sie wurde ihm gereicht. Während im Hintergrund des Zimmers immer lauter und kräftiger die Stimme des Kindes ertönte, stieß Porro die Schere zwei Zentimeter oberhalb der einschnürenden Drahtschlinge in den Gebärmutterhals. Mit wenigen Scherenschlägen trennte er die Gebärmutter von ihrem Stiel. Der entscheidende Schritt ins Ungewisse war unwiderruflich getan. Mit den üblichen Schwämmen saugten die Assistenten das Blut auf, das sich in der Bauchhöhle gesammelt hatte.

Porro selbst zog unterdessen das Ende des Uterusstiels vor die Bauchdeckenwunde. Die Schlinge und der Schlingenschnürer lagen jetzt auf der Bauchdecke auf und hielten den Stiel so fest, daß er nicht in die Bauchhöhle zurückgleiten konnte. Er wurde außerdem durch den ersten Stich der Naht, mit der Porro die Bauchwunde schloß, fixiert.

Porro zog Silberdraht um Silberdraht durch die Wundränder und drehte die Enden zusammen. Dann legte er Heftpflaster und Scharpie auf. Zum Schluß heftete er den Schlingenschnürer mit Pflasterstreifen an die Bauchdecke und außerdem an den rechten Oberschenkel, damit er sich nicht verlagere.

In den Tagen vom 21. Mai 1876 bis zum 10. Juli des gleichen Jahres führte Porro mit außerordentlicher Sorgfalt Protokoll über das Ergehen seiner Patientin. Sein Bericht ist ein Zeugnis des Wartens, der Angst, der Hoffnungen, der Enttäuschungen und neuer Hoffnungen.

Schon am Abend des Operationstages und in der folgenden Nacht klagte Julie Covallini über Hitze und Brennen im Leib. Erbrechen hielt sie wach. Handelte es sich um Narkoseerbrechen oder um die ersten Zeichen einer Bauchfellentzündung? Am Morgen des 22. Mai betrug die Temperatur 39 Grad. Am Abend zeigte das Thermometer 40 Grad. Die Schmerzen im Unterleib steigerten sich. Porro wechselte den Verband, weil er befürchtete, der Gebärmutterstiel könnte der Schlinge entschlüpft und in die Bauchhöhle geglitten sein. Er fand die Schlinge jedoch nur gelockert und zog sie fester an. Der Stiel zeigte Spuren von Eiterung oberhalb der Umschnürung, also außerhalb der Bauchhöhle. Von jetzt an wechselte Porro zweimal täglich den Verband – ständig von der Furcht getrieben, der Stiel könnte dem Schlingenschnürer doch entgleiten und zur Quelle der Eiterung werden. In den folgenden Tagen steigerte sich das Fieber über 40 Grad hinaus. Die Kranke war unruhig und phantasierte.

Porro schwankte zwischen Hoffnung und Resignation. Das Bild der Allgemeinerscheinungen glich genau dem Bild, das für den tödlichen Verlauf nach Kaiserschnitten typisch war. Aber der Verbandswechsel ließ ihn immer wieder neue Hoffnungen schöpfen. Außer einer ganz geringfügigen Eiterung fand er im Wundgebiet keine bedenklichen Erscheinungen. Die äußere Wunde heilte. Der Teil des Stiels, der oberhalb der umschnürenden Schlinge und außerhalb der Bauchdecke lag, stieß sich ab. Der Schlingenschnürer wurde entfernt. Ein Drainagerohr zeigte fast keine Absonderungen aus der Bauchhöhle. Am 27. Mai konnten die drei

untersten Silberdrähte entfernt werden. Am 30. Mai wurde das Drainagerohr gegen ein kleineres ausgetauscht. Aber war das alles nur eine Täuschung?
Die Kranke glühte im Fieber. In der Nacht auf den 1. Juni erreichte ihre Temperatur eine Höhe von 40,4 Grad, und das Herz drohte zu versagen. Porro saß noch in der Nacht am Bett der Kranken, schweigend, den Kopf in die weißen Hände gestützt. Er zweifelte am Sinn der Verstümmelung, die er begangen hatte und die in Italien mit all seiner kirchlichen Strenge so ungeheuer, so erdrückend schwer gegen ihn in die Waagschale fallen mußte. Porro wachte bis zum Morgen. Er maß das Fieber – er maß es zum zweiten Male.
Er weigerte sich, an das Wunder zu glauben. Aber dieses Wunder war nicht zu leugnen. Das Fieber fiel. Es fiel von diesem Tage an ständig, bis die Temperatur am 8. Juni normale Werte erreichte. Julie Covallini zeigte zum ersten Male Interesse an ihrer Umwelt und an ihrem Kind. Am 11. Juni überfiel sie noch einmal ein Fieberschauer. Schmerzen durchzogen ihren Unterleib. Porro – von neuem alarmiert – sah sich wieder von Zweifeln bedrängt. Er ahnte noch nicht, daß er zwar den Haupterd des Todes entfernt, während der Operation aber durch seine unsauberen Hände und Instrumente Infektionsmaterial hineingetragen hatte. Dann kam der 23. Juni. Es war der dreiunddreißigste Tag nach der Operation. Julie Covallini war plötzlich fieberfrei.
Am Mittag dieses Tages fand Porro sie zum ersten Male außerhalb des Bettes. Als er sie ohne Schmerz hin und her gehen sah, ihr Kind auf dem Arm, empfand er zum ersten Male die Sicherheit des Erfolges.
Am Tage darauf erlebte er zwar noch einmal einen Rückschlag. Das Fieber meldete sich erneut, aber nur in leichterer Form. Porro führte es nicht mehr auf die Operation, sondern auf die Sumpfluft von Pavia zurück. Am 1. Juli ließ er die Genesende nach Mailand überführen. Dort verschwand das Fieber sofort. Als Porro Julie Covallini zwei Wochen später, am vierundfünfzigsten Tage nach der Operation, besuchte, sah er sie ohne Mühe gehen und umherspringen wie ein Kind. Er machte seine Operation im Sommer 1876 durch eine Schrift: »Della Amputazione utero-ovario come complemento del taglio cesareo« bekannt.
Ich war gerade in Chikago, als die Schrift in meine Hände kam, und ich erlebte nicht ohne Erschütterung das ungeheure Echo, das von Europa herüberkam und seinen Ursprung in Wien hatte. Wie eine Erlösung begrüßten die Wiener Geburtshelfer die Nachricht

über Porros Operation. Ihr verstümmelnder Charakter verschwand hinter dem lebensrettenden Zug, der sie auszeichnete. Fast über Nacht ging sie als »Kaiserschnitt nach Porro« in die geburtshilflichen Hospitäler ein. Binnen weniger Monate wurden zunächst in Wien, dann an fast allen chirurgischen und geburtshilflichen Hospitälern Deutschlands und kurz darauf in ganz Europa bis tief nach Rußland hinein Kaiserschnitte nach der Methode Porros, unter radikaler Entfernung der Gebärmutter, durchgeführt.

Zum ersten Male meldeten Ärzte, die bis dahin jeden Fall von Kaiserschnitt verloren hatten, ein Überleben vieler Mütter. Zum ersten Male begann der Kaiserschnitt seinen entsetzlichen, alle Ärzte schreckenden Ruf als eine Verzweiflungsoperation zu verlieren. Bei den ersten 134 Kaiserschnitten, die nach Porro durchgeführt wurden, ergab sich die heute, wo die Sterblichkeit kaum noch drei oder vier Prozent beträgt, ungeheuer erscheinende Sterblichkeit von 56 Prozent. Aber in einer Zeit, in der meist 100 Prozent aller Kaiserschnittoperierten hilflos gestorben waren, bedeutete diese Todesquote von nur 56 Prozent ein unverhofftes und beglückendes Geschenk.

Die Größe meiner Erschütterung aber hatte ihren besonderen Grund. Zu dem Zeitpunkt, an dem ich von Porros Operation erfuhr, konnte sie mir nur noch wie ein düsteres Erinnerungsmal aus einer Epoche der Chirurgie erscheinen, deren Überwindung und Vergänglichkeit ich bereits sah. In Glasgow, bei Joseph Lister, hatte ich bereits die Geburt der neuen großen Epoche erlebt, für welche die Ursachen der Eiterfieber und sonstigen Wundkrankheiten kein unlösbares, schicksalhaftes Geheimnis mehr sein würden. Nach Pavia, in Porros altes Haus, war noch kaum mehr als ein Hauch der neuen Entdeckungen gedrungen. Und auch die Chirurgen, die Porros radikale Operationsmethode mit so viel innerer Befreiung und Enthusiasmus aufnahmen, lebten noch abseits des neuen Weges, den Lister der Chirurgie wies und der aus einer Zeit herausführen würde, in welcher die grausamste Verstümmelung den Vorrang vor der tödlichen Infektion haben mußte.

ERLÖSUNG

Schmutzige Hände

Der Zwischenakt in der Geschichte der Chirurgie, der den Operationsschmerz nicht mehr kannte, hätte nicht drei Jahrzehnte und länger zu dauern brauchen. Die düstere Macht des Eiterfiebers hätte schon wenige Jahre nach der Entdeckung der Narkose in ihren Ursachen erkannt und überwunden werden können. Der Mann, der diese Ursachen sah und das Verhängnis begriff, der Mann, der den Weg aus der Hölle des Fiebers und des Eitertodes zuerst ahnte und dann deutlich erkannte und seiner Mitwelt voller Verzweiflung predigte, lebte. Aber seine Erkenntnisse wurden verhöhnt und verlacht – so wie die Idee von Horace Wells. Der Mann hieß Semmelweis.
Heute gilt die Lebensgeschichte von Ignaz Philipp Semmelweis als eines jener Schandmale, welche Ärzte und Wissenschaftler sich nicht selten durch die Mißachtung besserer Erkenntnisse und neu entdeckter Wahrheiten errichtet haben.
Vielleicht war ich trotz meiner Jugend einer der ersten Menschen in den Vereinigten Staaten, die den Namen Semmelweis kannten. Es ist durchaus möglich, daß ich infolge eines jener merkwürdigen Spiele des Zufalls, die so oft mein Leben beeinflußt haben, überhaupt der erste war.
Am 9. August 1848, also wenige Monate nachdem ich aus Schottland nach Amerika zurückgekehrt war, bekam ich einen Brief aus Deutschland, der folgende Sätze enthielt:
»Ein Doktor Semmelweis, der an einer Gebäranstalt in Wien tätig ist, behauptet im Gegensatz zu allen medizinischen Kenntnissen unserer Zeit, das Kindbettfieber sei eine Folge der Übertragung von sogenannten Ansteckungsstoffen durch die untersuchenden Hände von Ärzten und Studenten, welche zuvor die Leichen Verstorbener seziert hätten, ohne danach ihre Hände zu säubern. Semmelweis verwirft das ganze Lehrgebäude unserer Medizin und behauptet, die strenge Säuberung der Hände mit Chlorwasser sei notwendig, um das Kindbettfieber aus den Anstalten zu verjagen.«
Ich legte den Brief zur Seite.
Ich griff nicht nach der Hand des Schicksals, die mir gereicht worden war. Ich, der Zeuge der Entdeckung der Narkose, ich, der

durch sie fortschrittsgläubig gewordene junge Doktor, erfaßte nicht die Bedeutung der Nachricht über die Entdeckung der »Kontaktinfektion« durch Semmelweis, die damals schon geeignet gewesen wäre, nach dem Schmerz auch die ganze mörderische Brut der infektiösen Wundkrankheiten in den chirurgischen Krankensälen der ganzen Welt zu bekämpfen.
Ich begriff das sowenig wie die berühmten Inhaber der großen Lehrstühle, die zur gleichen Zeit den jungen Ignaz Semmelweis in Europa verdammten und verlachten und die Berichte über seine Entdeckung zu den Akten legten, genauso, wie ich den Brief aus Kiel zur Seite legte und vergaß.
Das erscheint heute unbegreiflich, aber es zeigt, wie sehr wir alle mit wenigen Ausnahmen Sklaven eingewurzelter oder zumindest üblicher Vorstellungen sind und wie schwer es uns fällt, etwas Neues zu akzeptieren, am allerschwersten dann, wenn dieses Neue zu einfach erscheint, um komplizierte Probleme zu lösen.

Die Geschichte dieser Entdeckung aber erscheint wie ein Epos von außerordentlicher Tragik.
Der achtundzwanzigjährige, in Ofen geborene Deutschungar Ignaz Philipp Semmelweis, der im Februar 1846 Assistent an der Ersten Geburtshilflichen Klinik in Wien wurde, hatte sich niemals zuvor mit Geburtshilfe beschäftigt. Er ahnte nicht, daß er der großen Aufgabe seines Lebens, die zugleich seine Tragödie wurde entgegenging. Er hatte nur einen Posten gesucht und hatte dieses Assistentenamt angenommen, weil der Zufall es gerade bot.
Semmelweis tritt sein Amt noch mit der Unbeschwertheit an, die seine Studentenjahre kennzeichnete. Wenige Monate später jedoch ist er bereits ein Verwandelter. Wenige Monate später ist er ein ernster und von Gewissensqualen heimgesuchter Mann.
Als Semmelweis seine Arbeit aufnimmt, ist das Kindbettfieber für ihn nicht mehr als ein medizinischer Begriff, eine üble, aber nicht immer zu umgehende Folgeerscheinung der Geburt. Die damalige geburtshilfliche Wissenschaft wußte genausowenig über die Ursache des Kindbettfiebers wie über die Entstehung der chirurgischen Wundkrankheiten. Diese Unkenntnis, diese Hinnahme des Kindbettfiebers als etwas unabwendbar Schicksalhaftes hat auch Semmelweis von seinen Lehrern wie etwas Selbstverständliches übernommen – bis zu dem Zeitpunkt, an dem er der mörderischen Krankheit selbst gegenübersteht.
Die Gebärabteilung des Wiener Allgemeinen Krankenhauses bildet in den vierziger Jahren eine ausgesprochene Brutstätte des

Kindbettfiebers. In dem Monat, in dem Semmelweis seinen Assistentenposten übernimmt, sterben in seinen Gebärsälen von 208 Müttern nicht weniger als 36. Die Wöchnerinnen, die ins Wiener Allgemeine Krankenhaus eingeliefert werden, sind im wesentlichen sogenannte »Armenfälle«, die oft ohne den »Segen der Kirche« Mütter geworden sind. Frauen, die etwas auf sich halten, bringen damals ihre Kinder zu Hause zur Welt. Der Direktor der Klinik, Professor Klein, der etwa zwanzig Jahre zuvor den berühmten Professor Johann Boer – damals zweifellos der erste Mann seines Faches in Europa – abgelöst hat, ist dem Kindbettfieber gegenüber gleichgültig und stumpf. Boer selbst hat Klein als den »Unfähigsten der Unfähigen« bezeichnet, aber nicht verhindern können, daß höfische Protektion dem phantasielosen Mann zu einem so wichtigen Posten verhalf.

Die geburtshilfliche Abteilung des Wiener Allgemeinen Krankenhauses ist in zwei Unterabteilungen aufgegliedert. Die erste Abteilung, in der Semmelweis arbeitet, dient der Ausbildung medizinischer Studenten in der Geburtshilfe. Die zweite Abteilung wird nicht von Studenten aufgesucht. In ihr werden Hebammen geschult. Semmelweis stellt fest, daß die erste Abteilung mehr als zehn Prozent ihrer Wöchnerinnen durch Kindbettfieber verliert, während die zweite Abteilung regelmäßig weniger als ein Prozent an Opfern aufweist. Die beiden Abteilungen liegen nebeneinander. Wenn es sich beim Kindbettfieber um eine sogenannte Epidemie handelte, so argumentiert Semmelweis, dann müßte sich die Zahl der Opfer hier wie dort die Waage halten. Der bestehende Unterschied ist für Semmelweis unerklärlich. Klein zuckt solchen Fragen gegenüber lediglich die Achseln.

Semmelweis, dieser bisher leichtlebige, durch kein ernstes Problem belastete Semmelweis, wird vom Mitleid seines weichen Herzens dazu getrieben, dem Unerklärlichen nachzuspüren. Immer wieder steht er mit seinen Studenten im Leichenhaus und seziert die Körper verstorbener Frauen. Er findet stets das gleiche Bild: Eiterungen und Entzündungen in fast allen Teilen des Körpers, nicht nur in der Gebärmutter, auch in der Leber, in der Milz, den Lymphdrüsen, dem Bauchfell, den Nieren, den Hirnhäuten. Das Erscheinungsbild ist auffällig nah verwandt mit den verschiedenen Erscheinungsbildern der eitrigen und chirurgisch-eitrigen Wundkrankheiten. Nach der Beendigung der jeweiligen Sektionen begibt er sich mit seinen Studenten in die Frauensäle. Er untersucht sorgfältig die Frauen, die in Kürze gebären sollen, diejenigen, die gebären, und schließlich diejenigen, die geboren haben.

Er lehrt die Studenten, an deren Händen noch der süßliche Geruch des Leichenhauses klebt, die damals üblichen Untersuchungsmethoden. Von dem wachsenden, peinigenden Drang nach Erkenntnis getrieben, betreibt er die Untersuchungen jedoch wesentlich intensiver, als es sonst üblich ist.

Das Ergebnis seines Eifers besteht aber nicht in besseren Erkenntnissen über die Krankheit. Es besteht vielmehr darin, daß die Zahl der Kranken und Sterbenden sich plötzlich vermehrt, und zwar nur in seiner ohnedies schon vom Tod bevorzugten ersten Abteilung. Die Todesziffer seiner Abteilung bildet einen Gegenstand des Schreckens für alle jene Frauen, die kein Zuhause haben, in dem sie gebären und die Wochen nach der Geburt verbringen könnten. Sie wehren sich verzweifelt dagegen, in die Abteilung des Todes gebracht zu werden.

Semmelweis verändert sich unter dem Eindruck dieser Erlebnisse mehr und mehr. Er meidet die Menschen, mit denen er seine fröhlichen Studentenjahre verlebt hat. Er verbohrt sich in die Arbeit. Er diskutiert nächtelang voll wachsender Verzweiflung mit seinem Stubengenossen, dem Arzt Markusowszky. Er diskutiert mit Kolletschka, dem Professor für gerichtliche Medizin, der neben ihm im Leichenhaus arbeitet.

Ende 1846 hat die Sterblichkeit in seiner Abteilung 11,4 Prozent erreicht. In der zweiten Abteilung beträgt sie nur 0,9 Prozent. Semmelweis stellt Vergleiche über Vergleiche an. Die Frauen hüben und drüben stammen aus den gleichen Bevölkerungsschichten. Die räumlichen Verhältnisse hüben und drüben sind gleich, ja diejenigen der zweiten Abteilung sind schlechter, weil diese Abteilung dauernd überfüllt ist. Die geburtshilflichen Maßnahmen sind die gleichen. Er zermartert sein Gehirn, um eine Erklärung dafür zu finden. Vergebens!

Fünfzehn Jahre später schreibt er: »Alles war unerklärt, alles war zweifelhaft, nur die große Anzahl der Toten war eine unzweifelhafte Wirklichkeit.«

Im Frühjahr 1847 befindet sich Semmelweis in einem derartigen Zustand der Verzweiflung, aber auch der Vereinsamung, daß Kolletschka einen Zusammenbruch befürchtet und ihn bedrängt, einige Wochen Erholung zu suchen und sich aus der Mühle seiner unablässig bohrenden Gedanken und dem mahnenden Umkreis der Sterbenden und Toten zu entfernen.

Erst nach vieler Mühe gelingt es Kolletschka, Semmelweis zur Abreise zu bewegen. Am 2. März 1847 fährt er für drei Wochen nach Venedig. Weder er noch Kolletschka, der Freund, ahnen, daß

dies eine letzte schicksalhafte Pause vor der Entscheidung über Semmelweis' Lebensweg ist.
Als Semmelweis drei Wochen später nach Wien zurückkehrt, hat er keine wirkliche Ruhe gefunden. Am Abend des 20. März trifft er in Wien ein. In der Morgendämmerung des folgenden Tages steht er bereits wieder im Leichenhaus. Gewöhnt, Kolletschka in seiner Nähe arbeiten zu sehen, bemerkt er verwundert Kolletschkas leeren Platz. Er wartet. Aber er wartet vergebens.
Als endlich der Anatomiediener den Sezierraum betritt, fragt Semmelweis, wo Kolletschka sei.
Der Alte sieht ihn an, fassungslos, ohne zu begreifen. Dann sagt er: »Ja, Herr Doktor, wissen Sie's denn nicht? Der Herr Professor Kolletschka ist tot.«
Bei einer Sektion hat ein ungeschickter Student Kolletschka mit dem Messer am Arm verletzt. Es handelte sich nur um einen winzigen Schnitt. Kolletschka beachtet ihn nicht. Aber am Abend des folgenden Tages befallen ihn Fieber und Schüttelfrost. Wenige Tage später verlöscht sein Leben in Fieberphantasien. Semmelweis erbittet das Protokoll über die Sektion, die an Kolletschkas Leichnam vorgenommen worden ist.
Während er dieses Protokoll liest, glaubte er, der Boden versinke unter seinen Füßen. Er liest: Eiterung und Entzündung der Lymphdrüsen, der Venen, des Rippenfells, des Bauchfells, des Herzbeutels, der Hirnhaut!
»Noch begeistert durch die Kunstschätze Venedigs«, schreibt Semmelweis später, »durch die Nachricht des Todes Kolletschkas noch mehr erregt, drängte sich in diesem aufgeregten Zustande meinem Geiste mit unwiderstehlicher Klarheit die Identität der Krankheit auf, an welcher Kolletschka gestorben, mit derjenigen, an welcher ich so viele hundert Wöchnerinnen sterben sah...«
Wenn die Sektionsbefunde identisch sind, so fragt er sich, sind dann nicht auch die Ursachen für den Tod Kolletschkas und den Tod seiner Kindbettfieberkranken die gleichen? Kolletschka ist an einer Verletzung gestorben, in die durch das Messer Spuren faulenden Leichenmaterials hineingebracht wurden. Haben seine Studenten und er selbst mit ihren Händen das gleiche Material in den durch die Geburt verwundeten Schoß der Wöchnerinnen hineingetragen, wenn sie von der Arbeit im Seziersaal zur Untersuchung in die Wöchnerinnenstuben hinübergingen? Die Frage verfolgt Semmelweis Tag und Nacht.
Im Hirn des ruhelos hin und her Getriebenen türmt sich eine erschreckende und peinigende Vermutung auf die andere. Wenn

seine These stimmt, dann sind plötzlich die Unterschiede zwischen den Sterbequoten der ersten und der zweiten Gebärabteilung geklärt.
In der zweiten Abteilung arbeiten keine Ärzte und Studenten, sondern nur Hebammen, die keine Leichen sezieren, bevor sie die Gebärenden untersuchen.
Semmelweis' Erschütterung ist so gewaltig, daß er sich dem Irrsinn nahe glaubt. Er denkt an Selbstmord. Die Anklage, selbst der Mörder zahlloser Frauen zu sein, raubt ihm den Schlaf. Sie wird ihn bis ans Ende seines Lebens niemals wieder verlassen. Noch viele Jahre später schreibt er, »daß nur Gott die Anzahl derjenigen kennt, die durch mich frühzeitig ins Grab gestiegen sind«.
Im Mai 1847 nimmt er den Kampf gegen den Tod auf.
Am 15. Mai schlägt er auf eigene Verantwortung, ohne Klein zu befragen, eine Verordnung an das Tor der Klinik an. Sie besagt: »Ab heute, den 15. Mai 1847, ist jeder Arzt oder Student, der vom Sezierraum kommt, verpflichtet, vor dem Betreten der Säle der Gebärklinik seine Hände in einem vor dem Eingang angebrachten Becken mit Chlorwasser ordentlich zu waschen. Diese Verfügung gilt für alle. Ohne Ausnahme. I. P. Semmelweis.«
Noch weiß Semmelweis nichts von Bakterien als den Erzeugern des Kindbettfiebers, aber auch aller eitrigen und chirurgisch-eitrigen Wundkrankheiten. Noch rund dreißig Jahre trennen ihn von ihrer Entdeckung. Aber er hat das Geheimnis ihrer Übertragung durch die Hände und Instrumente von Ärzten und Chirurgen gefunden, das drei Jahrzehnte später zur Grundlage der Asepsis werden wird. Am 15. Mai beginnt er den Kampf seines Lebens.
Seife, Nagelbürste und Chlorkalk halten Einzug in seine Abteilung. Professor Klein läßt ihn nur mit Widerwillen gewähren. Einzelne auswärtige Studenten folgen freiwillig. Die meisten anderen finden die »sinnlose Wascherei« so lästig, daß Semmelweis selbst Posten beziehen muß, um jeden zur Wäsche der Hände zu zwingen. Immer wieder entdeckt er einzelne, die seine Verordnung umgehen. Der chronische Reizzustand, in den ihn seine Entdeckung und die dadurch hervorgerufenen Selbstanklagen versetzt haben, läßt ihn dann in Wutanfälle ausbrechen. Aus dem einstmals gutmütig-fröhlichen Menschen wird ein verhaßter Tyrann.
Im Mai 1847 sterben von 300 Patientinnen noch mehr als der zehnte Teil. Das sind 12,34 Prozent. In den nächsten Monaten aber entfallen auf 1841 Geburten nur noch 56 Todesfälle, das sind 3,04 Prozent.

Gewiß übersteigt dieser Prozentsatz immer noch die rund 1 Prozent Todesfälle in der zweiten Abteilung. Aber wann zuvor wäre eine so niedrige Sterblichkeitsziffer erreicht worden? Niemals!
Schon glaubt Semmelweis sich dem endgültigen Erfolge nah. Da kommt der 2. Oktober 1847, an dem ihn der furchtbarste Schlag trifft, der ihn treffen kann.
Als er morgens einen Saal mit zwölf Wöchnerinnen betritt, findet er alle zwölf am Kindbettfieber erkrankt, trotz aller Waschungen, trotz aller Kontrollen, trotz der absoluten Sicherheit, daß niemand mit ungewaschenen Händen den Seziersaal verlassen und den Wöchnerinnensaal betreten hat.
Aber Semmelweis bricht nicht zusammen. Er zermartert sein Gehirn. Er wird strenger und tyrannischer als je zuvor. Und er findet die Lösung.
Im ersten Bett jenes Saales, in dem die Krankheit niemanden verschont hat, liegt eine Frau mit jauchigem Uteruscarcinom. Semmelweis und seine Studenten haben ihre Hände vor dem Eintritt in den Wöchnerinnensaal gesäubert. Dann aber haben sie einer nach dem anderen zunächst die Krebskranke und danach alle anderen Wöchnerinnen untersucht, ohne zwischen jeder Untersuchung die Hände erneut zu waschen.
Semmelweis macht die zweite Entdeckung seines Lebens.
Die Ansteckungsstoffe werden also nicht nur von Toten auf Lebende, sondern auch von Kranken mit faulenden und eitrigen Prozessen auf Gesunde übertragen.
Semmelweis eröffnet eine neue Phase seines Kampfes. Er ordnet strengste Säuberung der Hände vor jeder Untersuchung an. Er überwacht die Säuberung jedes Instrumentes, das bis dahin auch bei ihm wie überall in der Welt am Rockschoß abgewischt worden ist. Er läßt kranke Wöchnerinnen mit entzündlichen Prozessen in Isolierzimmer legen.
Er beschwört durch diese neuen, verschärften Maßnahmen eine Woge offenen und versteckten Widerstandes gegen sich selbst herauf. Studenten und Pflegerinnen – letztere zu jener Zeit besondere Sumpfblüten der Unsauberkeit – erheben Beschwerde bei Professor Klein. Dieser – selbst des Fanatikers und Störenfrieds längst überdrüssig – beschließt, den lästigen Neuerer bei der nächstmöglichen Gelegenheit aus seiner Assistentenstelle zu entfernen.
Semmelweis beachtet jedoch diese Sturmzeichen nicht. Er sieht nur den Erfolg, den ihm das Jahr 1848 beschert. Von insgesamt 3556 Gebärenden sterben nur noch 45. Semmelweis hat zum

ersten Male sogar die Sterbequote der zweiten Abteilung von 1,33 Prozent um ein geringes unterschritten. Wo, in Christi Namen, gäbe es einen deutlicheren Beweis für die Richtigkeit seiner Gedanken und seines Handelns?!
Ende 1847 hat Semmelweis seine Erfolge zum erstenmal seinen einstigen Lehrern mitgeteilt, vor allen Dingen Skoda, aber auch Hebra, dem Wiener Schöpfer der Lehre von den Hautkrankheiten. Beide bedrängen ihn, einen schriftlichen Bericht über sein Tun zu liefern. Aber er weigert sich zu schreiben. Seine Abneigung gegen Reden und Schreiben ist unüberwindlich.
In dieser Lage entschließt sich Hebra, selbst über Semmelweis' Experimente zu schreiben. Er tut es in der Dezembernummer 1847 der Zeitschrift der k. u. k. Gesellschaft der Ärzte in Wien und nochmals im April 1848.
Aber die Berichte erwecken kaum ein Echo. Was Semmelweis behauptet, ist so neu für die festgefahrene Gedankenwelt der Geburtshelfer und Ärzte Europas, daß besonders die berühmtesten und selbstbewußtesten unter ihnen sich dagegen sträuben und mit Totschweigen und Geringschätzung reagieren.
Anfang 1849 setzt sich der Primararzt Haller von der Wiener Gesellschaft der Ärzte für Semmelweis ein. Er erkennt zum ersten Male, daß Semmelweis' Entdeckung nicht nur für die Verhütung des Kindbettfiebers von Bedeutung ist. »Die Bedeutung dieser Entdeckung ... für Spitäler überhaupt, insbesondere die chirurgischen Krankensäle, ist eine so unermeßliche, daß sie der ernstesten Beachtung aller Männer der Wissenschaft würdig erscheint ...«
Aber keiner der Chirurgen, in deren Krankensälen Tausende an den verschiedenen Formen der Wundfieber und Wundeiterungen sterben, reagiert auf diesen Hinweis.
Skoda fordert den Lehrkörper der Wiener Universität auf, Semmelweis' Entdeckung durch eine Kommission überprüfen zu lassen. Der Lehrkörper faßt in der Tat einen entsprechenden Beschluß.
Als jedoch Professor Klein davon erfährt und selbst in seinem beschränkten Geiste argwöhnt, daß sein verspotteter Assistent vielleicht noch an der Tür zu einem unbegreiflichen Erfolg stehen könnte, handelt er unglaublich hinterhältig und gemein. Semmelweis, der gebürtige Ungar, hat in den Revolutionskämpfen, die im Jahre 1848 gegen die bestehende Regierung in Wien entbrannt sind, mit den Revolutionären sympathisiert. Jetzt denunziert Klein ihn wegen dieser Haltung. Das zuständige Ministerium verbietet

daraufhin die geplante Überprüfung der Semmelweisschen Lehre über die Entstehung des Kindbettfiebers! Gleichzeitig erwirkt Klein, daß Semmelweis' zweijähriger Anstellungsvertrag nicht erneuert wird. Als Semmelweis, auf diese Weise aus der Klinik für Geburtshilfe verdrängt, den Versuch unternimmt, an Kaninchen zu beweisen, daß die Geburtswege die Eingangspforte für eine Allgemeininfektion des ganzen Körpers sein können, verweigert Klein ihm auch die Benutzung der Krankenblätter seiner Klinik, die Semmelweis für statistische Untersuchungen dringend braucht.
Neuerlich von Skoda und Hebra gedrängt, entschließt sich Semmelweis endlich, seine inneren Hemmungen zu überwinden und selbst vor der k. u. k. Gesellschaft der Ärzte das Recht auf eine sachliche Überprüfung seiner Arbeit zu fordern. Er tut dies am 15. Mai. Er tut es unbeholfen und ungeschickt, erregt und verzweifelt, voller Empörung gegen die Blindheit, die er überall sieht. Aber er wirkt sachlich so überzeugend, daß am 18. Juni ein zweiter Vortrag und am 15. Juli eine Diskussion folgen, die ihm zum ersten Male Zustimmung eintragen.
Aber dann überfällt ihn wieder die panische Angst vor der Feder. Er weigert sich, seine Vorträge niederzuschreiben. Nur lückenhafte Referate von fremder Hand erscheinen.
Der erste Versuch, durch Rede und Schrift Anerkennung zu erringen, verpufft, und Semmelweis ist nicht zu neuen Versuchen zu bewegen. Er glaubt, nur durch Arbeit wirken zu können. Von Skoda unterstützt, ersucht er um einen neuen Arbeitsplatz, um eine Dozentur. Nach acht Monaten zeitraubenden Wartens wird ihm eine solche zugebilligt. Schon hat er glückselig angenommen, da entdeckt er die Fesseln, die ihm angelegt werden. Es ist ihm untersagt, an lebenden Frauen zu lehren. Er darf nur am auseinandernehmbaren Modell einer Frau seinen Unterricht erteilen.
Von einer alles überwältigenden Woge der Enttäuschung und Bitterkeit erfaßt, nicht mehr fähig, noch einmal Geduld zu üben, verläßt er über Nacht Wien. Er verabschiedet sich nicht einmal von jenen, die seine Freunde waren und ihm immer wieder ihre Unterstützung gewährten.
Budapest, seine Heimatstadt, nimmt ihn auf, und ein vieljähriges Schweigen erweckt fast den Eindruck, als sei er verschollen.
Das Unglück verfolgt ihn. Er versucht, sich und seine Familie als praktischer Arzt und Geburtshelfer zu ernähren. Aber die Folgen eines Sturzes vom Pferde und eines Unfalls in der Schwimmhalle lähmen auf Wochen hinaus seine Arbeitskraft. Eine tiefe Resignation überfällt ihn.

Monat um Monat vergeht. In Wien spricht niemand mehr über Semmelweis. Sein Nachfolger hat sich sehr eindeutig über die Lächerlichkeit von Semmelweis' Bestrebungen geäußert. Das Frühjahr 1851 rückt heran. Da führt ein Zufall Semmelweis in die Gebärabteilung des St.-Rochus-Hospitals zu Budapest. Er findet von sechs Müttern, die in diesem mittelalterlich-verkommenen Hause gerade ihre Kinder geboren haben, eine tot, eine sterbend, vier schwer an Kindbettfieber erkrankt. Der behandelnde Arzt ist der Chefchirurg, der sich ohne Säuberung seiner Hände, seiner Instrumente, seiner Kleidung zwischen seinen Operierten in der chirurgischen Abteilung mit ihren eiternden Wunden und den Gebärenden hin und her bewegt.

Die Stunde dieses Besuches bedeutet für den Mann, der schon in völliger Resignation zu versinken droht, so etwas wie die Wiedererweckung seiner alten Leidenschaft, seines Gewissens gegenüber den sterbenden Müttern, des Gefühls, gegen den Tod ankämpfen zu müssen, dessen Geheimnis er zu kennen glaubt. Er verwandelt sich noch einmal in einen leidenschaftlich Handelnden. Da die Gebärabteilung keinen Leiter hat, ersucht er darum, die Leitung übernehmen zu dürfen – eigentlich ein Gesuch ohne Hoffnung.

Aber am 20. Mai 1851 wird er wider alles Erwarten zum unbesoldeten Honorarprimarius ernannt.

Semmelweis beginnt noch einmal von vorn, fern von Wien, fern von der damaligen wissenschaftlichen Welt und den Cliquen der Berühmtheiten. Er kämpft erneut mit der Trägheit der Studenten. Wieder sperrt er die Wege zwischen Sektionssälen und Wöchnerinnenräumen. Wieder überwacht er jede Waschung der Hände. Und wieder erntet er Widerwillen, Haß, Hohn.

Aber im Laufe von sechs mühevollen Jahren erreicht er, daß von 933 Wöchnerinnen im letzten Jahr schließlich nur noch acht sterben. Das bedeutet weniger als ein Prozent.

Abermals führen ihn Rückschläge zu neuen Entdeckungen. Eine völlig unerwartete Häufung von Krankheitsfällen zeigt ihm, daß auch unsaubere Bettwäsche die Ansteckungsstoffe übertragen kann. An den Bettüchern frisch hergerichteter Betten für neu aufgenommene Wöchnerinnen findet er noch die eitrigen Absonderungen einer Verstorbenen. Er kämpft einen wütenden Kampf mit der Verwaltung um die Säuberung der Wäsche. Er siegt, als er, von rasender, hemmungsloser Empörung getrieben, schmutzige Leintücher bis in das Dienstzimmer des Verwaltungsdirektors von Tandler trägt und die stinkende Wäsche vor diesem auf den Tisch schleudert.

Am 18. Juli 1855 wird Semmelweis zum Professor der Geburtshilfe ernannt. Aber diese Ernennung erfolgt an einer etwas abseitigen, in der großen wissenschaftlichen Welt unbeachteten Universität. Und doch ist es vielleicht diese Ernennung, die noch einmal den alten Drang in ihm erweckt, auch die anderen zu überzeugen und die Zehntausende, die jährlich in der Welt sterben, zu retten. Er verlangt gar nichts für sich. Als ihm die Universität Zürich (deren Professor Rose als einziger Chirurg Europas Semmelweis' Entdeckungen in seiner chirurgischen Klinik erprobt und damit die Asepsis der kommenden Jahrzehnte vorwegnimmt) im Jahre 1857 ihren Lehrstuhl für Geburtshilfe anbietet, lehnt er ab.

Erst im Jahre 1860 wird sein Wunsch, sich noch einmal mitzuteilen, so groß, daß er zum erstenmal in seinem Leben aus innerem Antrieb zur Feder greift. Unterstützt durch seinen alten Stubengenossen Markusowszky, der die Zeit der Semmelweisschen Entdeckung in Wien miterlebt hat, verfaßt er seine Schrift: »Die Ätiologie, der Begriff und die Prophylaxis des Kindbettfibers.«

Es ist nur ein kleines Werk, schlecht geschrieben und voller Wiederholungen. Nichtsdestoweniger ist es eines der ergreifendsten Bücher, die einen Arzt zum Verfasser gehabt haben. Es ist ein Buch der schlichten Wahrheit gegenüber einem die ganze übrige Welt beherrschenden Irrtum. Es ist ein Buch der Prophetie, ein Buch, das in den Tagen erscheint, in denen Semmelweis selbst schon die Bedeutung seiner Entdeckung nicht nur im Kampf gegen das Kindbettfieber, sondern auch im Kampf gegen das so nah verwandte Eiterfieber in den verpesteten Operationssälen und Chirurgenstuben erahnt. Eben erst hat er den Ordinarius für Chirurgie in Budapest dazu überredet, das Eiterfieber bei Operierten dadurch einzudämmen, daß jede Berührung der Operationswunden außer mit sorgfältig gesäuberten Händen und Instrumenten vermieden wird.

Wer ist bereit, Semmelweis' Buch mit Aufgeschlossenheit zu lesen und seine Lehre anzunehmen? Noch einmal wird ihm eine grenzenlose Enttäuschung zuteil.

Auf der 36. Versammlung der deutschen Naturforscher und Ärzte in Speyer im Jahre 1861 tritt als einziger der Heidelberger Professor Lange für Semmelweis ein. Er bezeugt, daß er nach Semmelweis' Methode gehandelt und bei dreihundert Geburten nur noch einen Fall von Kindbettfieber erlebt habe. Aber seine Stimme ist eine Stimme in der Wüste. Nie wieder hat sich die Überheblichkeit, Einseitigkeit und Erstarrung anerkannter »medi-

zinischer Götter« für den Fortschritt der Medizin so verhängnisvoll erwiesen wie in jenen Tagen.
Virchow, der die Bedeutung der Zelle entdeckt hat und in nichts anderem mehr als in Zellbegriffen denkt, verdammt Semmelweis, weil dessen Lehre nicht in seine Lehre hineinpaßt, derzufolge jede Krankheit sich selbständig in den Zellen des menschlichen Körpers entwickelt. Sein Wort aber erscheint wie so oft seinen Nachbetern wie ein Wort Gottes. Nein, niemand ist bereit, Semmelweis zu hören. Als die Mißachtung seines Buches für ihn zur Gewißheit wird, geht ein literarischer Aufschrei von ihm aus, der ihm und seiner Lehre zwar nicht weiterhilft, der aber in die Geschichte eingeht als Zeugnis eines Menschen, der sich mit aller Kraft seines Gewissens gegen das sinnlose Sterben empört. Der Aufschrei erfolgt in Gestalt offener Briefe, die er an die Professoren Scanzoni, Siebold und Späth – jeder einzelne ein Prominenter der damaligen europäischen Geburtshilfe – richtet.
»Sollten Sie, Herr Hofrat«, schreibt er an Scanzoni, »ohne meine Lehre widerlegt zu haben, fortfahren, Ihre Schüler und Schülerinnen in der Lehre des epidemischen Kindbettfiebers zu erziehen, so erkläre ich Sie vor Gott und der Welt für einen Mörder...« Und an Siebold: »Nicht meiner Meinung zu sein, ist gleichbedeutend mit: Mörder zu sein...«
Aber auch diese Aufschreie aus Budapest verhallen. Sie liefern nur Vorwände, um Semmelweis als einen Menschen abzutun, der sich selbst durch »seine Maßlosigkeit« aus dem Ärztestand ausschließe, ja als einen Menschen, den man für wahnsinnig halten müsse.
Diejenigen, die Semmelweis als einen Wahnsinnigen bezeichnen, wissen sicher nicht, wie sehr sie damit der Entwicklung der nächsten Jahre vorgreifen.
Im Jahre 1864 gibt es die ersten deutlichen Anzeichen. Semmelweis muß seine Vorlesungen, in denen immer wieder das Thema seiner verzweifelten offenen Briefe anklingt, unterbrechen, weil Weinkrämpfe ihn erschüttern. In seinem Zimmer geht er stundenlang auf und ab wie ein Tier hinter Gittern. Er stellt Liebespaare auf offener Straße und beschwört sie, dafür zu sorgen, daß Ärzte und Hebammen ihre Hände in Chlorwasser wüschen, sofern sie deren Hilfe bei zukünftigen Geburten in Anspruch nähmen. Geringster Widerspruch versetzt Semmelweis in rasenden Zorn.
Im Juli 1865 zieht er vor dem Budapester Professoren-Kollegium ein Papier aus der Tasche und verliest einen Eid für Hebammen, durch den diese sich zur Sauberkeit ihrer Hände und Instrumente verpflichten sollen. In der darauffolgenden Nacht zerrt er sein

jüngstes Töchterchen aus der Wiege und preßt es in seine Arme, weil er glaubt, man wolle das Kind entführen und ermorden.
Am nächsten Morgen bittet seine verzweifelte Frau den alten Wiener Freund und Lehrer, Professor Hebra, brieflich um Rat. Am 20. Juli bringt sie Semmelweis unter dem Vorwand, Hebra wolle ihn nach so langer Zeit wiedersehen, nach Wien.
Hebra selbst begleitet seinen einstigen Schüler, der ihn kaum wiedererkennt, ins Irrenhaus. Sie gehen lange im Garten auf und ab. Erst als Semmelweis in die Zelle gebracht wird, begreift er in einem lichten Augenblick, was ihm geschieht. Die Pfleger müssen ihn überwältigen und ihm die Zwangsjacke überwerfen. Immerhin: das Schicksal, das ihn so sehr mißhandelt hat, gewährt ihm wenigstens einen barmherzigen Tod. Es läßt ihn den Tod sterben, den sein Freund Kolletschka gestorben ist und den zur Stunde seines Todes ungezählte Wöchnerinnen und ungezählte Opfer septischer chirurgischer Operationen sterben und noch lange sterben werden.
Semmelweis hat sich bei einem seiner letzten Eingriffe oder Sektionen in Budapest eine kleine Verletzung am Finger zugezogen. Durch diese hält die Krankheit ihren Einzug, deren Überwindung er den entscheidenden Teil seines Lebens geopfert hat: die allgemeine Sepsis. Er stirbt am 14. August 1865, kaum siebenundvierzig Jahre alt, in Fieberphantasien. Die Sektion des Toten aber enthüllt neben den anatomischen Anzeichen der Paralyse das gleiche Bild, das er so ungezählte Male vor Augen gehabt hat: Entzündungen und Eiterungen überall!
Der erste Mensch, der das Geheimnis von Sepsis und Asepsis, auf dem die Zukunft der Chirurgie aufbauen wird, begriff, ist an der Sepsis gestorben.

Mörder aus dem Dunkel

Semmelweis' größte Tragik lag sicherlich darin, daß in dem gleichen Jahre, in dem er starb, in London bereits der Mann am Werke war, der dem Problem der Wundinfektion und der Wundkrankheiten den entscheidenden Anstoß zur Lösung geben und dafür Ruhm und Ehren ohne Grenzen ernten würde. Sein damals außerhalb von Edinburgh und Glasgow so gut wie unbekannter Name war Joseph Lister, Professor der Chirurgie an der Universität Glasgow. Als ich Anfang Juni 1866 zum erstenmal seinen

Namen hörte, hatte ich vier unbeschreibliche Jahre als Chirurg im amerikanischen Bürgerkrieg hinter mir. Im Juni 1866 lebte ich, bereits außer Kontrakt, in Washington. Ich besuchte einzelne Lazarette, war aber schon bereit, endgültig Abschied zu nehmen und nach so vielen Jahren wieder Europa aufzusuchen. In diesen Tagen erhielt ich einen Brief des mittlerweile sechzigjährigen James Syme aus Edinburgh.

Er bildete die verspätete Antwort auf ein Schreiben, das ich während einer Eiterfieberepidemie in einem Feldlazarett in Virginia an Syme, den alten väterlichen Berater aus der Zeit meiner ersten Besuche in Edinburgh, gerichtet hatte. Mein Schreiben war ein Zeugnis meiner verzweifelten und anklagenden Hilflosigkeit inmitten Hunderter von Sterbenden gewesen, zu einer Zeit, in der selbst gewisse Lazaretteile Washingtons noch aufdringlich nach Eiter rochen.

Syme schrieb kurz wie immer, aber in seinen wenigen Zeilen teilte er mir mit, er sei der Überzeugung, sein Schwiegersohn Joseph Lister, zur Zeit Professor der Chirurgie in Glasgow, befände sich auf dem Wege, mit den Wundkrankheiten, Eiterfieber sowohl wie Brand, fertig zu werden. Er fügte hinzu, es handle sich nicht um wahllose Versuche, wie man sie ja in so großer Zahl kenne, sondern um Experimente, die auf neue Erkenntnisse über die Entstehungsursache der Wundkrankheiten zurückgingen. Lister habe überraschende Erfolge erzielt.

Vorschläge zur Überwindung der Wundkrankheiten hatte es gerade im vergangenen Jahrzehnt ebenso viele gegeben wie Mißerfolge. Aber wenn Syme, der mich in seinem Urteil nie enttäuscht hatte, so überraschend zuversichtlich schrieb, erforderte sein Hinweis Beachtung. Wahrscheinlich wäre ich allerdings in der Stimmung, in der ich mich befand, sogar noch weniger gewichtigen Hinweisen gefolgt. Mehr als alles zuvor Erlebte hatten mich die Bürgerkriegserlebnisse gelehrt, wie verfrüht der Jubel über die Entdeckung der Narkose gewesen war und welch fürchterlichen Feinden wir in Wahrheit noch gegenüberstanden. Ich war also sehr schnell entschlossen, meine beabsichtigte Europareise in Glasgow zu beginnen.

Ich kam am 6. Juli 1866 in Glasgow an.

Ich richtete eines der üblichen Schreiben an Lister, und er bat mich noch am gleichen Abend, ihn am folgenden Nachmittag in seinem stillen Haus am Woodside-Platz aufzusuchen. Das Haus lag nur wenige Minuten vom Park, der einzigen grünen Oase am Rande des Glasgower Häusermeeres.

Agnes Lister, Symes Tochter, empfing mich. Ihr schmales Gesicht mit den gütigen Augen machte mir einen tiefen Eindruck. Ich spürte, daß sie erregt war, aber ich begriff damals nicht, warum. Ich konnte nicht ahnen, daß Joseph und Agnes Lister in den Anfängen eines Kampfes um Listers eben geborene Idee standen, der noch mehr als ein Jahrzehnt dauern sollte, und daß die Zahl derjenigen, die an Lister glaubten oder auf ihn hofften, noch lange Zeit so klein sein würde, daß jeder einzelne unter ihnen – also auch ich – wert war, mit Freude empfangen zu werden. Agnes Lister entschuldigte ihren Mann, der sich verspätet habe. Sie bat mich mit besonderer Herzlichkeit, zu warten.

»Mein Mann wird sich so sehr freuen...«, sagte sie und wiederholte dies mehrfach. »Seine Kollegen sind so gleichgültig. Alle glauben, daß die Zustände, so wie sie in vielen Hospitälern herrschen, nun einmal natur- oder gottgegeben seien und daß man nichts daran ändern könne. Und die übrigen wissen keinen anderen Weg, als die Hospitäler niederzubrennen, als ob sie schuld an allem Sterben wären. Sie glauben, daß mein Mann die Dinge ändern könnte...?«

»Wenn Ihr Vater daran glaubt«, sagte ich, »bedeutet das sehr viel. Als ich achtzehn Jahre alt war, bin ich Zeuge gewesen, wie die Narkose zum erstenmal angewandt wurde. Bis dahin gaben sich fast alle Chirurgen mit der Feststellung zufrieden, daß die Schmerzen eben zur Chirurgie gehörten. Sie hielten auch die Schmerzen für naturgegeben oder gottgewollt und glaubten nicht an die Möglichkeit, sie zu beseitigen. Ich auch nicht... Aber seit ich die Entdeckung der Narkose miterlebt habe, glaube ich nicht daran, daß irgend etwas naturgegeben und unter gar keinen Umständen zu ändern ist...«

Lister kam mit etwa halbstündiger Verspätung. Der erste Eindruck war für mich, der ich mit so gespannten Erwartungen zu ihm kam, eine Enttäuschung. Lister war damals achtunddreißig Jahre alt. Er wirkte klein. Sein Gesicht war keineswegs das Gesicht eines Kämpfers, sondern vielmehr das Antlitz eines gütigen Menschen, dem Feindschaften und Auseinandersetzungen in der Seele zuwider waren. Er wischte sich den Schweiß von der Stirn. Seine Neigung zu leichten, aber konstanten Schweißausbrüchen mochte ihn damals schon ebensosehr hemmen wie das besonders bei Erregungen auftretende Stottern, das ihn zu einem schlechten Redner machte. Seine Hände waren ungewöhnlich weich. Später charakterisierte er sich selbst einmal als einen Mann, dem kein Genie angeboren sei, wohl aber Fleiß und Zähigkeit und unbeirr-

bare Konsequenz in seinem Denken und Tun. Wahrscheinlich hatte er recht, wenngleich sich damit seine Lebensleistung allein nicht erklären ließ.
Wir saßen kaum beim Tee, als er begann, mich nach den Ergebnissen der Wundbehandlung in unseren Lazaretten zu fragen. Damals waren die genauen Verlustziffern der Union noch nicht bekannt. Heute steht fest, daß 67 000 Unionsangehörige fielen, daß aber genauso viele, 67 000 Kranke und Verwundete, nachträglich in den Hospitälern starben. Über die Verluste der Südstaaten wurden auch später keine genauen Zahlen ermittelt. Immerhin genügten die vorläufigen Schätzungen, die ich für die »Potomacarmee« kannte, und meine eigenen Erlebnisse, um ein Bild von den Hospitälern zu entwerfen.
Die alte Lehre von der Luft als Ursache der bösartigen Wundeiterungen hatte auch in den Hospitälern des Bürgerkrieges genügend Anhänger gehabt. Sie hatten nach der Methode von Chassignac und Guérin in Frankreich versucht, die Wunden durch Kautschuk und Goldfolien von der atmosphärischen Luft abzuschließen. Bei Amputationsstümpfen wurden gelegentlich in Frankreich erfundene Gummikappen mit Saugpumpen aufgestülpt, um die Luft abzupumpen. Die tatsächlichen Erfolge waren gering. Auch jene französischen Chirurgen wurden zu Rate gezogen, die aus den guten Wundheilungen bei der Napoleonischen Armee in Ägypten, also im warmen Klima, schlossen, daß die Wärme eine Rolle bei der Verhinderung des Eiterfiebers spielte. Doch mit den umständlichen Wärmekästen Guyots und den Wärmebädern von Mayor in Lausanne gab es ebensowenig Erfolge. In krassem Gegensatz dazu stand die Behandlung mit eisgekühlten Bädern nach dem Deutschen v. Esmarch in Kiel. Ihre Ergebnisse waren genauso gering und in jedem Fall mehr oder weniger zufälliger Natur. Am wirkungsvollsten schien noch die Methode des Wieners Kern, der im direkten Gegensatz zu Guérin die Wunden nicht abschloß, sondern überhaupt ohne Verband ließ und das Ganze »offene Wundbehandlung« nannte. Schließlich waren die neuen, während des Krieges gebauten Washingtoner Hospitäler nach einem sogenannten Pavillonsystem errichtet worden, weil gewisse Erfahrungen aus den hastig errichteten Baracken- und Zeltlazaretten draußen im Feld zu lehren schienen, daß die Verteilung der Verwundeten auf Einzelbauten, also die Vermeidung massenhaften Zusammenlegens, der Entstehung und Ausbreitung des Eiterfiebers, des Rotlaufes, des Brandes und des Starrkrampfes entgegenwirkte. Die Bauten waren so errichtet

worden, daß sie nicht hintereinander in der Hauptwindrichtung lagen, die giftige Luft also von einem Bau nicht zum anderen getragen werden konnte.
Lister schien besonders an den Ergebnissen dieser letztgenannten Einrichtungen interessiert. Er war in seinen Fragen von einer Bedächtigkeit, die mich, der ich doch gekommen war, um von ihm eine neue und erfolgreiche Art der Wundbehandlung zu erfahren, anfänglich irritierte. »Ich habe viele unserer Hospitäler gesehen«, sagte ich. »Ich habe in Washington ein halbes Jahr in unserem Pavillonhospital Judiary Square und später im Armory Square Hospital gearbeitet. Überall traten die Wundkrankheiten auf, wenn auch in verschiedenen Graden. Auch die Verteilung ist meiner Überzeugung nach kein System, das den Krankheiten wirklich sicher entgegentritt. Deshalb bin ich ja zu Ihnen gereist...«
Aber Lister kam immer noch nicht zu dem Punkt, der mich einzig und allein interessierte. »Diese Ansicht würde in Europa im Augenblick sehr viele Leute enttäuschen...«, sagte er beinahe umständlich. »Es gibt seit einiger Zeit eine Anzahl von Wissenschaftlern, die aus der Tatsache, daß die Hospitäler mit der wachsenden Zahl ihrer Patienten zu regelrechten verseuchten Fieberhöhlen werden, den Schluß ziehen, es gebe nur noch einen Ausweg: nämlich die Vernichtung aller bestehenden alten Hospitäler. Die Erfahrung, daß die Wundkrankheiten bei Operationen, die in Privathäusern, besonders außerhalb der Städte, durchgeführt wurden, viel seltener sind als in unseren großen Hospitälern, läßt sich nicht bestreiten. Professor Simpson in Edinburgh, der sich durch die Entdeckung des Chloroforms so große Verdienste erworben hat, sammelt seit einiger Zeit Männer um sich, welche unsere Hospitäler einäschern und statt dessen zahllose kleine Eisenhütten für höchstens zwei Kranke bauen wollen. Ich glaube jedoch nicht, daß dieser Weg der richtige ist...«
Lister unterbrach sich, fast so, als hätte er zu viel oder zu Eindeutiges gesagt.
Ich raffte mich also zu der kurzen und eindeutigen Frage auf: »Und wo ist der richtige Weg?«
Die Knappheit meiner Frage kam ihm wahrscheinlich etwas amerikanisch vor, aber er ging – anscheinend sogar erleichtert – darauf ein, indem er mich einlud, seine Krankensäle zu besichtigen.
Glasgows Universität befand sich damals noch im ältesten Teil der Stadt.
Als der Wagen im gepflasterten Hof des roten Spitalbaus anhielt,

stieg Lister aus und ging mit schnellen Schritten an grüßenden Studenten vorüber zum Eingang. Ein Teil der Gebäude war neu. Wir stiegen eine breite Haupttreppe hinauf. In den einzelnen Stockwerken führten Türen in je zwei große Krankensäle und einige kleinere Räume. Endlich hielt Lister vor einer Saaltür an. Er öffnete sie.

Ich blickte in einen Saal mit weit voneinander getrennt stehenden Betten und ungewöhnlich vielen, für damalige Verhältnisse großen Fenstern. Ich hatte kaum die ersten Schritte in den Raum hinein getan, als mich irgendeine Wahrnehmung stutzen ließ. Ich wußte nicht sofort, um was es sich handelte. Erst als ich etwa den halben Weg zu dem Krankenbett zurückgelegt hatte, auf das Lister zuschritt, wurde mir plötzlich bewußt, was in diesem Saal ungewöhnlich war und was ihn von allen chirurgischen Krankensälen, die ich den vorangegangenen Jahren kennengelernt hatte, unterschied – der Geruch.

Ich hielt unwillkürlich an und wandte meine Nase prüfend nach allen Seiten. Aber meine Wahrnehmung änderte sich nicht. In diesem Raum hing nicht jener süßliche und in seinen bösartigen Formen stinkende, alles durchdringende, die Chirurgen bis in ihre Heimstätten verfolgende Geruch des Eiters, den ich bis dahin in keinem Hospital, keinem Operations- und keinem Krankensaal vermißt hatte. Zumindest war er nicht mehr bemerkbar oder überdeckt durch einen anderen, unbekannten medikamentösen Duft.

Lister hatte das erste Krankenbett erreicht und wandte sein Gesicht nach mir um. »Bitte, treten Sie näher...«, sagte er mit einer Stimme, die ruhig sein wollte, in der aber eine kaum zu unterdrückende Spannung mitschwang.

In dem Bett lag ein jüngerer, verhältnismäßig kräftig aussehender Mann, offensichtlich ein Arbeiter. Er sah Lister mit einem Ausdruck dankbarer Ergebenheit an, hielt ihm die Hand zur Prüfung des Pulses hin und streckte die gesund aussehende Zunge heraus.

»Das ist John...«, sagte Lister. »Eingeliefert am 19. Mai, drei Stunden nach einem schweren Unfall in einer Eisengießerei. Ein halbtonnenschwerer, mit Sand gefüllter Eisenbehälter stürzte auf seinen Unterschenkel und verursachte einen Schienbein- und Wadenbeinbruch, wobei das Schienbein durch Fleischwunden freigelegt wurde. Ich möchte Sie gerne fragen: Was hätten Sie in diesem Falle als behandelnder Chirurg unternommen...?«

Zur Beantwortung dieser Frage bedurfte es zum damaligen Zeitpunkt keiner großen Überlegungen. Es galt als feststehend, daß

nur bei sehr leichten Fällen offener Brüche die Chance bestand, das verletzte Glied zu retten. In den Wundflächen der überwiegenden Mehrzahl aller offenen Brüche entwickelten sich nach spätestens drei Tagen Eiterfieber oder Brand. Sie zwangen zur Amputation, um wenigstens einen Stumpf des verletzten Gliedes zu retten. Auch dann war es oft schon zu spät.
»Ich würde«, antwortete ich daher, »sofort amputieren.«
Lister schlug wortlos die Decke vom Unterkörper des Kranken zurück. Und ich sah zu meiner Überraschung nicht das Bild, das ich in solchen Fällen hundertfach beobachtet hatte. Ich blickte nicht auf den Stumpf eines amputierten Gliedes.
Vor mir lagen zwei Beine, von denen das eine nur etwas schmäler und schwächer schien als das andere. Sein Unterschenkel war von einer Art Zinnfolie bedeckt. Und auch jetzt, als die Decke gelüftet war, stieg mir nichts von jenem Eitergeruch entgegen, ohne den ich keine Wunde kannte. Nur jener andere chemisch-medikamentöse Duft war stärker als zuvor.
Lister hatte sich tief über das kranke Bein gebeugt. Mit seinen zarten Händen löste er die Zinnfolie ab. Dann folgte ein Stück baumwollenen Verbandstoffes, der durch Blut und Wundserum zu einer Art Wundschorf verhärtet war.
Im gleichen Augenblick, in dem sich darunter der Blick auf die Wunde öffnete, richtete Lister sich ein wenig auf, hob seinen Kopf und sah mich mit einem Gesicht an, aus dem plötzlich die Spannung verschwunden war und einem Ausdruck der Freude oder sogar des Glücks Platz gemacht hatte.
Es bestand nicht nur keine krankhafte Eiterung. Nein, ich fand auch keine Spur jenes »lobenswerten« Eiters, der als Anzeichen der Heilung zu den medizinischen Lehren der Jahrtausende gehört hatte und ein fester Bestandteil meines ganzen bisherigen Denkens und Handelns gewesen war. Ich beobachtete statt dessen eine durchaus gesund wirkende Granulation, die sich über die bereits zusammengewachsenen, rosafarbenen Teile des Schienbeins ausbreitete.
»Das ist ein glücklicher Zufall«, flüsterte ich, »oder ein Wunder . . .«
Lister antwortete nicht. Er winkte einen jungen Arzt, den ich noch nicht bemerkt hatte, heran. »Dies ist mein Hauschirurg, Dr. McFee«, sagte er, und dann zu diesem gewandt: »Verbinden wie bisher . . .«, und darauf zu mir: »Wollen wir weitergehen?«
Ich nickte, unfähig, eine Frage zu stellen oder überhaupt ein Wort zu äußern.

Noch während ich mit dem ahnungsvollen Bewußtsein rang, daß eine Vorstellungswelt in mir zusammenstürzen und eine neue sich bilden müsse, noch während ich die Versuchung in mir spürte, mich auf die Plattform des »Zufalls« zu retten, trat McFee heran. Er trug eine Schüssel, deren flüssigem, leicht gefärbtem Inhalt jener sonderbar neue, medikamentöse Geruch des Saales entströmte.
Lister trat währenddessen ans nächste Bett. Ich folgte ihm und sah in ein schmales, blasses Kindergesicht. Es wirkte ausgeblutet, verhungert und erschöpft. Die Augen darin waren unnatürlich groß, schreckhaft geweitet und ohne Bewegung. »Dies ist Charlie«, sagte Lister leise, während seine Hand über die Kinderstirn strich. Mir war, als bebte seine Stimme in jener verhaltenen Spannung, die ihn anscheinend am Bett jedes Kranken von neuem befiel. »Ich möchte noch einmal eine Frage an Sie stellen: Wie hätten Sie nach bestem Wissen und Gewissen gehandelt, wenn dieser kleine Bursche zu Ihnen gebracht worden wäre? Zwei Räder eines mit Passagieren voll besetzten Omnibusses erfaßten am 23. Juni seine Unterschenkel und rollten darüber hinweg. Schienbein und Wadenbein wurden gebrochen. Die Bruchstellen lagen in einer ausgedehnten Wunde mit stark zerrissenen Rändern. Das Kind war infolge Schock und Blutverlust ohnmächtig. Der Puls war 168, nur mit Mühe tastbar.«
Lister wartete vergebens auf Antwort, denn hier gab es nach den allgemeinen damaligen Vorstellungen schwerlich eine Antwort. Hier gab es nach meinen Kenntnissen und meinen Erfahrungen nicht einmal die Amputation, weil das Kind diese nicht überlebt hätte.
Wahrscheinlich erwartete Lister gar keine Antwort, weil er sie ohnedies genau kannte. Er schlug die Bettdecke zurück und entfernte langsam, beinahe zögernd den Verband. Es war so, als fürchte er auch an diesem Bett – und an diesem noch viel mehr als an allen anderen – eine Überraschung, eine Bedrohung seiner Hoffnungen und seines Glaubens. Als die Wunde freilag, kam ein ganz leichter, kaum hörbarer Seufzer der Erleichterung über seine Lippen.
Die Wunde war sehr groß. Die beiden Enden des gebrochenen Schienbeins lagen frei darin. Das obere Ende war zum Teil bereits mit Granulationen besetzt, das untere weiß und rot wie jene zahllosen Knochen, die ich in unseren Kriegshospitälern gesehen hatte, während sie sich unter heftiger Eiterung vom Lebenden trennten. Aber ich konnte auch hier keinen Eiter bemerken.

»Wenn in eine Wunde keine Fäulnis Eingang gefunden hat, resorbiert der Körper auch Knochen, die ohne Leben sind...«, hörte ich Lister sagen. Er wiederholte diese Worte noch einmal, langsam, Wort für Wort, wie eine neue Erkenntnis, die ihm selbst eben erst deutlich geworden war.
Er richtete sich ein wenig auf. »Für dieses Kind hatte ich keine Hoffnung mehr«, sagte er. »Aber ich glaube – es wird leben.« Er wiederholte mit einer fast rührenden Art kindlicher Freude: »Es wird wirklich leben...«
»Ich hoffe es mit Ihnen«, sagte ich verwirrt, »ich glaube es mit Ihnen. Aber ich stehe zwischen Rätseln. Es sind Zufälle oder Wunder. Ich weiß es nicht!«
»Ich weiß es selbst noch nicht...«, sagte er, »ich hoffe, daß es Wunder sind. Ich hoffe es jeden Tag von neuem, aber ich weiß es noch nicht...«
Er schwieg eine Weile, während er zusah, wie McFee das schmächtige Kinderbein verband. Dann richtete er sich endgültig auf. »Kommen Sie«, sagte er. »Darf ich Sie in mein Zimmer bitten. Dort kann ich Ihnen mehr über die Dinge sagen, die Sie eben gesehen haben.«

Listers Studierzimmer lag neben dem Hörsaal für Chirurgie, im westlichen Turm des Glasgower Universitätsgebäudes. Dort oben lehnte ich kurze Zeit später mit dem Rücken zum Fenster, und Lister ging mit seinen schnellen Schritten im Raume auf und ab. Dabei erklärte er mir, zunächst stockend und mit mancherlei Unterbrechungen, worin seine Behandlungsmethode der Wunden bestand und auf welche Weise er zu seinen Experimenten gekommen war.
»Ich habe mich immer schon mit der Frage der Wundeiterung, der Entzündung und der tödlichen Wundkrankheiten befaßt«, sagte er. »Als ich in London bei Erichsen studierte, bewegte Erichsen sich ganz in der Vorstellung, daß Gase und Miasmen über den Hospitälern lagern, sich in die Wunden senken und Gärung und Fäulnis erzeugen. Er berechnete genau die Menge Gas oder Miasma, welche die Luft enthalten dürfe, ohne gefährlich zu werden. Aber ich begann an der Gastheorie zu zweifeln, als wir 1849 in London eine ausgesprochene Epidemie von Hospitalbrand unter den Operierten hatten. Es gab nur ein Mittel, das wenigstens hier und da half. Wir brannten die Wunden mit Höllenstein aus. Höllenstein konnte aber kein Gas vernichten, sondern höchstens etwas, das sich in den Wunden befand. So dachte ich

wenigstens. Man konnte mir natürlich entgegenhalten, der Höllensteinstoff habe den Prozeß der Fäulnis unterbrochen, der vorher durch Gase erzeugt worden sei.

Während der ganzen Zeitspanne kam ich über das übliche Herumtasten bei der Wundbehandlung nicht heraus, bis vor etwas mehr als anderthalb Jahren Anderson zu mir kam. Anderson ist Professor für Chemie in Glasgow. Ich hatte mich häufiger mit ihm über die Wundkrankheiten und die Tatsache, daß manche eine gewisse Verwandtschaft mit der Fäulnis toten Fleisches oder der Fäulnis und Gärung anderer Stoffe zeigten, unterhalten. Nun brachte er mir ganz überraschend einen Aufsatz, den er in der Juni-Ausgabe 1863 der französischen Zeitschrift ›Comptes Rendus Hebdomadaires‹ gelesen hatte. Der Titel des Aufsatzes lautete: ›Recherches sur la putréfaction.‹ Der Name seines Verfassers war Louis Pasteur. Sie kennen ihn?« Ich mußte damals gestehen, daß mir der Name noch nicht geläufig war.

»Sie werden sich bestimmt noch mit ihm beschäftigen«, fuhr Lister fort. »Er muß ein großartiger Chemiker und ein Mann mit einer ungewöhnlichen Phantasie sein, die sich in einem Teil unserer Welt zurechtfindet, der für uns im großen und ganzen noch zu dunkel ist, um durchschaut zu werden. Ich muß Ihnen kurz mitteilen, was Pasteur gefunden hatte. Pasteur war 1863 schon seit längerer Zeit mit der Untersuchung von Gärungsvorgängen beschäftigt und hatte bei genauer mikroskopischer Untersuchung in der gärenden Substanz immer wieder winzige Lebewesen entdeckt, deren Zahl sich manchmal über Nacht ins Riesenhafte vermehrte. Diese Vermehrung war von einer Verstärkung der Gärungsvorgänge begleitet. Pasteur schloß daraus, daß diese Lebewesen die Ursache von Gärung und Fäulnis sein müßten. Wo Gärung und Fäulnis eintraten, waren auch diese Lebewesen in verschiedenen Formen vorhanden. Wenn Pasteur die gärenden Stoffe kochte oder auch nur stark erhitzte, nahm die Entwicklung der Lebewesen schlagartig ihr Ende. Durch Erhitzen von Milch oder Wein zum Beispiel war die Gärung, die man sonst in diesen Getränken beobachtete, überhaupt zu verhindern. Pasteurs These, daß kleine Lebewesen unbekannter Art die Ursache von Gärung und Fäulnis seien, stieß bei allen Fachleuten auf heftigen Widerspruch. Sie behaupteten und behaupten dies zur Zeit auch in Frankreich noch, daß diese Lebewesen (sofern sie überhaupt existieren) nicht die Ursache der Gärungen, sondern eine Folge davon seien, sozusagen die Folge irgendwelcher neuer molekularer Kombinationen. Diese Ablehnung seiner Theorie aber trieb

Pasteur zur Fortsetzung seiner Arbeit und schließlich auch zu einem Experiment, das seine Gegner – wenigstens meiner Meinung nach – widerlegt hat.«
Lister hielt inne, ging zu einem Tisch, nahm ein Blatt aus einer Mappe und hielt mir eine Zeichnung entgegen, die sich auf diesem Blatt befand. Sie stellte eine bauchige Glasflasche dar, deren Flaschenhals sehr lang und dünn war. Am oberen Ende schwang sich dieser Hals in einem leichten Bogen zur Seite, dann nach abwärts, fast bis zur Höhe des Tisches, auf dem die Flasche stand. Danach bog er sich noch einmal leicht in die Höhe und endete in einer unverschlossenen Öffnung.
»Mit solchen Flaschen«, sagte Lister, »hat Pasteur bewiesen, daß kleine Lebewesen oder Mikroben Fäulnis und Gärung erzeugen. Er mußte zeigen, daß eine Flüssigkeit erst dann in Gärung überging, wenn von außen her Mikroben mit ihr in Verbindung kamen. Bewies er das, dann war die gegnerische Theorie, daß die Mikroben im Zuge der Gärung selbst entstünden, widerlegt. Pasteur füllte also den Flaschenbauch mit Fleischbrühe oder Milch und kochte beides ab. Es geschah nichts. Es kam zu keiner Gärung. Wenn die Mikroben von außen her, also mit der Luft und ihren Staubpartikelchen, die Fleischbrühe und die Milch erreichen wollten, mußten sie diesen langen Flaschenhals passieren. Und Pasteur sagte sich, daß sie sich dabei an dieser tiefsten Biegung des Flaschenhalses niederschlagen und nicht bis in den Flaschenbauch vordringen würden. Wenn dies aber der Fall war, dann mußte Gärung von dem Augenblick an eintreten, in dem er die Flasche so neigte, daß ihr flüssiger Inhalt in den Flaschenhals hineinlief und diese tiefste Biegung erreichte, in der nach Pasteurs Annahme die Mikroben haftengeblieben waren. Er neigte also die Flasche und wartete. Aber er brauchte nicht lange zu warten. In dem vorher mikrobenfreien Inhalt der Flasche fand er nur kurze Zeit später Mikroben. Sie vermehrten sich mit ungeheurer Geschwindigkeit, und die Gärung trat ein.«
Lister hielt noch einmal inne.
»Ahnen Sie«, sagte er, »was in dem Augenblick in mir vorging, in dem ich von Pasteurs Entdeckung erfuhr...? Da war diese Flasche, durch deren Hals die fäulniserzeugenden Mikroben eindringen konnten, um dann Fäulnis zu erzeugen. Und hier im Hospital lagen die Kranken mit offenen Brüchen, die regelmäßig vom Brand befallen wurden, während geschlossene Brüche ohne Eiterfieber und Brand heilten. Die Parallele, wonach die gleichen oder ähnliche fäulniserzeugende Mikroben durch die offenen Wunden

eindrangen und zuerst das Wundinnere und dann den Körper vergifteten, drängte sich auf. Von diesem Augenblick an dachte ich daran, zu beweisen, daß Mikroben auch die Wundeiterung, den Brand, die Pyämie erzeugten, indem sie in die Wunden eindrangen. Der Beweis dafür war aber sehr schwierig. Ich konnte die Wunden nicht kochen. Ich konnte auch die Wundöffnungen nicht zu gebogenen Flaschenhälsen umschmelzen. Ich mußte ein anderes Filter schaffen, das die vermuteten Mikroben auf ihrem Weg in die Wunde aufhielt ...«
Er trat von neuem an den Tisch und ergriff ein Stück einer dicken, teerigen, scharfriechenden Masse.
»Nur kurze Zeit«, sagte er, »nachdem ich Pasteurs Bericht gelesen hatte, erfuhr ich, daß ein gewisser Dr. Crooks auf den Rieselfeldern von Carlisle den Fäulnisgestank der versickernden Abwässer mit einem chemischen Mittel beseitigt hatte. Das Mittel hieß Phenol oder Karbolsäure. Es war ein Kohlenteerpräparat. Hier ist es in fester, noch ungelöster Form. Ich schloß aus der Beseitigung des Fäulnisgestanks, daß diesem die Vernichtung der Mikroben vorausgegangen sein müsse, die nach Pasteur die Fäulnis verursacht hatten. Diese Vernichtung konnte, wenn überhaupt, nur durch die Karbolsäure erfolgt sein. Wenn ich nun Wunden mit einem Stoff bedeckte, der mit Karbolsäurelösung durchtränkt war – vielleicht wirkte dieser Verband wie Pasteurs Flaschenhals, das heißt wie ein Filter, das die Mikroben von der Wunde fernhielt. Das waren meine Gedankengänge, und das ist eigentlich auch alles, was ich Ihnen zu sagen habe; denn nach diesem Plan habe ich gehandelt, und zwar nicht nur in den Fällen, die Sie gesehen haben. Von allen so behandelten Fällen habe ich bis heute einen einzigen verloren, weil eine winzige Nebenwunde nicht beachtet worden war und daher nicht mit einem Karbolsäureverband bedeckt wurde. Alle anderen Behandelten wurden gesund. Sie blieben nicht nur frei vom Brand und vom Eiterfieber. Ihre Wunden heilten zum größten Teil überhaupt ohne Eiterung, so daß sich vielleicht die Frage stellen läßt, ob nicht auch die Vorstellung vom guten, heilsamen Eiter auf völlig falschen Voraussetzungen beruht. Die Wunder, die ich bisher erlebt habe, sind so groß, daß ich mich selbst zwinge, zu zweifeln. Jede Öffnung eines Verbandes beginnt mit diesen Zweifeln. Aber sie werden immer geringer. Sie bekommen keine Nahrung mehr.«

Die größte Bewunderung, die ich je einem Menschen für den unzerstörbaren Glauben an seine Sache gezollt habe, wird bis ans

Ende meines Lebens Lister gehören. Vielfach angefeindet, von der Masse der englischen Chirurgen verkannt, ging er in dem Reich, das sein eigen war, in seinen Krankensälen, weiter seinen Weg.
Er blieb nicht von neuen Mißerfolgen verschont, die ihn zeitweilig tief erschütterten. Heute haben diese Mißerfolge nichts Rätselhaftes mehr, weil wir wissen, was Lister trotz allen Fortschritts damals noch ebensowenig wußte wie ich. Die Wunden, die er am Anfang bevorzugt behandelte, die offenen Brüche, waren zum großen Teil schon infiziert, bevor er sie zu Gesicht bekam und die Möglichkeit erhielt, dem Eindringen weiterer Keime entgegenzuwirken. Es erscheint wie ein Wunder, daß Lister gerade in diesen an sich ungünstigsten Fällen so viele Erfolge beschieden waren. Enttäuschungen konnten ihm angesichts der gegebenen Umstände gar nicht erspart bleiben. Lister überwand sie immer wieder.
Es war im wahrsten Sinne des Wortes ein tastender, manchmal verzweiflungsvoller Kampf gegen die Mörder aus dem Dunkel, an deren Vorhandensein er glaubte, die er aber selbst noch nicht sehen und in ihren Lebensgewohnheiten beobachten konnte.
Er ging über die Karbolverbände hinaus. Er begann, seine Hände und Instrumente in Karbolsäure zu waschen, weil er sich sagte, daß sich die Keime aus der Luft auch daran festsetzen und bei Berührung mit den Wunden auf diese übertragen werden könnten. Aber auch damit begnügte er sich noch nicht. Er suchte nach einer Möglichkeit, die in der Luft schwebenden Keime über dem Operationsgebiet zu vernichten, bevor sie überhaupt in die Nähe der Wunde kommen konnten. Er konstruierte Sprühgeräte, die einen dichten Karbolnebel über dem jeweiligen Operationsgebiet erzeugten. In der ersten Zeit mußten sie durch einen Assistenten mit der Hand bedient werden. Später erledigte eine Dampfanlage die Sprüharbeit. Der Karbolnebel erzeugte Husten und Kopfschmerzen, durchnäßte Operateur und Assistenten, aber Lister ließ sich nicht beirren.
Er begann jetzt auch, die Haut der Patienten im Operationsgebiet mit Karbolsäurelösung zu waschen, karbolgetränkte Tücher aufzulegen und nur die Stelle für den Hautschnitt unbedeckt zu lassen.
Mit beispielloser Geduld suchte er nach einem keimfreien Material für seine Ligaturen. Weihnachten 1868 verbrachte er mit seiner Frau Agnes in seinem Elternhaus in Upton. Aber auch hier gewährte ihm sein Geist keine Ruhe. Unter Assistenz seines Neffen Rickman John operierte er in den alten Arbeitsräumen seines Vaters ein narkotisiertes Kalb und unterband einige seiner

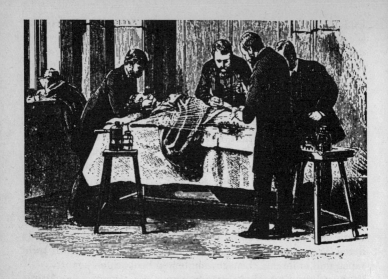

Operation unter dem von Joseph Lister entwickelten Karbol-Spray, nach einer zeitgenössischen Darstellung

Gefäße mit verschiedenen Katgutfäden, die zuvor vier Stunden in einer Karbolsäurelösung gelegen waren. Er hoffte, daß die Fäden keimfrei seien und, da sie aus tierischen Därmen bestanden, nicht nur einheilen, sondern sogar absorbiert werden würden. Als das Tier vier Wochen später geschlachtet wurde, stellte Lister fest, daß die Ligaturen tief im Inneren des Tierkörpers nicht nur keine Eiterung erzeugt hatten, sondern von den umgebenden Geweben förmlich aufgesogen worden waren. Er hatte die Grundlage geschaffen, auf der die Gefäßunterbindungen der zukünftigen Chirurgie aufbauen würde.

Aber immer noch blieb er mit seinen Erfolgen in England allein. An ihm bewahrheitete sich jene uralte Weisheit vom Propheten, der nichts in seinem Heimatlande gilt; denn um die Jahreswende 1869/70 erhielt Lister Nachrichten aus Deutschland, die ihn auf seine stille Weise außerordentlich glücklich machten.

Noch im Jahre 1867, kaum daß zum erstenmal in »Lancet« über Listers Entdeckung berichtet worden war, hatte der Leipziger Professor für Chirurgie und Entdecker einer neuen Methode der Hauttransplantation, Karl Thiersch – verzweifelt über das Wüten der Wundkrankheiten in seiner Klinik –, Listers System über-

nommen. Jetzt – nicht ganz drei Jahre später – berichtete er, daß seine Klinik völlig verwandelt sei und daß er so gut wie keinen Brand und keine Pyämie mehr kenne. Auf Thiersch war der Direktor der chirurgischen Klinik der Berliner Charité, Adolf von Bardeleben, gefolgt. Sein Assistent A. W. Schultze erschien als erster deutscher Chirurg bei Lister, um dessen Wundbehandlung zu studieren. Nach seiner Rückkehr wurde Listers Methode an der Berliner Charité grundsätzlich eingeführt. Im Jahre 1872 folgte der angesehene deutsche Chirurg Richard von Volkmann in Halle. Ihm wiederum folgte Professor von Nußbaum in München, in dessen Klinik die Wundkrankheiten so heftig wüteten, daß 80 Prozent aller Kranken davon befallen wurden. Nußbaum hielt sich genau an Listers Methode und erlebte das unvorstellbare Wunder, daß Brand und Eiterfieber das Schlachtfeld räumten.
Diese Erfolgsberichte rüttelten so heftig an der jahrhundertealten chirurgischen Vorstellungswelt von den Wundkrankheiten, daß die Frage, wann die Chirurgengötter auch in England ihre Blindheit ablegen würden, sich mit Gewalt aufdrängte.
Lister hatte inzwischen Glasgow verlassen. Von dem Wunsche erfüllt, in London, im Herzen Englands, seine Lehre besser verfechten zu können, hatte er sich vergebens um eine Professur in der Hauptstadt beworben. Als James Syme, von einem Schlaganfall getroffen, seiner Sprache beraubt, seiner Edinburgher Klinik nicht länger vorstehen konnte, trat Lister seine Nachfolge an. Auf der Fahrt von Glasgow nach Edinburgh trug er auf seinen Knien die Pasteurschen Flaschen, in denen er seine ersten Versuche mit lebenden Keimen unternommen hatte. In Edinburgh vertrieb er in kurzer Zeit Brand und Eiterfieber aus Symes altem Haus.
Seine Schüler waren die ersten Studenten in der Geschichte der Chirurgie, die den Gestank des Eiters nicht mehr als schicksalhaftes oder sogar notwendiges Zubehör eines chirurgischen Krankenhauses betrachteten. Er blieb jedoch auch in Edinburgh ein Einsamer, bewundert nur von seinen Schülern, die in seine Vorstellungswelt hineinwuchsen, sowie von einzelnen, meistens ausländischen Besuchern, die bei ihm lernen wollten. Wahrscheinlich waren es diese Einsamkeit und der schließlich doch nicht mehr zu unterdrückende Wunsch nach Anerkennung und Ermutigung, der Lister 1875 nach Deutschland reisen ließ. Diese Reise wurde für den in der Heimat Verkannten zu einem beinahe fassungslos aufgenommenen Triumphzug durch die deutschen Universitäten.
Es folgte eine Reise nach den Vereinigten Staaten. Ich sah ihn beim internationalen Kongreß in Philadelphia und später in

Boston und New York, wo er nach seiner Methode mehrfach einen Abszeß öffnete und großen Beifall erntete, der allerdings nach seiner Abreise nicht anhielt und für lange Zeit noch einmal den alten, angestammten Gewohnheiten Platz machte.
Als Lister nach England zurückkehrte, tat er es als ein Verwandelter. Zum erstenmal war er vom Gefühl des öffentlichen Erfolges getragen. Ihn erfüllte eine neue Zuversicht.
Sie gab ihm die Kraft und die Entschlossenheit, sich noch einmal um einen Lehrstuhl in London zu bemühen und dort den Versuch zu machen, die Heimat doch noch im gleichen Maße wie Deutschland für seine Methode zu gewinnen. Als 1877 Sir William Fergusson, der maßgebende Chirurg der Königlichen Universität in London, starb, errang Lister, obwohl von mißgünstigen Kritikern verfolgt, Fergussons Platz.
Am 1. Oktober 1877 hielt er seine Antrittsvorlesung in London. Sie wurde nochmals zu einer schweren Enttäuschung für ihn. Er sprach selbstverständlich über das, was ihn nun seit mehr als zehn Jahren bewegte: über Fäulnis, über die lebenden Mikroben, welche nach seiner Überzeugung die Wundkrankheiten erzeugten. Auf dem Rednerpult führte er an Milchflaschen den Gärung erzeugenden Einfluß von Keimen aus der Luft vor. Noch einmal wurde Lister in einen Abgrund der Mißachtung, ja des Spotts hineingestürzt. Sein Hörsaal blieb leer. Die Pflegerinnen in seinen Krankensälen empörten sich gegen seine »verrückte Art von Sauberkeit«. Er stand mit seinen vier Assistenten Stewart und Cheyne, Altham und Dobie, die ihn von Edinburgh nach London begleitet hatten und nun im Londoner Hospital zum erstenmal den Geruch der Fäulnis und des Eiters erlebten, allein.
Aber wenn Lister zehn Jahre zuvor nicht verzagt hatte, so verzagte er jetzt gewiß nicht mehr. Er hatte allerdings auch keinen Grund dazu. Während er in London mit all seiner Geduld und seiner stillen Zähigkeit um die Herzen der Studenten kämpfte, hatte sich in Deutschland, dem Land seiner Triumphe, eine Entwicklung vollzogen, die seinen mehr als zehnjährigen Kampf rechtfertigen und alle seine Gegner der Blindheit und des Unrechts überführen mußte.
In dem kleinen deutschen Städtchen Wollstein hatte ein damals noch gänzlich unbekannter deutscher Landarzt zum ersten Male schlüssig nachgewiesen, was Pasteur vermutet und worauf Lister seine ganze Methode aufgebaut hatte: die Existenz jener lebenden Keime oder Mikroben, welche Eiter, Brand und Fieber erzeugten. Der unbekannte Landarzt war Robert Koch.

Handschuhe der Liebe

Als ich im Jahre 1877, einigermaßen entmutigt durch das jahrelange vergebliche Bemühen, einigen der mir bekannten amerikanischen Chirurgen Listers antiseptische Operationsmethode verständlich zu machen, Kochs erste Schrift über die Entdeckung eines lebenden Krankheitskeimes, des Milzbrandbazillus, erhielt, hatte ich mir ein sehr bestimmtes, heroisches Bild von ihm gemacht. Nur ein persönlicher Umstand – der Tod meines Sohnes Tom an der damals noch inoperablen Blinddarmentzündung – hatte meine Reise nach Deutschland und in jenen kleinen Ort namens Wollstein, in dem Robert Koch wohnte, verzögert.
Als Koch zwei Jahre später in einer neuen Schrift auch die ersten jener Bakterien beschrieb, welche die mörderischen Wundkrankheiten erzeugten, hatte sein Bild in meiner Vorstellung noch bedeutendere Formen angenommen. Welch gewaltiger Kopf, der mit unwahrscheinlich simplen Experimenten bewies, was Lister vermutete! Welch ein Genie, das die bis dahin unsichtbaren »Mörder aus dem Dunkel«, die Todfeinde von Operierten und Operierenden, ans Licht zerrte! Welch ein Mann, der allen, die Lister nicht begreifen wollten oder konnten, ihre Blindheit so unübertrefflich deutlich vor Augen führte.
Als sich das Frühjahr 1880 ankündigte, ging ich endlich über das holprige Kopfsteinpflaster, das Wollsteins Hauptstraße »Weißer Berg« wenigstens ein wenig von den fürchterlichen Straßen der Umgebung unterschied. Ich hielt vor dem spitzgiebeligen Doktorhaus, in dem Koch seine Praxis als Kreisarzt unterhielt. Dann wartete ich im Wohnzimmer, so wie ich in Listers Haus einmal gewartet hatte. Und so wie dort versuchte auch hier die Hausfrau, mich über das Warten hinwegzutrösten. Aber die vielleicht vierzigjährige Emmy Koch, die ihre kleine Tochter Gertrud neben sich auf eine Fußbank gesetzt hatte, war keine Agnes Lister. Agnes Lister hatte an ihren Mann geglaubt, mochte er auch nur Schritt für Schritt vorwärtskommen. Emmy Koch war ein kleinbürgerliches Wesen, das – soviel begriff ich in der ersten Viertelstunde unseres schleppenden Gesprächs – in der Forschungsarbeit ihres Mannes eine feindliche Macht erblickte. Über Kochs Entdeckungen, über diese gewaltigen Magneten, die mich bis in diesen elenden Winkel der deutschen Provinz Posen gelockt hatten, sprach sie nicht oder nur in einem gezwungenen Ton, in dem sich eine Art von Haß oder Angst oder eine Mischung aus beiden ausprägte.

So wie mich, klagte sie, ließe ihr Mann seine Patienten warten. Er habe zu Anfang eine schöne Praxis gehabt. Aber er vernachlässige alles. Er begreife nicht, daß er damit die Existenz der Familie vernichten werde.
Je länger die Wartezeit dauerte, um so deutlicher zeigte sich Emmy Koch als eine Frau, die ihres Mannes Arbeit nicht begriff und seine Sehnsüchte nicht verstand. Vielleicht fühlte sie, daß diese Sehnsüchte ihren Mann in Bereiche führen mußten, in die sie ihm nicht folgen konnte. Deswegen waren sie ein Gegenstand ihres Hasses.
Viele Jahre später, als Koch sich von der Frau getrennt hatte, die wie ein »Mühlstein um seinen Hals« hing, und ich ihn mit seiner zweiten Frau Hedwig während seiner Reise nach Rhodesien traf, dachte ich oft an diese peinigende Wartezeit zurück. Sie ließ mich die Besessenheit des Mannes ahnen, der nur durch ein paar Wände von mir getrennt nach Bakterien jagte und seine Umwelt darüber vergaß.
Endlich stand Koch in der niedrigen, altmodischen Tür; mittelgroß, blaß, knapp siebenunddreißig Jahre alt, vom vielen Sitzen geduckt, den schmalen, hohen Kopf nur noch mit dünnem Haar bedeckt; am Kinn einen struppigen Bart; die entzündeten, rot umränderten Augen hinter einer kleinen, billigen Brille. Er blinzelte kurzsichtig zu mir herüber, abwesend und brummig, als hätte man ihn aus einer besseren Welt herausgerissen und ganz so, als wollte er fragen: Was wollen Sie eigentlich von mir?
Er gab mir kurz die Hand. Sie war rauh, von Säuren zerfressen, fleckig und verfärbt. Dann ging er voraus in sein Sprechzimmer. Mir schlug gleich beim Eintritt jener sonderbare Geruch nach Karbol und Kleintierstall entgegen. Er kam hinter einer primitiven Holzwand hervor, die Koch aus Platzmangel quer durch den Raum hatte ziehen lassen. Dahinter befand sich sein »Forschungslaboratorium«. Es handelte sich um einen ausgesprochen kümmerlichen Verschlag. Er enthielt ein paar Tischchen und Stellagen voller Schüsseln und Gläser mit Flüssigkeiten oder toten Tieren, einen Drehschemel vor einem Mikroskop, Tierkäfige und mit Drahtnetzen verschlossene Glasbehälter voller Meerschweinchen und weißer Mäuse. In einer Ecke stand ein offener, alter Schrank, anscheinend eine primitive Dunkelkammer. Ich hielt unwillkürlich an. Die Feststellung, daß aus diesem Verschlag die Entdeckungen gekommen waren, die die medizinische Welt revolutionierten und Listers Arbeit auf dem Gebiete der Chirurgie zum Siege verhelfen würden, war einigermaßen überraschend.

Ich glaube nicht, daß Koch mein Innehalten überhaupt bemerkte. Er stand mit abwesendem Gesicht zwischen seinem Arbeitsgerät, nahm ein paar Mikroskopiergläser auf und hielt sie dicht vor die kurzsichtigen Augen, um dann plötzlich zu fragen: »Sie kommen aus Amerika?«

Noch während ich antwortete, schien es so, als erwache er aus seiner Versunkenheit. Er wurde ein anderer Mensch, beinahe lebhaft, obwohl er auch nachher noch in jedem Wort, in jeder Frage und jeder Erklärung eine eiskalte, wissenschaftliche Genauigkeit verriet.

Das Wort »Amerika« hatte auf eine – für mich im Augenblick unverständliche – Weise sein Herz angerührt. Später erfuhr ich, daß seine Jugend als Bergmannskind vom Traum abenteuerlicher Weltreisen erfüllt gewesen war und daß seine Frau ihn als Braut in Hamburg geradezu hatte zwingen müssen, zwischen Weltfahrten und einem bürgerlichen Leben an ihrer Seite zu wählen. Da verstand ich ihn. Sein Traum war noch nicht zu Ende geträumt. Vielleicht war der wunderbare Weg, der ihn zur Entdeckung der Bakterien geführt hatte, nichts anderes als ein Ersatzweg, den seine unterdrückte Sehnsucht nach unbekannten Fernen ihn hatte gehen lassen. Er hatte das Unbekannte in einer kleineren, aber für ihn erreichbaren Welt gesucht.

Nur wenig später saß ich über Kochs Mikroskop gebeugt. Ich sah zum erstenmal in meinem Leben die kugelförmigen Bakterien, Kokken genannt, von denen Koch inzwischen herausgefunden hatte, daß sie jenes Eiterfieber der Operierten erzeugten. Ich sah ihn zum Greifen nahe: den jahrtausendealten Feind, den Gegenstand von Listers Kampf. Die Erregung, die mich damals befiel, ist leicht verständlich, ebenso die große Aufmerksamkeit, die ich Koch entgegenbrachte, als er nach einer Weile ins Erklären und dann ins Erzählen kam.

Koch wußte zweifellos am wenigsten zu sagen, was ihn dazu getrieben hatte, seinen Weg zu gehen. Er hatte als Kreisarzt pflichtgemäß die toten Schafe untersucht, die in jenen Jahren oft zu Hunderten auf den Weiden an einer unbekannten Krankheit starben. Man wußte im wesentlichen nur, daß die Milz der Schafe sich im Laufe der Krankheit schwarz verfärbte. Die Krankheit hatte deshalb die Bezeichnung Milzbrand erhalten.

Schon 1849 hatte ein mittlerweile vergessener junger Arzt namens Pollender behauptet, merkwürdige winzige Stäbchen im Blut der Schafe gesehen zu haben, die am Milzbrand gestorben waren. Niemand hatte ihn ernst genommen. Nicht anders war es dem

Franzosen Davaine ergangen, der die Krankheit auf gesunde Schafe übertrug, indem er ihnen »stäbchenhaltiges« Blut einimpfte. Auch Davaine war längst vergessen, als Koch gegen den Willen seiner sparsamen Frau sein erstes bescheidenes Mikroskop erworben und die Stäbchen neu entdeckt hatte.
Die Zeit für jene Forscherarbeit hatte Koch seinem Landarztleben abstehlen müssen. Aber der Anblick der sonderbaren Stäbchen hatte die unterdrückte Sehnsucht nach Forschung und Abenteuer in ihm erweckt. Die Stäbchen schienen zunächst leblos und tot. Koch dachte, man müßte sie isolieren können. Man müßte sie außerhalb der an der Krankheit gestorbenen Tiere zum Leben erwecken können. Man müßte sehen, ob und wie sie sich dann vermehrten! Man müßte sie züchten, und wenn man sie dann auf gesunde Tiere übertrug und diese erkrankten – dann war erwiesen, daß diese Stäbchen die Träger der Krankheit waren und nur sie allein.
Koch sagt sich, daß die Krankheitskeime, wenn er sie isolieren will, eine körperliche Substanz benötigen, die ihnen als Nährboden dient. Diese Substanz müßte frei von anderen Keimen und der leichteren Beobachtungsmöglichkeit wegen durchsichtig sein. Koch wählt die Flüssigkeit aus gesunden Ochsenaugen.
Er sagte sich weiterhin, daß die Keime, um zu gedeihen, auch Körpertemperatur benötigen. Er konstruiert mit Hilfe seiner Öllampe ein Wärmegerät. Dann nimmt er einen Holzspan, den er zur Vernichtung fremder Keime, die sich daran befinden könnten, ins Feuer hält, bis das Holz zu verkohlen beginnt. Mit Hilfe dieses Holzspans tut er eine geringe Menge stäbchenhaltigen Milzblutes in die Augenflüssigkeit. In der Folgezeit steht er in jeder Nacht in Abständen von etwa einer Stunde auf, um sein Präparat zu beobachten. Immer wieder glaubt er, einen Vermehrungsprozeß der Stäbchen zu sehen. Aber ebensooft muß er feststellen, daß sich andere kleine Kugeln in ebensolchen Massen vermehren und das Bild verwischen. Sie sind nachträglich in die Nährflüssigkeit hineingeraten. Koch überlegt. Er beschäftigt sich lange mit der Frage, wie er dieses Eindringen anderer Keime verhindern könnte.
Und endlich überkommt ihn die erlösende Idee. Auf ein vorher erhitztes Mikroskopierglas legt er eine dickere Glasplatte, die ebenfalls zuvor durchhitzt wurde. Diese Platte besitzt an der Stelle, die sich dem Tropfen gegenüber befindet, eine Vertiefung, etwas größer als der Tropfen selbst. Diese Vertiefung umschließt sozusagen den Tropfen, ohne ihn zu berühren. Ringsum befindet sich zwischen beiden Gläsern Vaseline. Sie heftet die Gläser

aneinander und verhindert, daß Luft in die Höhlung und an den Tropfen gerät.

Mit einer schnellen Bewegung dreht Koch die Gläser um. Der Tropfen hängt frei über der Vertiefung an dem Mikroskopierglas und ist gegen den Zutritt anderer Keime aus der Luft abgeschlossen. Kochs »hängender Tropfen«, die Heimstätte für isolierte Keime, ist erfunden. Koch schiebt die Gläser unter sein Mikroskop, und zu seiner Überraschung benötigt er gar keine längere Wartezeit. Die Stäbchen vermehren sich, und zwar vermehren sie sich mit großer Geschwindigkeit.

Sie vermehren sich als Lebewesen, und wahrscheinlich vermehren sie sich auf genau die gleiche Weise, sobald sie in einen gesunden Tierkörper gelangen. Sie überschwemmen das Blut des Tieres und verstopfen – so nimmt er zunächst noch an – seine Gefäße.

Um dies allerdings beweisen zu können, muß Koch isolierte Keime auf gesunde Tiere übertragen. Ihm stehen keine Schafherden zu Versuchszwecken zur Verfügung. Er besitzt nicht ein einziges Schaf, an dem er experimentieren könnte. Aber möglicherweise befällt die Krankheit auch kleinere Tiere, die billiger zu beschaffen sind. Koch denkt an Mäuse.

Die ersten Tierkäfige halten Einzug in Kochs Haus. Mit einem erhitzten Holzspan versenkt Koch seinen »hängenden Tropfen« in eine Schnittwunde am Schwanz einer Maus. Dann wartet er. Am nächsten Tag ist die Maus tot. Koch seziert das Tier. Er öffnet die Milz. Sie ist mit Stäbchen förmlich überschwemmt. Alle Anzeichen des Milzbrandes sind vorhanden. Koch könnte triumphieren. Über Nacht ist ihm gelungen, was niemandem vorher gelang. Er hat bewiesen, daß es lebende Krankheitskeime gibt und daß ein lebender Krankheitskeim die Ursache des Milzbrandes ist. Aber sein exakter Geist läßt ihn Täuschungen befürchten. Ein Experiment beweist nichts. Koch zweifelt so lange, bis der erste Versuch dutzendfach wiederholt ist und dutzendfach zum gleichen Ergebnis geführt hat.

Aber auch dann ist er noch keineswegs zufrieden. Die Schafe nehmen die Keime irgendwo auf den Wiesen in sich auf. Wenn er jedoch seine Stäbchen genau beobachtet, so gehen sie zugrunde, sobald die Nährflüssigkeit nicht die tierische Körpertemperatur besitzt. Wie können sie auf Wiesen, in den Ausscheidungen der Tiere im Gras, irgendwo jedenfalls, wo sie ganz anderen Temperaturen ausgesetzt sind, weiterleben?! Koch beobachtet wochenlang seine »hängenden Tropfen« bei den verschiedensten Temperaturen. Dann plötzlich machte er eine neue, entscheidende Ent-

deckung. Er stellt fest, daß die Keime sich verändern, sobald ihnen die richtige Temperatur fehlt. Sie verwandeln sich in »Sporen«, die von ungeheurer Widerstandsfähigkeit sind und außerhalb des tierischen Körpers unter sehr verschiedenen Temperaturen weiterleben. Sobald sie aber in einen lebenden tierischen Körper gelangen, verwandeln sie sich wieder in Keime, »Bakterien« oder Bazillen, wie Koch nun sagt, und erzeugen die tödliche Milzbrandkrankheit. Der lebende Krankheitskeim ist entdeckt.
Koch wendet sich mit seiner Entdeckung an den Direktor des Pflanzenphysiologischen Instituts der Universität Breslau, Professor Cohn. Das Schicksal ist Koch behilflich, indem es ihn zu einem Manne führt, der sofort den Wert seiner Arbeit erkennt und ihn nach Breslau einlädt. Dort führt Koch seine Experimente vor. Sie überzeugen und lassen keine Zweifel offen. Mehrere bedeutende Professoren verwenden sich für Koch in Berlin, um ihn aus der Einsamkeit Wollsteins zu erlösen. Sie erbitten ein Laboratorium und eine Professorenstelle, die es Koch ermöglichen würde, in Ruhe weiterzuarbeiten. Aber in Berlin spricht sich der gleiche einflußreiche Mann gegen Koch aus, der auch schon einmal den Stab über Semmelweis gebrochen hat: Virchow.
Nach vieler Mühe gelingt es lediglich, Koch eine Stellung als Kreisarzt in Breslau zu verschaffen, um ihn näher an die Universität Breslau zu binden. Koch siedelt mit seiner Familie unverzüglich nach Breslau über. Aber nach drei Wochen muß er die Stadt wieder verlassen, weil seine Einkünfte nicht ausreichen, um seine Familie zu ernähren. Nur eine Frucht hat sein vorübergehender Ausbruch aus Wollstein gezeitigt: eine von ihm verfaßte Schrift über den Milzbrandbazillus wird gedruckt und kommt in die Hände eines zunächst noch beschränkten Kreises von Wissenschaftlern. Der stinkende Verschlag in Wollstein wird abermals Kochs Laboratorium.
Er hat sich ein neues Ziel gesteckt. Er sagt sich, es sei notwendig, die Keime so sichtbar zu machen, daß jedermann sie erkennen kann. Er findet auch hier mit der Intuition des Begnadeten einen Weg. Er findet heraus, daß lebende Keime Farben geradezu in sich hineinfressen, und zwar verschiedene Keime offenbar auch verschiedene Farben. Durch eine solche Färbung kann man sie untereinander und von ihrer Umgebung unterscheiden. Das ist von ungeheurer Wichtigkeit.
Darüber hinaus aber entdeckt Koch die Möglichkeit, lebende Keime oder Bakterien durch das Mikroskop hindurch zu fotografieren. Gestützt auf diese Grundlagen begibt Koch sich auf die

Suche nach Keimen, die für die Hospitalkrankheiten: das Eiterfieber, den Rotlauf, den Starrkrampf, den Brand verantwortlich sein könnten. Er entdeckt, daß das Eiterfieber tatsächlich durch Keime hervorgerufen wird, so wie es Lister als Grundlage seiner ganzen Wundbehandlung angenommen hat, ohne es beweisen zu können.
»Untersuchungen über die Ätiologie der Wundinfektionskrankheiten ...« So lautet der Titel von Kochs zweiter Schrift, in der er die ersten »Mörder aus dem Dunkel« beschreibt und ihre Wirksamkeit im Tierversuch beweist. Es ist nur ein Anfang, denn die Keime der verschiedenen Wundkrankheiten sind schwerer zu erkennen als diejenigen des Milzbrandes. Aber eine medizinische und vor allem chirurgische Weltwende kündigt sich darin an.
Davon war ich endgültig überzeugt, als ich Wollstein wieder verließ. Wenige Monate später wurde Robert Koch als Regierungsrat an das Kaiserliche Gesundheitsamt in Berlin berufen. Zu den weltberühmten Leistungen seiner hier beginnenden Schaffenszeit gehört die Entdeckung des Erregers der Tuberkulose 1882, und des Cholerabazillus 1883. Koch starb 1910.
Als ich mich nach dem unbekannten Wollstein aufmachte, hatte ich Susan, meine Frau, in Halle im Hause jenes Professors Volkmann zurückgelassen, der 1872 als einer der ersten deutschen Chirurgen Listers Antisepsis übernommen hatte und seither zu Listers glühendsten Anhängern gehörte. Susan hatte sich nicht ganz gesund gefühlt und über ein paar leichte Beschwerden geklagt, die in Wirklichkeit Vorboten ihrer bald darauf beginnenden schweren Erkrankung waren. So fuhr ich also nach Halle zurück, um Susan für unsere geplante Sommerreise an die französische Biskayaküste abzuholen.
Als ich Volksmanns schönes Haus betrat, fand ich Susan im Salon im Gespräch mit einem jungen Mann, der wie ein Amerikaner sprach, aber in seiner Kleidung wie ein Engländer aussah.
»Lieber«, sagte Susan nach unserer ersten Begrüßung, »dies hier ist Mr. Halsted aus New York. Er hat am College of Physicians and Surgeons studiert und im Bellevue-Hospital gearbeitet und ist seit zwei Jahren in Europa. Bei Professor Billroth in Wien hat er gearbeitet, bei Professor Thiersch in Leipzig, in Würzburg bei Professor von Bergmann und jetzt bei Professor Volkmann. Er ist ganz besonders an Lister und der Antisepsis interessiert, und wir sind sehr gespannt darauf, was du uns von Herrn Koch erzählen kannst ...«
Halsted war ein schlanker junger Mann, mit athletischen sportlichen Schultern und einem sehr eigenwilligen, unregelmäßigen

135

Gesicht mit großen, abstehenden Ohren und kurzsichtigen, aber klugen Augen.
Er zeigte äußerlich schon viel von der gepflegten, beinahe überspitzten Eleganz, die ihn später auszeichnen sollte. Noch auffallender aber waren seine scheue, hinter Höflichkeit verborgene Zurückhaltung und ein früher Sarkasmus.
Wahrscheinlich ahnte er in dieser Stunde unserer ersten, zufälligen Begegnung ebensowenig wie ich, daß er in dem erst noch bevorstehenden Kampf um die Ausbreitung der Antisepsis auf alle Operationssäle der Welt eine für Amerika und besonders New York ziemlich wichtige Rolle spielen und schließlich einen Beitrag ganz besonderer Art dazu leisten würde.
»Daß sich bei uns drüben jemand für Listers Antisepsis interessiert«, sagte ich, »ist immer noch selten und freut mich ganz besonders. Ich habe Listers Entwicklung an ein paar entscheidenden Punkten erlebt und drüben versucht, eine Reihe unserer Chirurgen zu seiner Ansicht zu bekehren. Aber das war fast so hoffnungslos, wie es heute auch in England noch ziemlich hoffnungslos ist, Anhänger für Listers Methode zu finden. Die Entdeckungen dieses Herrn Koch dürften hieran aber wohl einiges ändern.«
»Wahrscheinlich«, sagte er, »aber Sie können von Leuten, die ihr Leben lang ihre Hände und Instrumente nicht gesäubert und ihre Operationsfräcke so lange getragen haben, bis sie vor Blut und Eiter steif geworden waren, nicht erwarten, daß sie auf einmal an die Geschichte von den bösen Bakterien glauben. Um die Antisepsis durchzubringen, braucht man eine neue Chirurgengeneration. Und dabei könnte Lister unter Umständen nur ein Anfang sein...«
»Wie verstehe ich das?« fragte ich.
»Sehr einfach, denke ich«, sagte er. »Lister hat die Bakterien nicht gesehen, sondern ihre Existenz vermutet. Genaugenommen hat er seine Methode gegen einen Feind entwickelt, den er nicht sah, dessen Lebensweise und schwache Stellen er nicht kannte. Jetzt hat Herr Koch die ersten Bakterien sichtbar gemacht. So wie ich die Systematik der Deutschen kennengelernt habe, werden sie so lange weiterarbeiten, bis sie alle Bakterien, die Wundkrankheiten erzeugen, sichtbar gemacht haben. Listers Methode ist reine Empirie. An ihre Stelle wird über kurz oder lang eine exakte wissenschaftliche Methode treten. Ich hörte schon von Ihrer Gattin, daß Sie Professor von Bergmann in Würzburg noch nicht persönlich kennen...«

Ich nickte.

»Ich denke, Sie sollten ihn kennenlernen«, sagte er. »Er kommt aus Dorpat in den baltischen Provinzen Rußlands und hat als Chirurg vor drei Jahren am Russisch-Türkischen Krieg teilgenommen. Dort gab es überhaupt kein Karbol. Bergmann hat aber zuverlässige und regelmäßige Heilungen damit erzielt, daß er schwerverletzte Beine und Arme, offene Wunden also, ohne sonst etwas daran zu tun, auf dem schnellsten Wege in saubere Gipsverbände packte. Bergmann arbeitet in Würzburg streng nach Lister. Er hat seit zwei Jahren das ganze alte Julius-Hospital auf den Kopf gestellt, um Listers Methode durchzuführen. Aber er ist einer der größten Systematiker, die ich in Deutschland getroffen habe, und er wird keine Ruhe geben, bis er herausgefunden hat, weshalb Wundbakterien auch ohne Karbolsäure unter Gipsverbänden keine Eiterungen erzeugen. Ich denke, daß es da noch Entdeckungen und Überraschungen geben könnte . . .«

»Ich denke auch«, sagte in diesem Augenblick Volkmann, der unbemerkt eingetreten war. Er kam auf uns zu, groß und schlank, mit mächtigem rotem Vollbart, in schottischkarierten Hosen, buntbesticktem Bratenrock und mit wehender roter Künstlerkrawatte, die Susans ganzes Entzücken war.

So ungewöhnlich wie sein Äußeres war auch Volkmann selbst: eine Mischung aus Energie, Zähigkeit und Rücksichtslosigkeit, deutscher romantischer Träumerei und grenzenloser, persönlicher Güte. Kaum fünfzigjährig, stand er schon unter dem Schatten einer Rückenmarkskrankheit, die ihn bis an sein frühes Ende quälen sollte. Aber er unterdrückte sein Leiden mit eiserner Härte. Im Kampf um eine Idee konnte er wild aufbrausen. Sein Eintreten für die Antisepsis hatte ihn mit Billroth in Wien verfeindet, der sein enger Freund gewesen war, sich aber gegen Listers Methoden gesträubt hatte. Der gleiche Mann aber hatte als hoher deutscher Militärarzt im Jahre 1871, während der Belagerung von Paris, die schönsten und zartesten Märchen geschrieben. Sein Märchenbuch »Träumereien an französischen Kaminen« hatte ihn berühmt gemacht. Als Professor der Chirurgie liebten ihn seine Schüler, weil er voll glühender Phantasie zu ihnen sprach. Seine Sensibilität war einer der Hauptgründe dafür gewesen, daß er nach dem Deutsch-Französischen Krieg (die Franzosen hatten von 13 175 Amputierten 10 000 durch Wundkrankheiten verloren; auf deutscher Seite hatte sich kaum ein Amputationsfall erholen wollen, und viele Feldspitäler hatte man kilometerweit an ihrem Gestank erkennen können) besonders verzweifelt nach einem Hilfsmittel

gesucht und sich nach anfänglicher Skepsis ganz und gar Lister verschrieben hatte. Man durfte ruhig sagen, daß er eine Schlüsselgestalt bei der Verbreitung der Antisepsis geworden war.
»Ich wollte zum Kaffee bitten«, sagte er und wandte sich mir zu. »Vorher darf ich Ihnen aber empfehlen, den Rat Ihres jungen Landsmannes zu befolgen und von Bergmann aufzusuchen. Bei ihm werden Sie nicht nur Karbolspray und Karbolverbände und die ganze übrige Listertechnik finden. Seit er die schwarzen Operationsschürzen seines Vorgängers, die nur deswegen schwarz waren, damit man Schmutz und Blut nicht so deutlich sehe, abgeschafft hat, tragen bei ihm sämtliche Ärzte und Schwestern weiße, ständig frisch gewaschene Kittel. Das ist ein völlig neues Bild. Sie sollten es sich ansehen. Sie werden dabei einen Mann finden, der eine große Zukunft hat. Doch nun darf ich bitten . . .«, sagte er schnell und führte uns in das angrenzende Zimmer.

Susan und ich verschoben in gnädiger Ahnungslosigkeit den Besuch in Würzburg bis zum Ende unseres Feriensommers in Frankreich. Aber statt dessen kam Susans furchtbare Krankheit, über die ich noch berichten muß. Der verzweifelte Kampf um ihr Leben und die folgende, lang anhaltende Erschütterung meines Glaubens an die unbeschränkte Entwicklungsfähigkeit und Macht der Chirurgie entfernten mich für lange Zeit von dem weiteren Verlauf des Kampfes um die Asepsis. Bergmann lernte ich erst Jahre später kennen. Immerhin blieb ich ihm nah genug, um verfolgen zu können, wie die Voraussagen an dem denkwürdigen Abend in Volkmanns Haus wunderbare Wirklichkeit wurden.
Ein »Mörder aus dem Dunkel« nach dem anderen wurde in den ersten Jahren, die auf 1880 folgten, aus seiner jahrtausendealten Verborgenheit ans Licht gezerrt. Diese teuflischen Erzeuger verschiedener Formen von Eiterfieber wurden entdeckt. Der Deutsche Fehleisen fand das Bakterium, das den Rotlauf erzeugt, eine besondere Streptokokkenform von außerordentlicher Widerstandsfähigkeit. Diese Widerstandsfähigkeit machte es verständlich, daß der Rotlauf sich so besonders schwer aus Hospitälern vertreiben ließ, in die er sich einmal eingenistet hatte. Carle Batton wies nach, daß auch der bestialische Wundstarrkrampf seine Ursache in einem Bazillus hat, und der japanische Koch-Schüler Kitasato entdeckte ihn: den Tetanusbazillus.
Breit schien der Weg für Listers Werk geöffnet. Die Besessenheit, mit der um diese Zeit noch Biologen und Chirurgen neue Theorien aufstellten, lediglich um dem Eingeständnis zu entrinnen, daß

tatsächlich lebende Keime die Eiterfieber, den Rotlauf und den Wundstarrkrampf erzeugten, wirkte nur noch gespenstisch und hatte den Charakter eines erbitterten Rückzugsgefechtes.
Das Bild dieses Rückzugskampfes, in dem eine ganze Epoche einer neuen weichen mußte, wirkt heute oftmals geradezu lächerlich. Aber in jenen Jahren, in denen sich die Umwälzung tatsächlich vollzog, war der Meinungsstreit zäh und von verbissenem Ernst erfüllt, sobald die damals führenden Geister aneinandergerieten. Auf dem breiten Felde der chirurgischen Praxis aber kamen noch andere Momente hinzu. Die vorwärtsdrängenden Kräfte hatten Listers Methoden übernommen und Kochs Entdeckungen zwangsläufig akzeptiert. Für die breite Masse der »chirurgischen Kärrner« in der ganzen Welt aber war Listers Verfahren zu umständlich und zu mühselig. Seine Sorgfalt widersprach der Grundthese ihrer Lehrzeit und ihrer gewohnten Arbeit: der Fixigkeit. Jede Theorie, die Listers Lehrsätze nicht unterstützte, war ihnen lieber als die Lehre Kochs. Die menschliche Trägheit, an der schon Semmelweis zugrunde gegangen war, bewies noch einmal ihre Macht.
Die Tatsache, daß das Karbol an zahlreichen Chirurgenhänden Hautschäden verursachte, die jeder Behandlung trotzten, nicht weniger aber die Tatsache, daß sein Versprühen durch den Spray gelegentlich Vergiftungen und Nierenschäden hervorrief, bildete einen gern aufgegriffenen Vorwand, um sich immer wieder den Unbequemlichkeiten der Listerschen Wundbehandlung zu entziehen. In zahlreichen Krankenhäusern wurde der Weg für die Karbolbehandlung erst durch den Tod ihrer alten Chirurgen frei. Andere Chirurgen kapitulierten erst, als die Patienten ihre übelriechenden Hospitäler einfach mieden.
Als Halsted seine Arbeit in New York aufnahm, war es ihm unmöglich, die antiseptische Operationspraxis im chirurgischen Amphitheater des Bellevue-Hospitals durchzuführen. Er sah sich gezwungen, im Garten ein sauberes Zelt zu errichten, um darin zu operieren. Im Presbyterian-Hospital kam es zu Kampf und Feindseligkeiten zwischen Halsted und dem dortigen Chirurgen Briddon, weil Halsted ihn im Amphitheater, vor den Studenten, auffordern mußte, endlich seine Hände zu waschen.
Es dauerte bis in die Mitte der neunziger Jahre – dann hatte Listers Wundbehandlung sich die Welt erobert. Und wie so häufig in der Geschichte der Wissenschaft, so schossen auch jetzt die Bekehrten weit über das Beispiel und das Ziel hinaus, das der so lange verkannte Meister gesteckt hatte.

Nicht nur die Instrumente wurden in Karbollösungen gelegt, nicht nur das Nahtmaterial schwamm in Karbol, nicht nur die Verbände waren mit Karbol durchtränkt; der Spray versprühte mehr Karbol, als Lister bei seinen Operationen jemals versprüht hatte, die Wunden, ja ganze Bauchhöhlen wurden mit Litern von Karbollösungen ausgeschwemmt. Eine Flut anderer antiseptischer Mittel gesellte sich zum Karbol, an der Spitze das Sublimat. Der Siegeszug des »Listerns« überschlug sich selbst.

Aber noch während dieser späte Siegeszug im Gange war und auf der einen Seite seine Triumphe, auf der anderen seine gefährlichen Übertreibungen zeigte, begann jene Entwicklung, die im Hause Volkmanns angekündigt worden war. Ihren Ausgangspunkt hatte sie hauptsächlich in Deutschland. Ihre wichtigste Quelle war tatsächlich die Klinik Bergmanns.

Lister hatte bekanntlich angenommen, daß sich die Keime der Wundkrankheiten in der Hauptsache aus der Luft auf die Wunden, Hände und Instrumente herabsenkten. Deswegen hingen ja die Nebel seines Karbolsprays wie Wolken über den Operationstischen. Bergmanns Assistenten Lange und Schimmelbusch nützten jetzt die technischen Möglichkeiten, die Koch geschaffen hatte, um die Luft auf ihren Gehalt an Keimen zu untersuchen. Das Ergebnis bedeutete eine große Überraschung. In der Luft ließen sich so gut wie keine Erreger der Wundkrankheiten finden. Man entdeckte nur harmlose Schimmel-, Hefe- und Spaltpilze. In einer halben Stunde senkten sich auf eine Wundfläche von 100 Quadratzentimetern aus der Luft nicht mehr als rund 70 Keime meist harmloser Art. Im Staub des Fußbodens dagegen, in einem einzigen Tropfen Sekret aus einer eiternden Wunde, an einem chirurgischen Instrument, das nach seiner Verwendung in einer infizierten Wunde nicht gesäubert wurde, oder an den Händen klebten Hunderttausende und Millionen von Keimen, zum großen Teil gefährlicher und gefährlichster Art. Die Bakterien, welche die Wundkrankheiten erzeugten, konnten also schwerlich der Luft entstammen. Sie gelangten offenbar weit eher durch unmittelbare Berührung mit Schmutz, mit Instrumenten und Händen in die Wunden. Semmelweis, der längst Vergessene, hatte also mit seiner »Kontaktinfektion« recht gehabt.

In der ganzen Welt verschwand Listers Spray in kurzer Zeit aus den Operationssälen. Lister selbst zögerte nicht, ihn im Jahre 1887 für überflüssig zu erklären. Es bestand kein Zweifel, daß Lister von einer weitgehend unrichtigen theoretischen Voraussetzung ausgegangen war. Aber für die Praxis seines Handelns war das ziemlich bedeutungslos. Indem er gegen die Keime in der Luft kämpfte, hatte er zwangsläufig, von Etappe zu Etappe weiterschreitend, auch die Keime an Händen, Instrumenten, Verbandstoffen, Ligaturen und Nahtfäden zu vernichten gesucht, die ja alle mit der Luft ebenso wie mit der Wunde in Berührung kamen und somit Zwischenträger der Keime sein konnten. Daß diese Keime auf Grund der neuen Erkenntnisse anderen Ursprungs waren, spielte im Endergebnis keine Rolle.

Wohl aber ergaben die Forschungen in Bergmanns Klinik ein neues Problem. Wie wirksam waren die Mittel, die Lister zum Kampf gegen die Keime eingesetzt hatte? Nichts war jetzt einfacher, als die sichtbar gemachten Keime beziehungsweise Bakterien zu Fäden zu züchten, diese Fäden in Karbolsäure oder Sublimat zu versenken und die Bakterien dann wieder auf Nährböden zu bringen, um an ihrem Wachstum oder Nichtwachstum zu erkennen, ob Karbol und Sublimat sie vernichtet hatten oder nicht.

Jetzt war man in der Lage, genau festzustellen, wie lange die Karbolsäure auf Bakterien und Sporen einwirken mußte, um sie zu töten. Nach Tagen, nach Stunden, nach Minuten ließen sich die notwendigen Einwirkungszeiten berechnen. Die Ergebnisse zeigten, daß zweiprozentige Karbolsäure innerhalb einer Minute Milzbrandbakterien vernichtete, daß aber sogar fünfprozentige Karbolsäure bei tagelanger Einwirkung nicht in der Lage war, irgendeinen Einfluß auf die Dauerformen der Bakterien, die Sporen, auszuüben.

Die Untersuchungen der Sublimatwirkungen ergaben verwandte Ergebnisse. Erklärten sich also die auch bei Listers Methode aufgetretenen Mißerfolge daraus, daß Karbol bestimmte Bakterien nicht beeinflußte? Die neueren Untersuchungen zeitigten jedoch noch andere Überraschungen. An Schmutz und an Fetten prallte die Wirkung der Chemikalien einfach ab. Die Bakterien hüllten sich darin ein wie in Schutzmäntel. Hatten deswegen alle mit Wachs eingeriebenen chirurgischen Nahtfäden und Ligaturen trotz tagelangen Eintauchens in Karbolsäure immer wieder Eiterungen erzeugt? Das Dunkel, in dem Lister, mehr seiner Intuition als exaktem Wissen folgend, noch zäh gekämpft hatte, lichtete sich.

Robert Koch wies im Laufe der Experimente nach, daß ein Mittel jede Karbollösung, jede chemische Verbindung in ihrer bakterienfeindlichen Wirkung weit übertraf: der strömende Wasserdampf. Der heiße Dampf tötet Bakterien und Sporen, die jede Einwirkung chemischer Lösungen überdauern. Da die Bakterien in fri-

sche Operationswunden nur durch Hände, Instrumente, Verbandmaterial eindringen können – so folgerte Bergmanns Assistent Schimmelbusch –, müßte es genügen, Instrumente, Verband- und Nahtmaterial strömendem Dampf auszusetzen, um absolute Keimfreiheit zu erzielen. Schimmelbusch übertrug seine Idee auf die Praxis. Er wurde ungefähr gleichzeitig mit dem Franzosen Terrier zum Schöpfer der Dampfsterilisation, die sich bald darauf die Operationssäle der ganzen Erde eroberte. Um die gleiche Zeit entwickelte der deutsche Chirurg Gustav Adolf Neuber, der seine Kieler Klinik zu einem antiseptischen Versuchshaus großen Stiles ausbaute, neue Instrumente. Sie besaßen nicht mehr die traditionellen Holzgriffe, welche den heißen Wasserdampf schlecht vertrugen. Sie bestanden ganz aus Metall und ließen sich in Wasser auskochen. Auch sie wurden Eigentum der ganzen chirurgischen Welt.
Doch an einer entscheidenden Stelle konnten kochendes Wasser und Wasserdampf ihre Wirkung nicht entfalten, an den Händen der Chirurgen. Zahllose Versuche wurden in der zweiten Hälfte der achtziger Jahre angestellt. Die Hände wurden gewaschen, gebürstet, mit sterilen Tüchern, Alkohol- und Sublimattupfern abgerieben. Damit erreichte man ein Höchstmaß an Sauberkeit. Aber vollständige Keimfreiheit gab es anscheinend nicht. Man versuchte, die Hände mit sterilen Pasten zu überziehen. Diese wurden jedoch während des Operierens brüchig. Der Deutschösterreicher Mikulicz, von dem später noch zu berichten sein wird, zog als erster in Dampf sterilisierte Zwirnhandschuhe über seine Hände. Aber sie durchweichten in kürzester Zeit bei der Arbeit und mußten ständig gewechselt werden.
Da, im Sommer 1890, kam eine scheinbar unbedeutende Nachricht aus Baltimore. Ihr Ursprung war die neu gegründete John-Hopkins-Universität. Und in ihrem Mittelpunkt stand William Stewart Halsted, nun Professor der Chirurgie in Baltimore. Halsted hatte das Problem der »sauberen Hände« gelöst.

Ich hatte Halsted seit der kurzen Begegnung in Halle nicht mehr gesehen, als ich im Juni 1886 in New York, während eines zufälligen Ganges in der 25th Street zwischen Madison und Fourth Avenue, an dem Haus vorüberkam, in dem er zusammen mit Dr. Thomas McBride wohnte.
Ich hatte an jenem Junitag kurz entschlossen geläutet, aber nur McBride vorgefunden, der ein paar Jahre älter als Halsted war und auch zu den gesuchtesten und wohlhabendsten Ärzten New

Yorks gehörte. Mit einer gewissen Zurückhaltung, wenn nicht Verlegenheit, hatte McBride mir mitgeteilt, daß Halsted sich zur Erholung in ein Hospital nach Providence begeben habe. Der Zeitpunkt von Halsteds Rückkehr sei ihm nicht bekannt. Auch über die Art der Krankheit wollte er sonderbarerweise nichts wissen. Einmal aufmerksam geworden, hatte ich dann binnen weniger Tage erfahren, daß Halsted an sich selbst Versuche mit Kokain unternommen hatte, das damals als lokales Schmerzbetäubungsmittel im Kommen war, und kokainsüchtig geworden war. Die Kur, der er sich damals unterwarf, war eine Entziehungskur, und zwar nicht die erste. Es sei mir erlaubt, diesen tragischen Akt in Halsteds Leben später zu erzählen, wenn es um die sehr eigenartige Geschichte der Entdeckung der örtlichen Schmerzbetäubung geht. Damals war so gut wie nichts über ihn zu erfahren, und jeder erweckte den Eindruck, als halte er Halsted wegen seiner Kokainsucht für unheilbar und damit für abgeschrieben. Als ich im Frühjahr 1890 zum erstenmal nach Baltimore kam, um mir die John-Hopkins-Universität und den fast vollendeten Bau des dortigen Hospitals anzusehen, war ich deshalb nicht wenig überrascht, Halsted als Professor der Chirurgie an der neuen Medizinschule vorzufinden. Als ich Halsted wiedersah, lebte er in zwei Räumen im dritten Stock des Hospitals. Wenn sein Wesen auch durch den in New York erlittenen Schock einige Veränderungen erfahren hatte, so war sein ausgeprägtes Gefühl für Eleganz und Lebensstil nicht verlorengegangen. Die Wände des Wohnraumes hatte er so oft umstreichen lassen, bis sie haargenau seinem Geschmack entsprachen. Der Raum erweckte mit seinen alten, wertvollen Möbeln und dem offenen Kamin den Eindruck vornehmer Eleganz. An einer Wand hing eine große Kopie der Sixtinischen Madonna.

Als er mich zu einem Kaffee in seine Räumlichkeiten einlud, war ich nicht wenig überrascht, eine Frau vorzufinden, die den Kaffee bereitete. Der Kaffee mußte aber auf eine besondere Weise zubereitet werden. Halsted scheute sich nicht, selbst jede zu blaß gebrannte Bohne mit der gleichen Genauigkeit aus dem ungemahlenen Kaffee herauszusuchen, mit der er vor einem Dinner Falten aus einem Tischtuch bügelte oder die experimentellen Vorbereitungen zu einer neuen Operationsmethode betrieb.

Ich bemerkte, daß die junge Frau die Art der Kaffeezubereitung bereits zu Halsteds Zufriedenheit beherrschte. Halsted stellte sie vor als Miß Caroline Hampton, Chefnurse des Operationssaales. Sie fiel mir nicht nur durch ihre gepflegte Schönheit, sondern auch durch eine vornehme Haltung auf, die fast etwas von der korrektfreundlichen Würde Halsteds hatte, aber durch eine Portion südlichen Charmes gemildert war. Aus den wenigen Sätzen, die sie sprach, mußte man auf eine gute Erziehung und Bildung, aber auch auf Energie schließen. Sie entfernte sich nach kurzer Zeit – ganz und gar Dame.

Halsted verlor kein Wort über persönliche Dinge. Er erzählte einiges über seine Pläne bezüglich der chirurgischen Behandlung der Schilddrüsenkrankheiten und des Brustkrebses und über die Idee, »John Hopkins« zur Keimzelle einer wissenschaftlich betriebenen Chirurgie in Amerika zu machen. Aber kein einziges Wort fiel darüber, daß er gerade eine sehr wichtige Erfindung für die möglichst lückenlose Verwirklichung der Asepsis gemacht hatte: den Gummihandschuh.

Später wurde mir klar, weshalb er darüber geschwiegen hatte und auch bis an das Ende seines Lebens – wenige nebensächliche Bemerkungen ausgenommen – schwieg. In der Geschichte dieser Erfindung mischte sich das Sachliche mit dem Allerpersönlichsten, das er so gerne mit einer Mauer umgab. Dieses Allerpersönlichste aber verkörperte sich in Caroline Hampton, die Halsted am 4. Juni 1890, also kurze Zeit nach meinem Besuch, geheiratet hatte.

Sicherlich wird die Geschichte von Halsteds Erfindung immer zu den zauberhaftesten Episoden zählen, welche den Weg der Chirurgie begleiten. Miß Hampton war im Frühjahr 1889 als frisch ausgebildete Schwester vom New-York-Hospital nach Baltimore gekommen. Anscheinend hatte ihr aristokratisches Wesen von vornherein großen Eindruck auf Halsted gemacht. Sie entstammte einer wohlhabenden Pflanzerfamilie aus dem Süden. Tanten hatten sie in der Lebensart des Südens erzogen, bis ihr starker Eigenwille sich gegen Einsamkeit und Bevormundung empörte und sie auf eigene Verantwortung nach New York trieb, um Schwester zu werden. Halsted hatte sie aus seiner aufkeimenden Sympathie heraus zur Chefnurse des Operationssaales gemacht, nur um es der stolzen Schönheit zu ersparen, sich der Oberschwester unterwerfen zu müssen. In dieser Funktion hatte sie endgültig Halsteds gepanzertes, scheues Herz erobert.

Im Winter 1889/90 hatten sich an der Haut von Carolines Händen gewisse Veränderungen gezeigt. Unzweifelhaft bildete das Sublimat, das zur Desinfektion der Hände im Operationssaal verwendet wurde, die Ursache. Es erzeugte Ekzeme, die sich ständig weiter ausbreiteten. Auch die Arme wurden befallen. Gegen Ende des Jahres blieb Caroline nur die Wahl, entweder der ekzematösen Zerstörung ihrer Hände zuzusehen oder den Operationssaal und damit »John Hopkins«, Baltimore und Halsted zu verlassen. Da Halsted niemals darüber sprach, was in jenen entscheidenden Augenblicken in seinem Herzen vorging, darf man nur vermuten, daß die tief verborgene Furcht, Caroline aus seiner Nähe entschwinden zu sehen, seine Erfindungsgabe beflügelte. Wenige Tage später jedenfalls stand er vor Caroline und überreichte ihr ein Paar Handschuhe aus ungewöhnlich dünnem Gummi, welche die Hände schützten und sie doch bei ihrer Arbeit nicht behinderten. Niemals hatte es bis dahin derartige Handschuhe gegeben. Die Gummihandschuhe, die die Anatomen gelegentlich trugen, waren aus derbem, unhandlichem Material, unbrauchbar, um damit am lebenden Menschen zu operieren oder auch nur bei Operationen zu assistieren. Die Handschuhe Halsteds jedoch – in seinem Auftrag eigens von der Goodyear-Rubber-Company angefertigt – waren leicht und zart wie eine zweite dünne Haut. Caroline trug sie von jenem Tage an. Sie wurden durch Dampf sterilisiert. Die Hände darunter benötigten kein Sublimat mehr. Als Caroline Hampton als Halsteds Frau ihren Platz im Operationssaal verließ, blieben die Handschuhe zurück. Sie, die sozusagen als »Handschuhe der Liebe« geboren wurden, verwandelten sich an Assistentenhänden zu einem unentbehrlichen chirurgischen Handwerkszeug.

Die Gummihandschuhe haben sich bald die Operationssäle der Welt erobert und eine bedeutsame Lücke im System der Asepsis geschlossen. Die Chirurgie war gerüstet, ihre Arbeit auf jedes Organ des menschlichen Körpers auszudehnen, auch auf das Verborgenste und für Infektion anfälligste. Die zweite große Barriere, die ihre Entfaltung gehemmt hatte, war unwiderruflich überwunden.

FRÜCHTE

Susan

Ich erwachte in jener Nacht wie nach einem schrecklichen Traum. Der Platz neben mir, auf dem sonst Susan lag, war leer. Ich sah, daß die altertümliche Glastür zum Garten weit geöffnet war. Von einer unerklärlichen Angst erfaßt, stand ich auf, warf den Morgenmantel um und trat in den Garten hinaus. Fast taghell lag das Gelände bis zur Küste da, und Susan lehnte, nur in ihr dünnes Nachthemd gehüllt, den Kopf in die hochgehobenen Hände vergraben, an einem der halb verfallenen, überwucherten Pfeiler, die den Garten begrenzten. Sie bemerkte mich erst, als ich dicht hinter ihr stand und meine Hand nach ihr ausstreckte.
»Susan«, flüsterte ich, »was ist geschehen, um Gottes willen – was ist geschehen?«
Aber sie schüttelte nur den Kopf. »Nichts«, flüsterte sie zurück, »nichts.«
Ich spürte, daß sie zitterte. Auf meinen Armen trug ich sie ins Haus zurück. Ich legte sie in die Kissen, zog ihr die Decke bis zum Hals hinauf und beugte mich über ihr Gesicht.
»Susan«, drängte ich, »irgend etwas ist doch geschehen, irgend etwas muß geschehen sein. Was verbirgst du vor mir?«
Aber mein angstgehetztes Drängen war vergebens. Ich spürte, wie sie ihre Fassung zurückgewann, wie die Maske der Beherrschung auch die letzte Spur von Schrecken oder Angst aus ihrem Gesicht vertrieb.
»Ich sage dir nichts ...«, flüsterte sie, »weil gar nichts zu sagen ist.«
Dies alles geschah in einer der letzten Mainächte des Jahres 1880 in dem französischen Fischerdorf, in dem Susan und ich ein Häuschen gemietet hatten, weil ich mich von einer afrikanischen Reise erholen wollte. Der folgende Morgen war so schön wie die meisten Morgenstunden, in denen wir aufwachten, sobald der rote Glutball der Sonne seine ersten Strahlen auf die Mauern und Treppen des Mont-St.-Michel warf und das kaum bewegte Meer aufleuchten ließ.
Susan saß draußen auf der Terrasse vor dem Kaffeetisch und sah auf die See hinaus. Sie schien mir immer noch ungewöhnlich blaß und schmal, und ich dachte plötzlich an die alte Erfahrung,

wonach wir Veränderungen an Menschen, mit denen uns das tägliche Leben verbindet, selten rechtzeitig bemerken. Um ihre Lippen schien ein schmerzlicher Zug zu liegen, der mir neu war. Ihr Hals wuchs fast mager aus ihrem Kleid hervor. Täuschte ich mich? Hatte ich diese Veränderungen wirklich nie zuvor bemerkt, oder handelte es sich nur um eingebildete Veränderungen?
Als sie mich bemerkte, überzog ihr Gesicht sich sofort mit jenem Lächeln, das ich so gut kannte, weil ich es an keinem Morgen unseres gemeinsamen Lebens vermißt hatte. Während des Frühstücks fiel mir auf, daß Susan nur Zwieback und etwas Milch zu sich nahm.
»Dir fehlt doch etwas«, drängte ich von neuem. »Fühlst du dich nicht wohl? Bist du etwa krank?«
»Du bist fast widerwärtig zäh mit deinen Fragen«, lächelte sie. »Ich habe zuviel gegessen gestern abend. Mein Magen kann einige Schonung vertragen.«
»Deswegen diese Nacht . . .?«
Mit einem Gefühl ungeheurer Erleichterung zog ich ihre schmale bräunliche Hand zu mir herüber, während eine Woge der Zärtlichkeit mich überschwemmte.
Ich habe mir bis heute nicht jene Blindheit verziehen, die mich in den kommenden Wochen auszeichnete. Ich beobachtete scherzend Susans diätetische Versuche, mit denen sie – nach ihrer Darstellung – die Folgen ihrer Überfütterung auf dem Mont-St.-Michel kurierte. In leichteren Krankheitsfällen hatte sie sich immer nach eigenen Rezepten behandelt, und zwar ausgiebig und streng. Diese Erfahrung trug zu meinen Selbsttäuschungen bei. Ich übersah die Zeichen des Leidens oder der Angst, die auch in jenen Wochen hier und da einmal den Vorhang von Susans ungeheurer Selbstbeherrschung durchbrochen haben müssen.
Susan war dreißig Jahre alt. Sie stand in der Blüte ihres Lebens. Als drei Wochen vergangen waren und ich sie immer noch Brei und Zwieback essen sah, brachte ich sie mit Überredung und Gewalt sowie mit der Begründung, daß sie jetzt genug Süppchen zu sich genommen habe, in das kleine Gasthaus, ein paar Meilen südlich an der Küste, zu dem selbst die Feinschmecker aus Paris hinausfanden. Sie aß, was ich ihr zubereiten ließ, das zarteste Fleisch, das zarteste Gemüse. Und dazu trank sie den leichtesten roten Wein. Aber ich glaube heute nicht mehr daran, daß sie es gänzlich ohne Versuch der Abwehr und ohne verräterische Anzeichen der Angst vor den Folgen tat. Ich bemerkte diese Zeichen nur nicht.

Ich erwachte mitten in der Nacht, so wie ich wenige Wochen zuvor erwacht war, aber nicht durch einen Traum, sondern durch ein Geräusch. Es war die Glastür, die – anscheinend durch einen Windzug – bewegt worden war. Als ich auf das Kissen neben mir blickte, war es leer, so wie es schon einmal leer gewesen war. Die Angst, die ich in jener vergangenen Nacht empfunden hatte, überfiel mich mit solcher Gewalt, daß mein Herz wie rasend hämmerte, während ich mich erhob und hinausstürzte.

Der Mond schien so hell wie in jener ersten Nacht. Aber der Garten war leer und verlassen.

Erst nach einer Weile hörte ich aus dem kleinen Anbau, den wir zum Erstaunen der Nachbarn zum Bad hatten umbauen lassen, das quälende Geräusch des Erbrechens.

Ich überhäufte mich mit Anklagen und Selbstvorwürfen. Aber sofern meine Gedanken um die Ursache des Leidens kreisten, das Susan – Gott mochte wissen, wie lange schon – peinigte, schlugen sie eine merkwürdige Richtung ein, die sich plötzlich, wie aus einem seit Jahren, seit dem Tod unseres kleinen Tom, tief vergrabenen Komplex versteckter Wünsche heraus vor ihnen auftat.

Ein Kind, dachte ich, nach so vielen unfruchtbaren Jahren, nach so vielen vergeblichen Hoffnungen erwartete Susan ein Kind...

In dem gleichen Maße, in dem diese Vorstellung von mir Besitz ergriff, verlangsamte sich der hastige Schlag meines Herzens.

Eine lange Zeit verstrich. Dann hörte ich Susans leisen Schritt. Ich hörte ihren Atem und fühlte, wie sie ins Bett glitt – mit einem leisen, unterdrückten Seufzer, der mein Herz plötzlich wieder schneller schlagen ließ.

Ich war mit einem Male nicht mehr in der Lage, zu warten und zu schweigen. »Bitte, verzeih mir«, flüsterte ich. »Bitte – ich habe es nicht gewußt.«

Sie erschrak und fuhr zurück. »Du bist wach?«

Ich suchte ihre Hände und küßte sie. »Ja«, sagte ich. »Ich habe etwas Furchtbares getan in den letzten Tagen. Sag mir, war es nur heute nacht oder auch vorher schon...?«

»Auch vorher schon«, sagte sie, so als gebe sie den Versuch, ihre Leiden vor mir zu verbergen, auf.

»Und in der Zeit, in der du nur Diät gegessen hast?«

»Dann nicht... so...«, flüsterte sie...

»Hast du schon daran gedacht, daß ein Kind die Ursache ist...?«

Es war plötzlich sehr still.

»Mein Gott...« Ich spürte, wie ihr ganzer Körper mit einer plötzlichen Anstrengung zu mir herüberglitt. Ich fühlte ihr Gesicht

ganz nah und sah im Mondlicht ihre tränenüberströmten Augen. »Mein Gott ...« Sie schüttelte sich vor Weinen, und ich dachte, es sei Freude, Freude und nichts weiter als Freude.
Seit wir uns an der Küste eingemietet hatten, fuhr Susan in Abständen von etwa sechs Wochen nach Rennes, um Einkäufe zu machen. Sie hatte diese Einkäufe immer allein erledigt. Als sie sich jedoch diesmal anschickte zu fahren, wollte ich sie durchaus begleiten. Aber sie bestand so fest darauf, allein zu fahren, und versicherte mit so strahlendem Lächeln, wie wohl sie sich fühle, daß ich mein Drängen schließlich aufgab. Als sie unser Häuschen verlassen hatte, überfiel mich jedoch eine derart peinigende Unruhe, daß ich lange hin und her ging und mich schließlich vor Susans kleinen Schreibtisch setzte, so als sei dadurch irgendeine Verbindung zu der Abwesenden hergestellt.
Ich saß schon eine ganze Weile dort, als ich mit den einzelnen Blättern von Susans Kalender zu spielen begann und mein Blick wie zufällig auf einige Zeilen fiel, die auf der Rückseite des »10.-Juli«-Blattes standen, das ich beim Blättern umgebogen hatte. Ich hätte diese Zeilen wahrscheinlich nicht näher ins Auge gefaßt, wenn mir nicht die Bezeichnung »Dr.« aufgefallen wäre. Ich drehte den Kalender völlig herum und las den Namen »Dr. Vauban«. Die anderen Zeilen betrafen Vorbereitungen für die Einkäufe in Rennes.
Ich verbrachte einen ruhelosen Abend und eine noch ruhelosere Nacht.
Endlich am folgenden Mittag kam Susan zurück. Meine Augen hingen an ihrem Gesicht, so als stünde in diesem Gesicht die Geschichte ihres Besuches bei Dr. Vauban geschrieben. Susan stürzte auf mich zu und umarmte mich, als sei ich eine rettende Insel in einem Meer, in dem sie zu versinken drohte.
»Ich werde dich nie mehr verlassen ...«, flüsterte sie. »Ich will keinen Tag und keine Stunde mehr ohne dich sein. Ich will jeden Tag und jede Stunde mit dir genießen, solange die Sonne scheint ...«
Abends, als ihr Kopf auf meinem Arm lag, sagte sie: »Laß uns dieses Jahr früh nach New York zurückfahren! Ich habe ein bißchen Sehnsucht ...«
Wollte sie, daß das Kind drüben geboren wurde? Oder was bewegte sie sonst? »Wenn du magst, könnten wir gleich fahren«, sagte ich.
Während ich sprach, ahnte ich nicht, mit welcher Heftigkeit sie auf mein Angebot eingehen würde.

»Ja, bitte«, sagte sie, »ja, bitte, laß uns fahren . . .«
»Dann werde ich morgen nach Paris fahren«, sagte ich, »und dort alles vorbereiten. Wir könnten in ein paar Wochen reisen . . .«
Ich dachte jedoch nicht an Paris, sondern an Rennes und Vauban. Ich wollte die Reise nach Paris nur als Vorwand benutzen, um Vauban aufzusuchen und ihn nach Susans Zustand zu befragen.
Ich fuhr am folgenden Morgen ab, ohne daß Susan Verdacht geschöpft hätte. In Rennes verließ ich den Zug, mietete einen Wagen und ließ mich zu Dr. Vauban fahren. Vauban machte gerade Besuche bei den Patienten, und ich hatte fast zwei Stunden zu warten. Als Vauban endlich kam, empfing er mich sofort. Er war ein Mann aus der alten Schule der Praktiker, der allerdings in Paris eine eingehende klinische Schulung erfahren hatte. Er betrachtete mich mit einem Ernst, der ein Gefühl des Unbehagens in mir erweckte.
Er sah mich auf eine sonderbare Art und Weise an. »Sie haben eine sehr tapfere Frau . . .«, sagte er.
»Tapfer«, sagte ich, weil ich nicht begriff, was er meinte. »Ja – natürlich«, sagte ich. »Sie ist zu tapfer, um mich immer an ihren Sorgen teilnehmen zu lassen. Sie besuchte Sie ohne mein Wissen. Ich habe nur durch Zufall davon erfahren . . .«
Er richtete sich auf. »Sie wissen also nichts von meiner Diagnose?« fragte er.
»Nein«, sagte ich, »seit mir die Anfälle von Übelkeit bekannt geworden sind, vermute ich eine Schwangerschaft. Wir haben vor vier Jahren unser einziges Kind verloren . . .«
»Schwangerschaft«, sagte er, und ein Klang echter Ratlosigkeit schlich sich in seine Stimme. »Ich verstehe, daß angesichts der Jugend Ihrer Frau dieser Gedanke am nächsten liegt, aber trotzdem . . .«
»Ich verstehe Sie nicht«, murmelte ich, »ich verstehe Sie nicht . . .«
»Ihre Frau hat ihren Zustand besser beurteilt als Sie«, sagte er. »Von einer Schwangerschaft kann, wenn ich das so hart sagen darf, keine Rede sein. Ich nehme an, daß ich zu Ihnen so offen sein soll, wie es Ihre Frau von mir sich selbst gegenüber so lange forderte, bis ich nachgab . . .«
Ich nickte stumm.
»Ihre Frau hat ein Magenleiden. Sie hat eine Geschwulst am Pylorus, die – was selten genug ist – sich sehr leicht tasten läßt und die Ihre Frau selbst schon getastet hatte, bevor sie zu mir kam. Diese Geschwulst muß in den letzten Wochen sehr schnell gewachsen sein. Sie hat den Magenausgang so stark verengt, daß

er nur noch leichte und flüssige Nahrung in das Duodenum passieren läßt.«
Vauban wartete eine Weile. Als ich kein Wort über die Lippen brachte, fuhr er fort: »Der Palpation und dem ganzen klinischen Befund gemäß muß man leider annehmen, daß es sich um eine bösartige Geschwulst handelt. Aber auch wenn es sich um eine gutartige Geschwulst handelte, bliebe die Prognose im Grunde die gleiche. Das Leiden würde sich in diesem Fall nur länger hinziehen. Ihre Gattin ist sich klar darüber, daß unsere Wissenschaft in ihrem Falle bis heute kein Heilmittel kennt. Sie hat wohl nur den einen Wunsch, noch lebend ihre amerikanische Heimat zu sehen. Ich nehme an, daß Sie ihr diesen Wunsch erfüllen wollen . . .«
In diesem Augenblick brach ich aus dem Dunkel aus, das sich über mich gesenkt hatte. »Ich glaube Ihnen nicht«, sagte ich, »ich glaube Ihnen nicht . . .«
Es war echte, wilde Verzweiflung, die aus mir herausbrach. Sie empörte sich gegen mein besseres Wissen, gegen mein Gefühl, daß Vauban die Wahrheit sagte. Noch während ich aus dem Dunkel der Verzweiflung heraus um mich schlug, registrierte mein Verstand das Wissen, das ich über die Chirurgie des Magens besaß. Der Name Péan fiel mir ein, Professor Péan, Paris, Hôtel St. Louis, und ein paar andere, weniger berühmte Namen von Männern, Namen von Städten, Titel gelesener oder noch ungelesener wissenschaftlicher Arbeiten und darunter vor allem der Titel einer Arbeit Péans.
»Herr Kollege . . .«, rief Vauban, »so fassen Sie sich doch . . .«
»Ich danke für Ihre Bemühungen«, sagte ich mühsam, »verzeihen Sie bitte meinen Ausbruch . . . Ich möchte nur noch eine Bitte äußern . . .«
»Aber bitte!«
»Während ich auf Sie wartete«, sagte ich, »sah ich, daß Sie die ›Gazette des Hôpitaux‹ aus Paris beziehen und in Ihrem Wartezimmer gebündelt aufbewahren. Könnte ich vielleicht den Jahrgang 1879 einmal durchblättern . . .«
Er sah mich verwundert an. »Gewiß«, sagte er, »ich verstehe zwar nicht den Zusammenhang mit dem Problem, über das wir gerade gesprochen haben. Aber selbstverständlich steht Ihnen der Jahrgang zur Verfügung . . .«
Als ich Vaubans Haus verließ, war mir, als wiche ein Schleier von meinen Augen, ein Schleier, der mir offenbar Dinge verborgen hatte, die ich hätte sehen müssen. Die Erinnerung an den Tod von Susans Mutter, die, kaum sechsunddreißig Jahre alt, an einem

»unbekannten Magenübel, wahrscheinlich einer chronischen Dyspepsie«, zugrunde gegangen war, schlich sich teuflisch an mich heran.
War ich ahnungslos und blind gewesen – ich, der ich neben Susan lebte und die Geschichte ihrer Familie kannte?
Ohne nach links und rechts zu sehen, blind für meine Umwelt, ging ich durch die alten Straßen, bis ich den Stadtrand erreicht hatte und mich draußen, wo niemand mich mehr sah, an den Rand eines Busches setzte. Hier griff ich nach der Zeitschrift, die ich aus Vaubans Haus mitgenommen hatte.
Ich schlug das Heft auf. Ich blätterte. Dann las ich – so unwirklich es auch klingen mag – hier, am Rande einer kleinen französischen Stadt, den Bericht, den Jules Emilie Péan, der messergewandte und von Legenden umwobene Operateur des Hôtel St. Louis, wenige Monate zuvor unter dem Titel »Die Entfernung der Geschwülste des Magens« durch die Gastrektomie« veröffentlicht hatte. Ich hatte ihn wie vieles andere flüchtig durchgesehen und zu Hause zum genaueren Studium zurückgelegt, Titel und ungefähren Inhalt aber so fest in meinem Gedächtnis aufbewahrt, daß die Erinnerung daran in dem Augenblick, in dem Vauban mir seine tödliche Diagnose mitgeteilt hatte, sozusagen automatisch in mir wachgeworden war.
»Die bösartigen Geschwülste des Magens«, schrieb Péan, »sind äußerst häufig. Da diese Tumoren tödlich sind, haben sich die Kliniker wenig damit befaßt ... Was ein chirurgisches Eingreifen anbelangt, so wird dieses beim gegenwärtigen Stand für unmöglich gehalten ... Was uns betrifft, haben wir uns immer geweigert, einzugreifen, um diese Tumoren zu entfernen ...«
Aber schon mit dem nächsten Satz kündigte Péan seinen erstmaligen Sprung über die Barriere an.
»Um diese unsere Verhaltensregel zu ändern«, schrieb er, »bedurfte es des verzweifelten Willens eines Kranken, der an einer so vollständigen Verengung des Pylorus (Magenausgangs) litt, daß seit mehreren Wochen jede Nahrung, die in den Magen gebracht wurde, nicht weiter in den Zwölffingerdarm gelangen konnte. Seit mehr als fünf Tagen wurden alle Nahrungsmittel, sogar die flüssigen, erbrochen, sobald sie durch den Mund aufgenommen wurden. Lediglich Nährklistiere wurden teilweise behalten. Seine furchtbaren Leiden hatten ihn so weit getrieben, daß er Selbstmord begehen wollte, wenn wir nicht wenigstens versuchten, ihn aus seiner entsetzlichen Lage zu befreien. Es war zu befürchten, daß seine Kräfte nicht mehr ausreichen würden, die

geringste Verletzung oder die leichteste Peritonitis zu überstehen
... Wir sind jedoch schon oft Zeugen überraschender Erholung bei
Kranken gewesen, denen wir die Magennährfistel anlegten ...,
daß wir schließlich dem Wunsch des Kranken, seiner Familie und
seines Arztes ... nachgaben. Die Operation wurde am 9. April
1879 im Hause Frère St.-Jean de Dieu ausgeführt ...
Ein Einschnitt, fünf Finger breit, wurde etwas links vom Nabel,
von oben nach unten führend, vorgenommen ...« So lautet der
genaue Inhalt jenes Berichtes von Péan, den ich damals voller Hast
überflog. »Nachdem die Bauchhöhle eröffnet war, erkannten wir
..., daß der Magen hypertrophiert war und fast den ganzen Leib
ausfüllte ... Wir zogen den Pylorusteil des Magens etwas gegen
die Mittellinie ... Dieser Zug ließ bald die Geschwulst hervortreten, deren Zentrum im Pylorus stak, während die Enden bereits in
den Magen und den Zwölffingerdarm ausstrahlten ... Der Tumor
hatte eine wurstförmige Gestalt ... und maß sechs Zentimeter im
Durchmesser ... Es war leicht festzustellen, daß der Verdauungs-
weg an dieser Stelle völlig geschlossen war ... Wir trennten dann
den Magen und den Zwölffingerdarm oberhalb und unterhalb der
Geschwulst ab ... Da wir verhindern mußten, daß die Flüssigkeit,
die sich noch im Magen befand, in die Bauchhöhle austrat, hatten
wir den Magen in der Nähe des trennenden Schnitts mit einem
langen Trokar punktiert, durch den die Flüssigkeit unter metho-
dischem Druck und durch das Narkoseerbrechen ausströmte ...
Dank der Geschicklichkeit unserer Assistenten konnten wir die
Wunde der Bauchhöhle schließen, ohne daß es nötig gewesen
wäre, eine Säuberung der Bauchhöhle durchzuführen ... Die
Operation hatte zweieinhalb Stunden gedauert ...«
Ich beachtete damals gar nicht, was mir heute während des
Nachlesens sofort bewußt wird: wie lückenhaft Péans Bericht war,
und daß er zum Beispiel gar nichts darüber aussagte, wie Magen
und Darm zusammengefügt worden waren und welche Nähte
Péan gewählt hatte. »Der Kranke wurde bedeckt und warm
gehalten«, so berichtete Péan. »Am Ende des zweiten Tages
brachten wir ihn dazu, Nahrung aufzunehmen ... Er nahm die
Speise mit Appetit zu sich und behielt den größten Teil davon.
Das blieb am dritten Tage genauso, nur wurden einige der Speisen mit etwas Galle erbrochen, ein Zeichen dafür, daß die Verbindung zwischen dem Magen und den tieferen Teilen des Ver-
dauungskanals wiederhergestellt war ... Der Puls blieb während
dieser Tage schwach ... Wir glaubten, daß die Schwäche durch
den Aushungerungszustand hervorgerufen wurde, und deshalb

gaben die Doktoren Brochim und Bernier eine Bluttransfusion ... Der Kranke gewann etwas Farbe zurück ... Da am nächsten Tag der Puls wieder sehr schwach war, führte Dr. Bernier auf unseren Wunsch hin eine zweite Transfusion von 80 Gramm durch. Nährflüssigkeit, so nahrhaft wie möglich, wurde durch Mund und Rectum eingeführt und behalten ... Unglücklicherweise zeigten sich in der Nacht vom vierten zum fünften Tage neue Symptome von Schwäche, und bis zum nächsten Morgen bereiteten wir eine dritte Transfusion vor ... Wir kamen nicht mehr dazu ... Unter unseren Augen starb er an Schwäche und Aushungerung ... Es wäre von größtem Interesse gewesen, eine Autopsie durchzuführen, um festzustellen, ob ... die Nähte des Magens durch die Verdauung angegriffen wurden, um zu sehen, ob der vergrößerte Magen sich zurückgebildet hatte ... Unglücklicherweise widersetzte sich die Familie trotz unserer wiederholten Bitten auf das entschiedenste ... Obwohl wir keine Befürworter des Magenschnitts in diesen Fällen sind, möchten wir doch Versuche autorisierter Chirurgen, zahlreichen Kranken den schnellen und sicheren Tod zu ersparen, nicht mißbilligen ... Unserer Ansicht nach ist die Operation in den Fällen, in denen der Krebs auf den Pylorus beschränkt ist und der Tod durch Verhungern droht, wohl berechtigt ... Für den Eingriff müssen aber die Kranken noch genügend Kräfte haben, um eine derart schwere Operation zu ertragen ...«
Péan schrieb also ganz deutlich, daß er an den Erfolg glaubte, wenn ein Kranker so frühzeitig zu ihm kam, daß er noch Kräfte genug besaß ...
Wie aber stand es mit Susan? Noch war Susan nicht erschöpft. Wenn es irgendeinen Fall gab, der nach Péan zu Hoffnungen berechtigen mußte, dann Susan. Die Lage was also keineswegs hoffnungslos.
Ich beschloß, die Täuschung der Fahrt nach Paris als einen Wink des Schicksals zu betrachten, die Täuschung zur Wirklichkeit zu machen und Péan aufzusuchen, um von ihm die Gewißheit zu erlangen, daß er Susan operieren würde, sofern es wirklich notwendig werden sollte.
Damals gehörte der Name Jules Péan längst zu den Namen, die man einfach zu kennen hatte. Sein Ruhm als Chirurg hatte sich schon weit über Frankreichs Grenzen hinaus verbreitet. Sicherlich war er einer der gesuchtesten Chirurgen, über die Frankreich verfügte.
Die Tatsache, daß Péan nach dem Vorbild von Wells im Jahre 1864 zum erstenmal in Frankreich die Operation einer Eierstock-

geschwulst wagte, hatte die Grundlage für seinen Ruhm innerhalb Frankreichs gelegt. Schon vorher, 1862, hatte Péan die scherenartige Gefäßklemme eingeführt, die von bahnbrechender Bedeutung für das Vordringen der Chirurgie in gefäßreiche, stark durchblutete innere Teile des menschlichen Körpers wurde. Unbestritten war auch seine Entdeckung der Methode, Uterusgeschwülste und schließlich den ganzen Uterus ohne Eröffnung der Bauchdecke durch die Vagina zu entfernen.

Vor einer Anzahl von Jahren hatte ich Péan bei einigen Operationen in dem stets überfüllten Operationssaal von St.-Louis gesehen, wo er jedesmal mit wildem Getrampel und Händeklatschen empfangen wurde. Ich hatte ihn als einen nur mittelgroßen, aber breit und mächtig gebauten Mann mit dunkel blitzenden Augen in Erinnerung, dessen immens große Hände mit außergewöhnlicher technischer Geschicklichkeit, ja Virtuosität arbeiteten, obwohl ein Finger seiner rechten Hand durch Ankylose versteift und daher unbrauchbar geworden war.

Der Tag nach meiner Ankunft war trüb. Als ich nach einer beinahe schlaflosen Nacht ans Fenster meines Hotels trat, hingen grauschwarze Wolken tief über Paris. Es regnete in Strömen, und die niederdrückende Erkenntnis meiner Situation zwischen Verzweiflung und Hoffnung überfiel mich mit voller Gewalt.

Ich erfuhr, daß der Samstag immer noch Péans Operationstag im Hôpital St.-Louis war und daß ich ihn, wenn ich ihn sofort sehen wollte, dort mit Sicherheit antreffen würde.

Ich ließ mich in die Vorstadt du Temple fahren, an deren äußerstem Ende der alte Hospitalbau lag. Beim Pförtner erfuhr ich, daß Péan bereits operiere. Der Weg zum Operationssaal war mir bekannt. Als ich eintrat, sah ich mich wieder einigen hundert aufmerksam lauschenden Menschen gegenüber. Ich schob mich nach vorn. Ich sah den immer noch altertümlichen Operationstisch und zwischen den Assistenten – Péan, der gerade das Skalpell um eine krebskranke Frauenbrust kreisen ließ. Er stand da, das von gepflegten modischen Whiskers umrahmte, um Lippen und Kinn glattrasierte, grobschlächtige Gesicht halb den Zuschauern und halb der Kranken zugewandt. Er arbeitete im eleganten Frack, mit schwarzer Binde, nur eine Serviette, wie zu einer Mahlzeit, vor die Weste gesteckt, auf deren unbedecktem Teil genauso wie an seinen Manschetten Blutflecken zu sehen waren. Die Karbolanwendung war oberflächlich, der Operationssaal wenig sauber. Die Patientin stöhnte bei jedem Schnitt. Und zwei Kranke, die innerhalb des Operationssaales darauf warteten, als nächste auf den

Operationstisch gelegt zu werden, wandten ihre Gesichter zur Seite, um das Schauspiel der Operation nicht mit ansehen zu müssen.

Noch während ich dies wahrnahm, vollzog sich in mir eine beinahe körperlich schmerzende Veränderung des immerhin bedeutenden Bildes von Péan, das ich bis dahin, bewußt oder unbewußt, in mir getragen hatte. Mit meinen heutigen Augen gesehen, erscheint mir diese Wandlung sehr heilsam und natürlich. Ich beobachtete den Chirurgen diesmal nicht wie Jahre zuvor mit den Augen eines Menschen, den beruflicher und historischer Wissensdurst in Péans Operationssaal führten. Ich kam, gejagt von der Angst um das Leben meiner eigenen Frau. Mich beschlich ein Gefühl des Unbehagens. Ich sah in Péans virtuosen Bewegungen die Bewegungen eines Poseurs, ich sah in seinem Gesicht Überheblichkeit und eitlen Stolz auf das technische Spiel der Hände und der Instrumente. Die Kälte seines Gesichts konnte nur der Kälte eines Herzens entspringen, dem die Operation alles war und das Schicksal des operierten Menschen nichts.

Während Péan den Verband seinem Assistenten Collin überließ, während er dem nächsten Patienten, offenbar einem Zuckerkranken, den Fuß amputierte und diesen in einen Winkel werfen ließ, in dem außer der Brust schon andere abgelöste Glieder lagen, während er einen Lippenkrebs, einen eingeklemmten Bruch operierte und schließlich einen künstlichen After anlegte, blieb die Haltung seines massiven Körpers unverändert. Sein Gesicht mit der hohen Stirn und der mächtigen Nase blieb unbewegt.

Ich werde nie die Gefühle der Abwehr und der Enttäuschung beschreiben können, die mich beherrschten, als Péan sich nach zwei Stunden mit seinen blitzenden Augen im Kreise umsah, die Serviette mit theatralischer Geste von seiner Weste entfernte und ein kurzes: »Voilà, pour aujourd'hui, messieurs« herausstieß und eilig hinausging.

Ich stand wie betäubt im Gewirr der beifallspendenden Studenten. Auf mir türmte sich die Last des Gesehenen und Erfühlten. Noch gewaltiger aber türmte sich die Last der Auswegslosigkeit, die mich hierhergeführt hatte und mir gar keinen anderen Weg zu lassen schien als den zu Péan. Ich warf mit einer Gewaltanstrengung alles Unbehagen, alle dunkel drohende Angst von mir. Ich eilte durch die Gänge. Aber als ich beim Pförtner eintraf, jagte Péan eben in einem prunkvollen Zweispänner davon.

Ich fragte den Pförtner voller Angst, wohin sich Péan begebe und wo ich ihn erreichen könne.

Der Pförtner meinte, Péan besuche jetzt Privatpatienten. Wenn ich Glück hätte, könnte ich ihn in den nächsten Stunden im Convent in der Rue de la Santé erreichen, wo er private Operationen durchführe.
Ich machte mich sofort auf den Weg. Das Bild Péans und des Operationssaales, das Bild seiner artistisch-gewagten Methoden, das Bild seines kalten, eitlen Gesichtes trat immer wieder vor meine Augen, während der Wagen im strömenden Regen dahinrollte. Quälende Zweifel überfielen mich und trieben mich bis dicht an die Grenzen des Entschlusses, einfach davonzufahren, zu Susan zurückzukehren und das Schicksal abzuwarten, das uns im Guten oder Bösen beschieden war.
In der Rue de la Santé verließ ich den Wagen und verlangte Péan zu sprechen. Der Pförtner von Péans Abteilung erklärte mit der Herablassung, die vielen Dienern berühmter Modeärzte geläufig war und ist, Péan empfange an diesem Tage niemanden mehr. Ich war jedoch so fest entschlossen, meinen Besuch nicht bis Montag auszudehnen, daß ich schließlich einfach an ihm vorüberging und wartend in einer Art Klostervorhalle auf und ab ging, während der Pförtner sich achselzuckend entfernte.
Nach Ablauf einer halben Stunde hörte ich von der Straße her Pferdegetrappel. Dann trat Péan ein.
Er sah mich kalt abschätzend an. Als er bemerkte, daß ich, zu allem entschlossen und unbeeindruckt von seinem Hochmut, aufstand und auf ihn zuging, sagte er: »Monsieur, wir sind hier in Paris die offenbar rauhen amerikanischen Sitten nicht gewöhnt. Ich glaube, man hat Ihnen bereits gesagt . . .«
»Wenn es um das Leben eines Menschen geht«, sagte ich, »und wenn Sie der einzige sind, der helfen kann, sind mir, ebenso offen gesagt, auch unsere rauhen Sitten recht . . .«
Ich weiß nicht, ob meine Entschlossenheit oder mein Französisch oder aber meine Bemerkung, er sei der einzige, der helfen könne, und damit ein Appell an seine Eitelkeit, auf ihn wirkten. Jedenfalls sah er mich einen Augenblick lang unsicher an. Dann wandte er sich mit nachlässiger Bewegung dem Pförtner zu.
»Gut«, sagte er, »führen Sie den Herrn in das Empfangszimmer.« Und dann zu mir gewandt: »Erwarten Sie mich dort.«
Er kam zehn Minuten später zurück. Ich berichtete über alles, was sich mit Susan ereignet hatte – und ich bat ihn, Susan in Paris noch einmal einer Untersuchung zu unterziehen und, falls sich Vaubans Urteil bestätigen sollte, seine Entfernung des kranken Magenausgangsteiles an Susan zu wiederholen.

»Ich habe Ihren Bericht in der ›Gazette des Hôpitaux‹«, fuhr ich fort, »genau studiert. Ich glaube, daß Ihre Operation das einzige Mittel darstellt, das meine Frau retten kann. Hier haben Sie einen Patienten, bei dem, so wie Sie es fordern, der wirkliche Kräfteverfall noch nicht begonnen hat. Wenn Sie zustimmen, werde ich meine Frau in wenigen Tagen nach Paris bringen. Die Mittel spielen keine Rolle dabei . . .«
»Alles ist nicht für Geld zu kaufen«, sagte er laut und hochmütig. »Das, was Sie verlangen, zum Beispiel nicht . . .«
»Heißt das, daß Sie eine Behandlung meiner Frau ablehnen . . .?«
Er wandte mir den Rücken zu und legte seine mächtigen weißen Hände auf dem Rücken zusammen. »Ja«, sagte er, »das heißt es . . .«
»Und warum?« stieß ich hervor, »welcher Grund veranlaßt Sie dazu . . .«
Erst nach einigen Minuten wandte er mir sein Gesicht wieder zu. »Diesen Grund kann ich Ihnen nennen«, sagte er langsam und jedes Wort betonend. »Ich habe diese Operation unter dem Druck der Verwandten des Patienten unternommen. Das dürfte Ihnen, wenn Sie meinen Bericht so genau gelesen haben, bekannt sein. Bevor die chirurgische Entfernung von Geschwülsten am Magenausgang wiederholt werden wird, werden Jahre angestrengtester Forschungen vergehen. Es werden zahllose Versuche an Tieren unternommen werden müssen, um die sicherste Nahtmethode für die Verbindung von Magen und Darm zu finden, um festzustellen, ob Seide, Katgut oder Metalldraht das beste Nahtmaterial ist; um eine Ernährungsmöglichkeit zu finden, die für das Überstehen einer solchen Operation entscheidend ist; schließlich, um die Veränderungen der Verdauungsfunktionen nach der Entfernung des Pylorus zu überprüfen und herauszufinden, ob der Magen zur Neubildung eines Pylorus neigt, und als Wichtigstes – für wie lange bei bösartigen Geschwülsten überhaupt eine Entfernung möglich ist, bevor es zur Rückbildung kommt. Meine Assistenten sind an die Arbeit gegangen. Bevor ihre Ergebnisse nicht klarere Grundlagen für die Operation abgeben, werde ich keine Wiederholung der Entfernung des Pylorus durchführen.«
Ich brauchte einige Zeit, um mich zu einer Erwiderung, zu einem neuen Versuch aufzuraffen und nach Argumenten zu suchen.
Als Péan mit einem dürren: »Es tut mir leid!« eine Bewegung zur Tür hin machte, so als wollte er sagen, daß die »Audienz« beendet sei, trat ich ihm in den Weg.
»Das können nicht Ihre Gründe sein«, sagte ich. »Ich kann mir

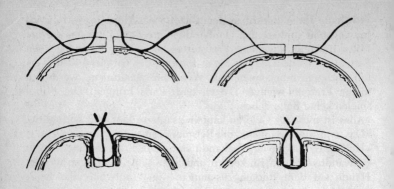

Eine der Hauptschwierigkeiten bei Operationen an Magen und Darm bildete die Wiedervereinigung der getrennten Teile durch die Naht. Antoine Lembert (1802–1851) schuf eine Fadenführung bei der Naht, welche die zusammenzufügenden Ränder einstülpte und damit die äußeren seriösen Flächen mit ihrer besseren Heilungstendenz aneinanderlegte.

nicht vorstellen, daß hinsichtlich der Nahtmethode noch so große Unklarheiten bestehen sollten. Schon vor vierundfünfzig Jahren hat Ihr Landsmann Lembert herausgefunden, daß bei allen Nähten der Eingeweide die äußeren serösen Flächen zusammengelegt werden müssen, um eine feste Verklebung und Heilung zu sichern, und er hat die Naht erfunden, die dieses Zusammenlegen ermöglicht. Sollte dies für die Magen-Darm-Naht mit einem Male nicht mehr gelten? Hat Czerny, der jetzt in Heidelberg arbeitet, nicht ebenfalls ...«

Ich konnte jedoch nicht weitersprechen, denn er unterbrach mich laut und zum ersten Male erregt: »Ich wiederhole Ihnen, es tut mir leid, aber ich werde Ihre Frau nicht behandeln ...«

Ich neige heute zu der Annahme, daß er in der Nahtfrage bei seiner Operation schwerwiegende Fehler begangen hatte. Er hatte Entwicklungen in anderen Ländern, wie eben die der Czernyschen Naht, nicht der Beachtung für wert gehalten. Er hatte auch die umfangreichen Wiener Vorarbeiten über die Entfernung von Magengeschwülsten, die damals – ohne daß allerdings auch ich davon wußte – schon seit Jahren im Gange waren und bald eine bedeutende Rolle spielen sollten, bewußt oder unbewußt, übersehen. Er hatte sich ohne jede Vorbereitung in das Abenteuer der ersten großen Magenoperation gestürzt und dabei wie in einigen

anderen Fällen entdeckt, daß dieses Gebiet noch nicht dazu geeignet war, um darin durch Virtuosität zu glänzen.
Er war zur Tür gegangen und hatte sie geöffnet. Ich zögerte noch eine Sekunde lang. Dann ging ich mit einem förmlichen Gruß.
Ich habe später nie wieder Péans Nähe gesucht. Aber auch als längst der letzte Rest von Ressentiment in mir erloschen war, blieb sein Bild das Bild eines Mannes, dessen technischer Virtuosität gegenüber die menschliche Seite des Arztseins zu kurz gekommen war. Er hatte wie einige andere Pioniere der Chirurgie in der Frühzeit der pathologischen Anatomie und der Wundkrankheiten seine Fortschritte durch besondere Skrupellosigkeit gegenüber dem Leben seiner Patienten errungen und sich nicht gewandelt, seit die Chirurgie durch die Entdeckung der Antisepsis immer humanere Züge gewann.
Am Abend des Tages, der auf meine Begegnung mit Péan folgte, traf ich wieder an der Küste ein, verzweifelt und voller Empörung gegen das Schicksal. Aber ich glaubte mich doch stark genug, Susan zu gestehen, daß ich nicht unsere Abreise nach den Staaten vorbereitet, sondern ihren eigenen Spuren zu Dr. Vauban gefolgt und erst anschließend nach Paris zu Jules Péan gereist war.
Als Susan mir vor dem Hause entgegenlief, ganz so, wie sie es bei jeder Heimkehr getan hatte, erschrak ich. Die wenigen Tage der Trennung hatten mich so viel Abstand gewinnen lassen, daß ich trotz der tiefen Bräune, die Susans Gesicht bedeckte, erkannte, wie sie deutlich abmagerte.
»Wann reisen wir?« flüsterte sie an meiner Schulter. »Hast du alles vorbereitet...?!«
Wie von Zauberhänden hinweggetragen, verließ mich meine Entschlossenheit. Mein Wille zur Wahrheit zerrann. Ich mied zwar eine direkte Lüge. Aber ich rettete mich in Ausflüchte hinein.
»Wir werden Nachricht bekommen«, sagte ich. »In den nächsten Wochen laufen mehrere Schiffe von Southampton aus. Aber die genauen Abfahrtzeiten liegen noch nicht fest...«
Als wir uns im Schein der Abendsonne auf der Terrasse zum Abendessen niedersetzten, war der Platz, auf dem sonst ihr Teller stand, leer... »Ich habe schon gegessen...«, sagte sie, »du kamst so spät, und ich hatte sehr großen Hunger. Verzeihst du mir...?«
Sie lachte so glücklich, drückte sich von der Seite sofort an mich und legte mir das Gericht auf, so daß ich wiederum nicht den Mut fand, den gespenstischen Tanz um die Wahrheit zu zerstören.
Ich schweig also. Ich glitt in den Taumel der Täuschungen hinein. Aber als sie später im Mondlicht neben mir lag, den Kopf auf

meinem ausgestreckten linken Arm; als ihre Atemzüge ruhig und regelmäßig zu mir herüberzutönen schienen, drehte ich mich so leise wie möglich zur Seite. Ich schob vorsichtig meine rechte Hand zu Susan hinüber. Eine Weile hielt ich meine Hand zögernd, kaum einen Zentimeter von ihrer Haut entfernt, über ihrem Körper. Ich ahnte mehr die Wärme ihrer Haut, als daß ich sie fühlte...
Ich zögerte lange...
Das dünne Nachthemd hinderte mich nicht. Meine Hand zitterte fühlbar. Mein Herz schlug schnell. Ich mußte alle Selbstbeherrschung aufbieten, um des Zitterns Herr zu werden. Dann endlich begann meine längst entwöhnte Hand mit dem Versuch einer Palpation. Die Bauchdecken waren gelockert und leisteten keinen Widerstand, auch als ich mit großer Vorsicht tiefer hineindrückte. Die Bauchdecken waren dünn.
Ungefähr drei Finger breit oberhalb des Nabels fanden meine suchenden Finger eine deutlich fühlbare, leicht bewegliche Erhebung von ziemlich harter Beschaffenheit. Der größte Teil befand sich links der Linea alba. Die ganze Geschwulst hatte die Größe einer geballten Kinderhand.
Mir war, als drückte eine Faust mein Herz zusammen. Mein Körper bedeckte sich mit Schweiß. Vauban hatte also recht...
Aber noch während diese endgültige Gewißheit mich überfiel, erklang plötzlich Susans Stimme und riß mich aus meiner schmerzlichen Erstarrung.
»Du weißt also alles«, sagte Susan.
»Susan«, flüsterte ich, »Suan...«
Sie drehte sich plötzlich zu mir herüber, ergriff meine rechte Hand und preßte sie gegen ihr Gesicht.
»Es ist gut, daß du alles weißt. Nun weißt du auch, weshalb ich nach Hause will«, sagte sie. »Wann werden wir reisen?«
»Ich weiß es nicht«, gestand ich. »Ich war nicht in Paris, um unsere Reise vorzubereiten. Ich war bei Jules Péan, der die erste chirurgische Entfernung einer solchen Geschwulst gewagt hat.«
»Aber sein Patient ist tot...«
»Woher weißt du das?« stieß ich hervor.
»Weshalb war ich so lange deine Frau? Ich habe doch auch etwas gelernt. Seit ich es ahnte, habe ich alles nachgelesen, was ich nachlesen konnte. Ich weiß, daß es ohne Hoffnung ist. Drüben in meinem Schreibtisch liegt die ›Gazette des Hôpitaux‹. Darin befindet sich Péans Bericht. Ich habe ihn gelesen. Willst du, daß ich auf einem Operationstisch sterbe...?«
»Ich werde allen Chirurgen, die ich kenne, schreiben. Ich werde sie

dazu auffordern, Péans ersten Schritt zu wiederholen und seine Methode zu verbessern. Susan, du wirst leben, wenn wir bleiben.«
Wir blieben.
Ich weiß heute, daß ich Susan niemals überzeugte und daß sie nur aus Liebe blieb.
Ich war noch zu weit entfernt von der Abgeklärtheit, welche mich nun längst die großen und unübersteigbaren Grenzen erkennen gelehrt hat, vor denen auch die Chirurgie hat haltmachen müssen.
Mein Leben verwandelte sich.
Es vollzog sich von jetzt an zwischen Schreibtisch und Haustür, wo ich Tag für Tag auf Briefträger und Telegraphenboten wartete. Ich schrieb an alle Chirurgen, die ich in den letzten Jahren und Jahrzehnten getroffen hatte, sofern sie noch in ihren Kliniken tätig waren. Ich schrieb nach Deutschland, nach Österreich-Ungarn, nach Italien, in die Schweiz, nach Frankreich und England und Rußland. Ich schrieb auch nach Amerika. Ich versandte Kopien von Péans erstem Operationsbericht in alle Welt. Ich forderte dazu auf, keine Zeit zu verlieren und das, was Péan zuerst gewagt hatte, in besserer Form zu wiederholen, so zu wiederholen, daß die Kranken die Operation überlebten.
Sofern man mir antwortete, lautete die Antwort: Unmöglich! Unmöglich! Oder man sprach von langen Entwicklungszeiten.
Aus Deutschland wurde mir eine Doktorarbeit geschickt, die ein Medizinstudent namens Karl Theodor Merrem im Jahre 1810 an der Universität Gießen vorgelegt hatte. Merrem hatte als erster durch drei Operationen an Hunden den Beweis erbracht, daß der geschwulstkranke Magenausgang sich vom Magen abtrennen ließ und daß die Möglichkeit bestand, eine neue Verbindung zwischen Magen und Zwölffingerdarm herzustellen. Der erste der operierten Hunde lebte nach der Operation noch neunzehn Tage lang. Der zweite Hund überlebte die Operation um siebenundvierzig Tage und wurde Merrem bei vollstem Wohlbefinden gestohlen, so daß Merrem sein Schicksal nicht weiterverfolgen konnte. Die ärztlichen Koryphäen aber hatten Merrem verlacht. Für einen Zeitraum von nunmehr siebzig Jahren hatte man Merrems Experimente vergessen.
Wenige Tage darauf erhielt ich einen Brief aus Wien. Sein Absender war Johannes von Mikulicz, einer der jungen Assistenten von Wiens, ja Mitteleuropas mittlerweile berühmtestem und wagemutigstem Chirurgen, Theodor Billroth.
Ich hatte auch an Mikulicz geschrieben, den ich im Jahre 1879 bei Lister im Kings College Hospital in London kennengelernt hatte.

Jetzt war er der erste, der mir aus Wien antwortete. Und er war es, der an Merrem anknüpfte und mitteilte, daß Billroths frühere Assistenten Gussenbauer und Winiwarter schon vor sechs Jahren Merrems Versuche wiederaufgenommen und dabei nachgewiesen hatten, daß die chirurgische Entfernung des Magenausgangs bei Hunden deren Leben nicht beeinträchtigte. Er berichtete ferner, daß Czerny zur gleichen Zeit sogar die These vertreten habe, daß der ganze Magen beim Menschen chirurgisch entfernt werden könne und daß zwei Assistenten Czernys, Kaiser und Scriba, daraufhin ebenfalls Pylorusoperationen an Hunden unternommen hätten. Ein Tier habe die schwere Operation um fünf Jahre überlebt.

Billroth, so schrieb Mikulicz, trage sich seither mit dem Gedanken der Entfernung des kranken Pylorus beim Menschen und lasse die Vorstudien weitertreiben. Es sei eine Frage von Monaten, vielleicht auch nur von Wochen, bis es zu einem ersten praktischen Ergebnis im Sinne einer Operation am Menschen käme.

Ich kann mich nicht genau an den Tag erinnern, an dem Mikulicz' Brief eintraf. Der Oktober 1880 war schon zu Ende gegangen. Eine wunderbare Herbststimmung lag über der Küste. Ich lief, Mikulicz' Schreiben in der Hand, durch den Garten und das Haus zu Susan, die auf einem Diwan unter dem Fenster ruhte.

Als Susan den Brief sinken ließ, sah sie mich lange an und reichte mir ihre schmalen Hände. Aber sie äußerte sich nicht. In ihre Augen traten nur ein paar Tränen, die ich als Tränen der Freude hinnahm.

Ich küßte sie und eilte an meinen Schreibtisch, um nach Wien zu schreiben.

Dann wartete ich Tag um Tag. Aber Wochen vergingen, ohne daß aus Wien eine Antwort auf meine Fragen nach den Fortschritten der Arbeit eingetroffen wäre. Später, als Mikulicz eine der Größen der europäischen Chirurgie geworden war, erzählte er mir, daß er in jener Zeit selbst auf ein Wunder gehofft habe, um mir einen Trost zu übermitteln.

Während ich jedoch aus der Einsamkeit und Verlorenheit unseres Dorfes nach Wien blickte, übergab mir der Briefträger am 27. November einen Brief aus Königsberg. Der Absendervermerk lautete auf Karl Schönborn, Direktor der Königlich-Chirurgischen Klinik in Königsberg. An ihn hatte ich vor Monaten, wie an viele andere, geschrieben, weil ich ihn flüchtig kannte.

»Heute vor vier Tagen«, so schrieb Schönborn am Abend des 20. November 1880, »hat sich in der erst kürzlich gegründeten chirur-

gischen Privatklinik von Dr. Ludwig Rydygier in Kulm an der Weichsel eine Operation vollzogen, die genau dem entspricht, wonach Sie sich vor Monaten so dringend erkundigten. Dr. Rydygier, ein etwa dreißigjähriger Chirurg, zuvor Privatdozent zu Jena, entfernte den durch eine bösartige Geschwulst völlig verschlossenen Pylorus und vereinigte den verkleinerten Magen mit dem Zwölffingerdarm. Es handelt sich meines Wissens nach der von Ihnen seinerzeit erwähnten Operation durch Péan um die zweite Operation dieser Art. Die Einzelheiten liegen mir noch nicht vor.«
Dann folgte der Satz: »Das Entscheidende scheint mir jedoch darin zu liegen, daß Dr. Rydygier sich außerordentlich optimistisch über die weitere Entwicklung und Zukunft der Operation geäußert hat. Ich werde Ihnen auch hier schnellstens genauere Nachricht zukommen lassen.«
Als ich jedoch Susans Zimmer betrat, lag sie zusammengekrümmt, die Hände auf den Leib gepreßt, auf der Seite, und ihr immer so beherrschtes Gesicht war von Schmerzen entstellt.
»Du hast Schmerzen ... Warum hast du mich nicht gerufen? Oh, Susan, warum hast du mich nicht gerufen ...«
»Bitte – nicht fragen – bitte – laß mich allein – bitte ...«
Ihr Blick war so flehend, daß ich, wenn auch widerwillig, gehorchte und draußen vor ihrem Zimmer auf und nieder ging. Ich hörte die qualvollen Geräusche des Erbrechens. Und ich wußte, weshalb sie mich hinausgeschickt hatte ... Sie wollte keinen Zeugen der Qual, die das Bild ihrer Sauberkeit und Schönheit störte. Endlich rief Susan nach mir. Sie lag wieder unter dem Fenster, aber ruhig und entspannt, fast mit dem Ausdruck einer stillen, ergebenen Heiterkeit im Gesicht ...
»Setz dich zu mir«, sagte sie.
Ich hielt ihr den Brief entgegen.
»Bitte, nicht ...«, sagte sie so eindringlich und so flehend, daß ich ihr nicht widerstehen konnte. »Bitte, nicht ...«
Heute weiß ich, was sie bewegte. Ich weiß, daß sie sich endgültig klar war über ihren Weg und daß sie kein Fünkchen Hoffnung mehr in sich aufkommen lassen wollte, um dafür auch keine Enttäuschung zu erleiden. Damals schwieg ich; aber ich war so heftig wie selten in meinem Leben zuvor und nachher entschlossen, gegen Gott und das Schicksal zu streiten.
Eine halbe Stunde später telegraphierte ich an Schönborn in Königsberg sowie an Rydygier in Kulm. Ich gab Rydygier eine kurze Schilderung von Susans Krankheit. Ich stellte ihm die knappe, aber so schwerwiegende Frage, ob er bereit sei, zu ope-

rieren ... Als die Telegramme aufgegeben waren, ging ich zum Apotheker. Ich besorgte Morphium, das einzige Schmerzlinderungsmittel, über das wir in jenen Tagen verfügten.
Nach qualvollen acht Tagen empfing ich gleichzeitig ein Telegramm aus Kulm und einen Brief aus Königsberg. Das Telegramm, das ich in meinen zitternden Händen hielt, lautete: »Teilen Sie genauere Einzelheiten über Befund und augenblicklichen Kräftezustand der Patientin mit. Ohne solche ist Entscheidung nicht zu treffen. Rydygier ...« Der Brief stammte von Schönborn und enthielt einen Bericht über Rydygiers am 16. November vollzogene Magenoperation.
Zunächst gab ich ein neues Telegramm nach Kulm auf. Ich tat es nicht ohne Gewissensnöte, denn das Telegramm enthielt eine Lüge. Es stellte Susans Zustand so dar, wie er zur Zeit meines Besuches bei Péan oder bestenfalls vor dem ersten Schmerzanfall gewesen war. Ich gab meinem mahnenden Gewissen zur Antwort, daß jener Schmerzanfall ja ohne Nachfolger geblieben sei, daß Susan sich seither erholt habe und daß sie täglich an meinem Arm zweimal im Garten umherwanderte. Dann las ich den Bericht. Er lautete: »... Mikotajewicz Julius, 64³/₄ Jahre alt, verlor die Mutter an Schwindsucht, der Vater starb an Altersschwäche. Seit etwa zwei Jahren hörten bestimmte Schmerzen im Leib eigentlich nie mehr vollständig auf. Vorher hatte er nie am Magen gelitten. Gewohnheitstrinker will er auch nicht gewesen sein. Vor vier bis fünf Wochen trat Erbrechen hinzu, und die Schmerzen haben zugenommen trotz strenger Diät und Morphium. Patient genießt seit längerer Zeit fast nur Suppen und einigen Zwieback den Tag über, trotzdem erwacht er regelmäßig jede Nacht spätestens um 12 Uhr, quält sich dann unter den heftigsten Schmerzen bis etwa 4 bis 6 Uhr morgens, bis er alles ausgebrochen, was er genossen hat ... Patient wurde zusehends schwächer, so daß er in letzter Zeit häufig beim Aufstehen Schwindel bekam und taumelte ...«
Ich ließ die Blätter sinken. So nah, so beängstigend nah traf alles, was Rydygier schrieb, den Zustand, in dem Susan sich schon befand.
»Entsprechend diesem Befund und der Anamnese«, so berichtete Rydygier weiter, »stellten wir die Diagnose auf: begrenztes Carcinoma pylori (Krebsgeschwulst am Magenausgang) ohne bedeutende Verwachsungen mit den Nachbarorganen und wahrscheinlich auch ohne Metastasen. Deshalb hielten wir die Operation für indiziert. Am 16. November 1880«, so las ich mit neu aufkeimender Hoffnung, »nahmen wir die Operation vor.«

Rydygiers Bericht war klar und exakt: Er führt den ersten Schnitt in der Linea alba vom Processus xiphoideus bis zum Nabel. Dann arbeitet er sich schichtweise durch die Muskeln bis zum Bauchfell vor. Er öffnet das Bauchfell und heftet seine Schnittränder an die Außenhaut, so daß eine klar umrissene Pforte ins Leibesinnere besteht. Die Geschwulst zeigt sich in der Schnittöffnung. Rydygier zieht sie soweit als möglich vor die Operationspforte und trennt so viel großes und kleines Netz vom Magen ab, daß er die Hinterseite des Magens und des Magenausgangs erreichen kann. Dann legt er ein eigens von ihm konstruiertes »Elastisches Kompressorium« dicht neben dem kranken Teil des Magenausgangs um den Magen ... Dieses Kompressorium besteht aus zwei mit Gummi überzogenen und »in Karbollösung desinfizierten« Metallstäben, die an beiden Enden mit Gummibändern fest aneinandergepreßt werden können, nachdem sie vor und hinter den Magen gelegt worden sind. Sie trennen den gesunden Teil des Magens mit seinem trotz aller Ausspülungen sicher noch vorhandenen Restinhalt vom kranken Pylorus. Genauso legt Rydygier ein Kompressorium um den Zwölffingerdarm. Es trennt diesen vom kranken Pylorus und verhindert, daß Darminhalt beim entscheidenden Schnitt in die Bauchhöhle fließt und den Keim zur Bauchfellentzündung legt. Das Anlegen dieses Kompressoriums ist schwierig, weil der Zwölffingerdarm sehr tief liegt.

Fast in letzter Minute erkennt Rydygier, daß sein Finger trotz aller Vorsicht einen Einriß im Zwölffingerdarm verursacht hat. Er preßt den Riß sofort zusammen. Er glaubt nicht, daß Darminhalt den Darm verlassen hat, säubert aber trotzdem soweit wie möglich das Operationsfeld, bevor er zu den entscheidenden Schnitten ansetzt, die den geschwulstkranken Pylorus auf der einen Seite vom Magen, auf der anderen Seite vom Zwölffingerdarm trennen. Bei den beiden Schnitten gibt es überraschende Blutungen aus den zahlreichen Gefäßen, die den Magen umgeben. Es kommt zu kritischen Situationen. Rydygier arbeitet noch ohne die Gefäßklemme, die Péan anwendete ... Endlich gelingt die Blutstillung, und Rydygier legt die Wundränder des Magens an die Wundränder des Darms. Um die verschieden großen Öffnungen anzupassen, schneidet er aus der Magenwand ein dreieckiges Stück heraus, näht die Schnittränder mit der Czernyschen Naht zusammen und verkleinert so die Magenöffnung auf die Größe der Darmöffnung. Dann fügt er beide Öffnungen zusammen und heftet zur Sicherheit noch das ausgeschnittene Magendreieck über die Magennaht, um mit größtmöglicher Sicherheit zu verhindern, daß diese Naht durchlässig wird oder sich unter den Verdauungsbewegungen des Magens lockert.

Rydygier legt aus Vorsicht die große Zahl von sechzig Nähten und reinigt sorgfältig die Nahtlinien von nach außen gedrungenem Magenschleim. Dann öffnet er die Kompressorien und gibt die neue Verbindung zwischen Magen und Darm frei. Die Naht der Bauchwunde stellt kein Problem mehr dar, ebensowenig der Listersche Verband.

Die Operation hat vier Stunden gedauert gegenüber den zweieinhalb Stunden, die Péan darauf verwandt hatte, ein Zeichen für Rydygiers Sorgfalt und Mühe. Mehrfach hat der Kranke Injektionen von Kampfer benötigt, weil sein Herz zu versagen droht und sein Kreislauf immer schwächer wird. Dreißig Minuten nach dem Ende der Operation erwacht Mikotajewicz aus der Narkose und bekommt etwas Wein. Er erkundigt sich nach der Operation und fühlt nur geringe Schmerzen direkt an der Operationsstelle, sonst nichts. Er wird künstlich ernährt und schläft danach ruhig ein.

Ich las bis hierher. Dann unterbrach ich, weil ich wußte, daß jetzt die Entscheidung folgen mußte, die Entscheidung über Leben und Tod. Schließlich mußte ich weiterlesen und mir Gewißheit verschaffen.

Diese Gewißheit aber lautete so kurz und klar, wie Rydygier seinen ganzen Bericht abgefaßt hatte: »Um 12 Uhr nachts wird er (Mikotajewicz) unruhig – Morphiuminjektion. Zwischen 2 und 3 Uhr nachts klagt er über ein Gefühl des Zusammenschnürens und über Schmerzen in der Brust, wirft sich hin und her, will sich aufsetzen. Dann Kollaps, Agonie und etwa um 4 Uhr Tod...«

»Nein«, sagte ich, »nein!« wiederholte ich so heftig, daß ich gleich darauf meine Hände vor den Mund preßte, um keinen Laut zu Susan hinüberdringen zu lassen. Hatte nicht Schönborn geschrieben, Rydygier sei voller Optimismus über die weitere Entwicklung und Zukunft der Operation? Dies durfte nicht das Ende sein! Noch einmal hielt ich Rydygiers Bericht in der Hand. Wie urteilte er? In Gottes Namen: Wie urteilte er?

»Die Obduktion der Bauchhöhle«, so schrieb er, »zeigt uns zunächst, daß alles Krebsige entfernt war, daß in keinem der Bauchorgane Metastasen waren. Bauchfell nicht entzündet, glatt und glänzend... Es bleibt also unentschieden, ob der Patient an Erschöpfung oder an Sepsis acutissima gestorben ist – wahrscheinlicher ist das erstere. Um uns zu überzeugen, ob die Nähte hielten, haben wir den Magen nebst dem Duodenum herausgeschnitten, das Duodenum unten zugebunden und oben in den

Magen Wasser eingegossen. Es kam auch keine Spur durch die Nahtlinie ... Nach dem Gesamteindruck, den der Fall auf uns gemacht hat, glauben wir zu dem Ausspruch berechtigt zu sein, daß diese Operation gewiß eine Zukunft hat. Man muß sich nicht durch die ersten Mißerfolge abschrecken lassen. Eigentlich dürfen wir im Anfang kein anderes Resultat erwarten bei einer so schwierigen Operation. Vor allem werden wir uns frühere Stadien des Pyloruskrebses aussuchen müssen – und dazu wäre wohl noch eine bessere Diagnose gerade des Anfangsstadiums sehr erwünscht. Dann aber muß noch vieles zur Ausbildung einer guten und sicheren Operationstechnik geschehen ...«
Ich schleuderte Rydygiers Bericht zu Boden, als trüge er die Schuld an meinem Irrtum. Ich ging Stunde um Stunde in meinem Zimmer auf und ab. Ich erlebte Augenblicke, in denen ich resignieren wollte, und andere, in denen mich die Wut der Empörung gegen das Schicksal schüttelte.
So traf mich der Bote an, der die telegraphische Nachricht aus Kulm brachte. Sie lautete: »Die Durchführung einer so schwerwiegenden Operation außerhalb meiner Klinik ist leider unmöglich. Bin jedoch bereit, die Patientin hier aufzunehmen.«
Ich ließ das Telegramm zu Boden flattern. Es war das Ende meiner Hoffnung. – Wenn Susan vielleicht auch die Fahrt nach Kulm in einem eigens für sie gemieteten Eisenbahnwagen überlebt hätte, ohne Schaden zu nehmen – etwas anderes war es, sie vom Sinn dieser Fahrt zu überzeugen, seit ich ihr nichts anderes mehr mitzuteilen hatte, als daß auch in Kulm der Tod am Ende von Rydygiers Handeln gestanden war.
Einige Tage lang bewegte ich mich an den Grenzen der Resignation. Dann stürzte ich mich angesichts der Tatsache, daß es unwiderruflich zu spät zur Heimfahrt war, noch einmal in einen Kampf. Es geschah allerdings auch etwas, das mich ermutigte.
Ich stellte fest, daß Susan kein Morphium mehr gebrauchte. Ich sah, daß sie etwas mehr aß. Sie ließ es stillschweigend geschehen, daß ich sie untersuchte. Ich konnte nicht feststellen, daß sich die Geschwulst im mindesten verkleinert hätte. Ich wußte nicht, ob es solche Phasen der Besserung oder wenigstens des Stillstandes bei bösartigen Geschwülsten gab. Plötzlich erwachte in mir die Hoffnung, daß es vielleicht doch nur eine gutartige Geschwulst sei, die zwar auch entfernt werden mußte, die mir aber Zeit ließ, um noch einmal zu hoffen.
Meine Hoffnung richtete sich wieder nach dort, wohin sie sich schon einmal gerichtet hatte: nach Wien!

Am meisten quälte es mich, daß Mikulicz nicht antwortete. Er bedeutete für mich die Brücke zu Billroths Klinik. Erst nachher erfuhr ich, daß der feinnervige, mit einem fühlenden Herzen begabte junge Mensch es nicht mehr über sich brachte, meine Briefe zu öffnen, auf die es noch keine Antwort gab.

Der Januar ging in quälender Tatenlosigkeit vorüber. Ich hatte mich so sehr daran gewöhnt, daß Susans Zustand nach der Besserung im Dezember fast gleichförmig geworden war, daß ich die Veränderungen in der letzten Januarwoche nicht beachtete, ich hatte es aufgegeben, ihren Morphiumbestand zu kontrollieren. Ich wurde erst aufmerksam, als sie in den letzten Januartagen plötzlich fast nichts mehr aß. Da entdeckte ich, daß sie wieder Morphium benutzte und daß ihr Vorrat fast erschöpft war. Aber es hatte keinen Sinn, sie zu befragen. Sie wich jedem Wort über ihr Befinden aus.

In den ersten Februartagen genoß sie noch etwas Sauermilch, mehr nicht. Ich rief Vauban zu Hilfe, um eine künstliche Ernährung mit dem damals sehr gebräuchlichen Pepton zu versuchen. Sie duldete es schweigend, aber mit einem gütigen Blick, der mir sagte: Nur weil es dein Wille ist! Vauban betrachtete mich schweigend. Ich mied es, in seine alten grauen Augen zu sehen.

Gerade in diesem Augenblick schlug draußen die altertümliche Glocke an. Ich ging hinaus und stieß auf den Telegraphenboten, der mir ein Telegramm übergab. Ich las die Unterschrift: Mikulicz. Ich überflog den Text: »Professor Billroth unternahm am 29. Januar an einer dreiundvierzigjährigen Patientin mit Pylorusgeschwulst Operation. Patientin befindet sich wohl und ist bisher auf dem Wege schneller Gesundung. Stelle Reise nach Wien anheim . . .«

Ich erinnere mich deutlich an das Gefühl, mein Herz bleibe einfach stehen.

Dann stürzte ich, am ganzen Körper bebend vor Glück, in Susans Zimmer. Ich kniete vor Susan nieder. Ich schlang meinen rechten Arm um ihren Kopf. Ich hob mit der linken Hand das Telegramm vor ihre Augen. Ich zwang sie zu lesen. Ich wiederholte unentwegt: »Lies, Susan, lies . . . Sie haben es geschafft. Und ich habe es gewußt. Ich habe daran geglaubt . . . Lies, o lies . . .«

Sie las widerstrebend.

Endlich wandte sich ihr Blick zu mir. Er suchte meine Augen . . . »Wenn du meinst, dann fahr nach Wien«, sagte sie mit einem stillen Lächeln, das mich mit Freude erfüllte. »Fahr voraus und überzeug dich von dem, was dort geschehen ist. Und wenn du

glaubst ... nun, dann kannst du mich holen, dann können wir mitsammen reisen ...«
»Aber was wirst du tun?« fragte ich, »wer wird bei dir sein ...«
»Maria«, sagte sie und meinte unsere alte Hausbesorgerin, »Maria wird bei mir bleiben.« Fast schien es, als sei sogar etwas wie Eifer über sie gekommen. »Fahr nur«, sagte sie, »fahr schnell ...«
Ich traf am Mittag des 10. Februar 1881 in Wien ein, Mikulicz erwartete mich. Ich erkannte schon von weitem seine schlanke, immer in Bewegung befindliche Gestalt und sein etwas blasses, von blondem Haar eingerahmtes Gesicht. Er brachte mich in seine Wohnung und sagte mir, daß er alles arrangiert habe. Er werde mich in einer Stunde in die II. Chirurgische Klinik führen und mir die am 29. Januar operierte Patientin vorstellen. Ihre Genesung mache größere Fortschritte, als Billroth und sie alle es in den kühnsten Träumen zu hoffen gewagt hätten. Am folgenden Nachmittag werde Billroth mir für eine halbe Stunde in seinem Hause zur Verfügung stehen.
Dann erzählte Mikulicz die Geschichte der entscheidenden Operation, und ich hing im wahrsten Sinne des Wortes an seinen Lippen.
Billroth hatte, nachdem die Experimente seiner Assistenten an Hunden zu immer überzeugenderen Ergebnissen geführt hatten, seit Monaten auf einen Fall gewartet, der ihm zur Operation geeignet erschien. Da Magengeschwülste aber traditionsgemäß als inoperabel galten und demzufolge von den Internisten lediglich mit Linderungsmitteln »behandelt« wurden, kamen nur vereinzelte Fälle in Billroths chirurgischer Klinik. Unter ihnen befand sich im Dezember die Patientin, die Billroth am 29. Januar operiert hatte, eine dreiundvierzigjährige, völlig verzweifelte Mutter von acht Kindern, die seit sechs Wochen jede Nahrung erbrach und nur saure Milch vorübergehend bei sich behielt. Sie war abgemagert bis zum Skelett. Die Diagnose war so eindeutig, daß Billroth sich zur Operation der Pylorusgeschwulst entschloß ...
Billroth ging nach einer genau durchdachten, an Hunden vielfach erprobten Methode vor. Er hatte auch operative Behelfslösungen für den Fall festgelegt, daß sich die Geschwulst bei der Operation als so ausgedehnt erweisen sollte, daß eine Zusammenfügung von Magen- und Darmwunde unmöglich wäre. Er hatte sich also für alle Überraschungen gerüstet, die in dieser Zeit, lange vor der Entdeckung der Röntgenstrahlen, bei der Öffnung kranker Bauchhöhlen an der Tagesordnung waren. Er hatte vorher den Magen der Kranken auspumpen und spülen lassen. Er hatte sie an Pep-

tonklistiere gewöhnt, um ihr künstlich Nahrung zuführen zu können, wenn die Operation vorüber war. Noch wußte ja kein Mensch auf dieser Welt, wie sich der Magen verhalten würde, wenn die Patientin längere Zeit am Leben blieb. Billroth operierte unter Antisepsis – und alles lief ab wie nach einer Sekundenuhr, ganz so, als würde hier nicht Neuland erobert, auf dem die ersten Pioniere bereits gescheitert waren.
Während Mikulicz erzählte, verglich ich jede von Billroths operativen Handlungen mit denjenigen von Péan und Rydygier. Billroth hatte günstigere Schnittführungen gewählt als Rydygier, von Péan gar nicht zu reden. Er hatte andere Nahtmethoden angewandt, und die Unterbindung der Gefäße hatte sich beinahe ohne Blutverlust vollzogen – eine Konsequenz der sorgfältigen vorbereitenden Arbeit. Im großen gesehen aber ähnelte das Vorgehen von Billroth demjenigen Rydygiers. Billroth hatte die Magenwunde durch eine »Okklusions«-Naht auf die Größe der Darmwunde gebracht, dann beide Wunden vereinigt. Gegenüber der vierstündigen Operationsdauer Rydygiers hatte Billroth lediglich eine und eine halbe Stunde vom Beginn der Narkose bis zur Schließung der Bauchdecken benötigt.
Während wir zu Billroths Klinik hinübergingen, hatte ich das Empfinden, als trüge mich eine Woge der Zuversicht.
»Die Patientin«, sagte Mikulicz, »wurde heute vor dreizehn Tagen operiert. Sie zeigte nach der Operation keine Schwäche, keinen Schmerz, kein Erbrechen. Wir gaben ihr zuerst nur etwas Eis, dann jede halbe Stunde einen Eßlöffel saure Milch. Sie vertrug diese Milch ohne Beschwerden und zeigte nach wenigen Tagen zum ersten Male wieder eine normale Verdauung. Wir beobachteten sie Stunde um Stunde. Ich wurde oft in den Nächten wach, einfach aus Angst, irgend etwas könnte sich ereignet haben, eine Lockerung oder ein Einschneiden der Nähte durch die Magenbewegungen, drohende Bauchfellentzündung, Fieber. – Aber nichts ereignete sich. Es ist wie ein Wunder, und wir haben es bis heute auch wie ein Wunder aufgenommen . . .«
Wir hielten in dem für heutige Begriffe engen, lauten und schlecht riechenden Gebäude, in dem Billroth seine großen Fortschritte erzielte, vor der Tür eines Krankensaales. »Die Patientin«, sagte Mikulicz, »fühlte sich schon vor acht Tagen so wohl, daß sie nicht mehr allein in einem Zimmer liegen wollte. Sie wünschte Unterhaltung – nachdem sie fünf Tage zuvor noch apathisch, von ständigem Erbrechen heimgesucht, dagelegen war. Aber sie werden selbst sehen . . .«

Mikulicz führte mich in den allgemeinen Krankensaal und an ein Bett, in dem halb aufgerichtet eine Frau lag, die eben eine Suppe zu sich nahm. Ihr Gesicht war noch blaß, aber doch schon stark entfernt von dem pergamentenen Aussehen der Verhungernden...
»Dies hier«, sagte Mikulicz zu der Patientin, »ist Dr. Hartmann. Er hat von Ihrer Operation gehört und wollte Sie einmal anschauen...« Dann fuhr er, zu mir gewandt, fort: »Und dies ist also Helene Heller.«
»Ja, Frau Heller«, sagte ich, »wie geht es Ihnen? Haben Sie Schmerzen? Können Sie essen? Fühlen Sie sich ganz befreit?«
»Ja, Herr Doktor«, lachte sie. »Ich fühle, es wird bald so wie früher sein. Ich werde bald aufstehen. Ich habe überhaupt keine Beschwerden mehr...«
Ich reichte ihr die Hand so herzlich, daß sie mich verwundert ansah. Wie sollte sie wissen, daß mein Herz vor Glück und Zuversicht überlief...
Mikulicz führte mich in einen Raum, in dem offensichtlich anatomische Präparate aufbewahrt wurden. Er zeigte mir die Geschwulst, die Billroth aus dem Magen-Darm-Trakt der Helene Heller entfernt hatte. Zum ersten Male sah ich den Feind, der Susans Leben zerstören wollte, unmittelbar vor mir. Die Geschwulst maß nahezu vierzehn Zentimeter in ihrer Länge. Sie hatte den Magenausgang so ausgefüllt, daß nur noch mit Mühe ein Federkiel hindurchzuführen war.
Noch am Abend sandte ich zwei Telegramme an Susan. Sie waren Ausbrüche der Zuversicht, der Erlösung. Mikulicz hatte mir versichert, daß Billroth bereit sein werde, Susan zu behandeln und zu operieren. Er wolle sich jedoch genau mit mir besprechen und mir keinen Zweifel darin lassen, daß niemand den Ausgang voraussagen könne – auch nach dem soeben errungenen ersten Operationserfolg nicht. Ich ließ meine Rückfahrkarte für den gleichen Tag besorgen. Ich wollte keine Stunde in Wien versäumen, sondern zurückfahren und Susan zu Billroth bringen, auch wenn ich einen Sonderzug dazu hätte chartern müssen.
Nachmittags um drei Uhr betrat ich Billroths weitläufiges Haus in der Alserstraße, das früher Johann Peter Frank, einem der berühmtesten Ärzte des alten Wien, gehört hatte. Der vollbärtige, schwergebaute, fast schon fettleibige König unter den deutschstämmigen Chirurgen sah mich auf eine ihm eigentümliche prüfende Art und Weise an, während er mir seine kräftige, fleischige Hand mit kurzen Fingern reichte. Er hatte ungewöhnlich helle

blaue Augen. Der Norddeutsche, der auf der Ostseeinsel Rügen geboren worden war und seinen Weg über Zürich nach Wien genommen hatte, machte anfänglich einen fast schwermütigen Eindruck. Aber dieser Ernst war nur ein Teil seines Wesens. Daneben lebten wie in vielen künstlerischen Wesen als absoluter Gegensatz Humor und Heiterkeit. Doch die Stunde unserer ersten näheren Begegnung war nicht für die Heiterkeit geschaffen.
Billroth saß mir gegenüber, den mächtigen Kopf leicht in eine Hand gestützt, der Oberkörper etwas nach vorn gesunken. Kaum zweiundfünfzigjährig war er – wie wir heute wissen – nach vielen vorangegangenen, durch ihre wissenschaftliche Sorgfalt ebenso wie durch ihre künstlerische Gestaltung ausgezeichneten Pionierleistungen soeben zu einem Schöpfer und Urvater der modernen Magenchirurgie geworden. Obwohl ihn jetzt Vorsicht und Systematik in starkem Maße auszeichneten, hatte er den zuweilen verwegenen chirurgischen Wagemut seiner Jugendjahre, zu dem ihn wie so viele andere das erstmalige Erlebnis der Entfernung einer Eierstockzyste durch Spencer Wells in Zürich angeregt hatte, keineswegs ganz aufgegeben.
»Herr Dr. Mikulicz«, sagte Billroth, »hat mir Ihren Fall berichtet. Da Sie Kollege sind, möchte ich von Ihnen gerne Genaueres hören, bevor ich mich entscheide, ob ich einer noch so neuen und schwerwiegenden Operation an Ihrer Gattin nähertreten kann. Verstehen Sie mich nicht falsch«, fuhr er fort und sah mich dabei so warmherzig an, als hätte er aus meinen Augen die Angst, er könnte nun doch noch ablehnen, herausgelesen. »Aber man darf nur operieren, wenn man einige Chancen des Gelingens hat. Ganz ohne Chance zu operieren heißt, die herrliche Kunst der Chirurgie prostituieren. Deswegen meine Frage . . .«
Ich berichtete. Ihm gegenüber wagte ich sonderbarerweise nicht, auch nur ein einziges optimistisches Licht aufzusetzen. Dennoch lehnte er am Ende nicht ab.
»Ich bitte Sie aber um eines«, sagte er. »Was uns am 29. Januar gelungen ist, erfüllt mich mit Stolz. Noch wage ich nicht zu glauben, daß alles so ruhig fortgehen sollte. Und selbst wenn alles so bleibt, wenn wir bewiesen haben, daß man Magengeschwülste operieren kann, so ist die Frage der Rezidive bei bösartigen Geschwülsten noch nicht geklärt. Vielleicht haben wir nur einen Aufschub des Todes erreicht, und ich weiß nicht einmal, für wie lange. Die Geschichte der Wissenschaft macht keine Sprünge. Wenn wir uns einbilden, wir hätten einen großen Schritt vorwärts getan, so müssen wir ihn bestimmt wieder zu drei Vierteln zurück

tun ... Wenn Sie bereit sind, sich dies alles klar vor Augen zu führen, wenn Sie jede Überschätzung ablegen und nicht mehr erwarten, als äußerstenfalls zu erwarten ist, bin ich bereit, einen Eingriff zu wagen, sofern es die Untersuchung erlauben wird ...«
Wozu wäre ich in jener Stunde nicht bereit gewesen, um Billroths Entschluß zu erleichtern!
Das Telegramm, das ich wenige Minuten vor meiner Abreise aus Wien an Susan sandte, war eine Verkündigung des Sieges über ihre Krankheit, ein Jubelruf auf das Leben, ein Jubelruf, in dem nichts von Billroths kühler Zurückhaltung enthalten war.
Ich erwartete selbstverständlich nicht, daß mich irgend jemand abholte. Ich trieb den Kutscher an, obwohl es schneite und fror und die Pferdehufe auf der eisigen Straße nur schlecht Halt fanden.
Ich sprang aus dem Wagen. Ich stürzte zur Tür und klopfte stürmisch, als ich sie verschlossen fand ...
Mein Herz jagte, als ich endlich Marias Schritt vernahm. Sie näherte sich der Tür. Sie öffnete ...
Und dann, als ich ihr bleiches Gesicht erblickte und als sie kein Wort über ihre Lippen brachte, sondern plötzlich in Tränen ausbrach, war mir, als griffe eine Hand nach meiner Kehle.
»Wo ist meine Frau?« hörte ich mich fragen.
Aber das Weinen schüttelte Maria so sehr, daß sie unfähig war, zu sprechen. Eine furchtbare Ahnung stieg in mir empor. Ich stürzte durch den Gang. Ich lief durch mein Zimmer. Ich hielt in der Tür, die zu dem Raum führte, in dem Susan auf Wiedersehen gesagt hatte ...
Dort lag Susan, auf ihrem Bett, unter dem Fenster, hinter dem weiße Schneeflocken herabwirbelten. Sie lag dort in ihrem schönsten Kleid, das Gesicht scheinbar unberührt von dem Leiden, das sie ertragen hatte. Es war, als schliefe sie, tief und friedlich. Sie war tot ...
Dies ist kein Bericht über die persönlichsten Schicksalsschläge meines Lebens, sondern ein Bericht über die Geburt dessen, was heute den Namen »Magenchirurgie« trägt.
Susans Schicksal ragt nur hinein, weil es von einer jener Krankheiten bestimmt wurde, zu deren Überwindung oder zumindest vorübergehenden Beseitigung die Chirurgie gerade ansetzte, als Susans Leben zu Ende ging.
Ich habe fast ein Jahrzehnt gebraucht, um den Eindruck von Susans Ende innerlich zu überwinden. Ich brauchte viele Jahre, um jene Bescheidenheit gegenüber den Grenzen der medizini-

schen Wissenschaft und besonders der Chirurgie zu erlernen, die heute, nach dem Ende der stürmischen Jahrzehnte ihrer großen Entdeckungen, dem zeitweiligen Glauben an die Allmacht der Chirurgenhände gefolgt ist. Meine wildverzweifelte Auflehnung gegen das Geschehen, meine Fassungslosigkeit darüber, daß Susan selbst ihr Leben beendet hatte, während ich glaubte, den Schlüssel zu ihrer Rettung in Händen zu halten; meine rasenden Selbstvorwürfe darüber, daß ich nicht das Haus nochmals nach Morphium durchsucht und jene Vorräte vernichtet hatte, die Susan benutzte, um für immer einzuschlafen – das alles erfuhr zum ersten Male eine Milderung, als Helene Heller, jene Frau, an der Billroth zum ersten Male seine Magenoperation, die unter der Bezeichnung »Billroth I« unvergänglichen Ruhm errang, durchgeführt hatte, vier Monate nach der Operation starb. Sie starb, nachdem sie sich völlig erholt hatte, an einem Rezidiv der Krebsgeschwulst und zeigte damit die Wirkungsgrenzen aller Operationen an bösartigen Magengeschwülsten auf, Grenzen, die in folgenden Jahrzehnten weiter gesteckt, aber niemals überwunden wurden. Am 24. Juni 1883 vollzog Billroth seine zweite Magenoperation. Die Patientin starb. Am 26. Januar 1884 operierte er seinen dritten Fall, und auch er endete tödlich. Diese Ereignisse gaben mir einen ersten Trost, weil sie mir zeigten, daß ich das Leben Susans nicht hätte erzwingen können.
Erst am 21. Juli 1884 gelang Rydygier eine Operation, die dem Patienten eine Lebensfrist von zwei und einem halben Jahre schenkte, bis eine neue Krebsgeschwulst entstand.
Billroths vorsichtige Skepsis behielt recht. Zahlreiche Kranke starben auch noch unter seiner Hand, bis die Methode »Billroth I« als gesichert gelten konnte. Zahlreichen Fällen von zu weit entwickelten Geschwülsten war auch mit »Billroth I« nicht mehr beizukommen, weil aus Magen und Darm zu große Teile entfernt werden mußten und eine Vereinigung nicht mehr möglich war. Bis zum Jahre 1885 entwickelte Billroth seine weltberühmt gewordene Operationsmethode »Billroth II«, bei der er wie bei »Billroth I« die Krebsgeschwulst am Magenausgang vollständig entfernte, Magen und Darm an den Schnittstellen aber nicht vereinigte, sondern zunähte und die neue Verbindung zwischen Magen und Darm nach der von seinem Assistenten Wölfler entdeckten Methode durch Verbindung des Dünndarms mit dem Magenrest herstellte. Am 15. Januar 1885 erprobte Billroth diese zweite Operationsmethode zum erstenmal am Menschen. Sein Patient lebte eineinhalb Jahre lang, ohne daß sich ein Rezidiv einstellte.

Das Problem der ersten großen Magenoperationen war die Entfernung einer Geschwulst am Magenausgang (Pylorus). Hatte die Geschwulst (b) eine entsprechende Größe erreicht, machte sie die Passage von Speisen aus dem Magen (a) in den Dünndarm (c) unmöglich

Durch Schnitte (d) mußte das erkrankte Stück (b) entfernt werden. Dann galt es, die gesunden Teile von Darm und Magen an den Schnitträndern durch Nähte wieder zu vereinigen. Die Schwierigkeit bestand darin, den Schnitt an der Magenöffnung dem wesentlich kleineren Querschnitt des Darmes anzupassen

Diese Schwierigkeit wurde dadurch überwunden, daß ein dreieckiges Stück (e) aus dem Magen herausgeschnitten wurde

Der verkleinerte Magen (a) wurde zugenäht (f), so daß die Endungen von Magen und Darm nun zusammenpaßten

Magenstumpf und Darm wurden durch Nähte (g) vereinigt

177

»Billroth I« und »Billroth II« wurden zunächst ausschließlich im Kampf gegen die mordenden Krebsgeschwülste am Magenausgang entwickelt. Bald entwickelten sie sich jedoch zur Grundlage der Magenchirurgie gegen alle Formen der Geschwülste, besonders gegen das Magengeschwür, und hier erlebten sie dann, immer wieder modifiziert, ihre wahren Triumphe.

Der weite Weg

Sicherlich gab es in dem nun von Jahr zu Jahr lebendigeren, vorwärtsdrängenden, von immer neuen Ideen und neuem Wagemut gespeisten Kampf um die »chirurgische Eroberung des ganzen menschlichen Körpers« kein Kapitel, das für mich und meine Ungeduld lehrreicher hätte sein können als das Kapitel »Blinddarmentzündung«. Die chirurgische Überwindung dieser Krankheit war beispielhaft für die Höhen und Tiefen, die während jenes Kampfes durchschritten wurden; für vorwärtseilende Genies und hemmendes Mittelmaß, für Mut und Verzagen, Lockung der Zukunft und Ballast der Vergangenheit.

Wenn gerade die Überwindung dieser Krankheit nach der allgemeinen Verbreitung der Asepsis und nach Beseitigung der größten Gefahren der Bauchchirurgie noch einige Jahrzehnte dauerte, so mag diese Zeitspanne unbedeutend erscheinen, sofern man sie mit den Jahrtausenden vergleicht, in denen der kaum fingergroße Wurmfortsatz oder »Appendix« des Blinddarms durch seine Entzündung mehr Menschen getötet hatte als viele andere Krankheiten zusammen. Aber sie lehrte, wie weit der Weg war, der von den Chirurgen noch durchschritten werden mußte.

Wenn ich mich frage, wann mir die Weite dieses Weges und der Kampf der Chirurgen gegen die Blinddarmentzündung am deutlichsten zum Bewußtsein gekommen war, dann treten aus meiner Erinnerung der 23. und 24. Juni des Jahres 1902 hervor. Die ganze Welt blickte in jenen Tagen nach London und wartete auf die Krönung König Eduards VII. von England, die am 26. Juni mit ungeheurem Prunk gefeiert werden sollte. Das bevorstehende Ereignis hatte auch mich in die britische Hauptstadt gelockt.

Triumphbögen und Girlanden gaben den Straßen eine unvorstellbare Farbigkeit. Eduards Lieblingsfarbe war Rot, und jetzt leuchtete Rot in allen Schattierungen von den Triumphbögen herab, welche die einzelnen britischen Dominions und Kolonien in London errichtet hatten. Kaum jemals zuvor hatte London eine solche Heer- und Menschenschau aller Länder und aller Farben gesehen.

Als ich das mit Gästen aus aller Welt überfüllte Hotel Ritz, in dem ich abgestiegen war, erreichte, leuchteten Tausende von Probelampen für die elektrische Festbeleuchtung von den Häuserfassaden herab.

Ich hatte mir für den Vormittag einen Besuch der Westminsterabtei vorgenommen, wo Damen und Herren des englischen Adels, darunter Geistliche bis hinauf zu den höchsten Würdenträgern, die jahrhundertealten Zeremonien probten, die sich bei der Krönung jedes englischen Königs in fast unveränderter Form wiederholen.

Die Proben waren im Gange. Im Dämmerlicht der Kirche herrschte ein Leben wie auf der Probebühne eines Londoner Theaters. Peers von England und deren Frauen standen um die uralten Sessel für König und Königin, teils in den farbenprächtigen, goldbestickten Festgewändern, teils noch in ihren Straßenkleidern. Der alte Sir Spencer Ponsonby-Fane spielte die Rolle des Königs. An Stelle des Krönungsmantels in einen farbenprächtigen Teppich eingehüllt, nahm er die Huldigung der Bischöfe und des Adels entgegen, während draußen vor den Fenstern noch die Hammerschläge der Zimmerleute auf den Zuschauertribünen ertönten. Die Herzoginnen von Portland, von Montrose, von Marlborough und von Southerland, die zu den schönsten Frauen Englands gehörten, trugen feierlich den Krönungsbaldachin.

Die Probe hatte kurz nach zwölf Uhr ihren Höhepunkt erreicht. Eben erfüllte ein stimmgewaltiger Choral den großen Raum, als ein Bote eilig die Abtei betrat und auf Ingram, den Bischof von London, zueilte. Er reichte ihm einen Brief. Der Bischof las und blickte verstört zu den Sängern hinüber. Gleich darauf ließ er um Ruhe bitten. Als der Gesang verhallt war, brachte Ingram mit mühsam beherrschter Stimme nur wenige Sätze hervor. »Der König ist sehr krank. Er muß sich einer schweren Operation unterziehen. Die Krönung ist verschoben.«

Ich verließ, von meiner inneren Unruhe getrieben, die Abtei und fuhr zum Buckingham Palace. Dort war alle Fröhlichkeit des vergangenen Tages erloschen. Lähmendes Schweigen herrschte auf dem Platz vor dem weiten Gitterrund. Eben verließen einige Wagen der ausländischen Gesandtschaften den Hof, darunter auch der Wagen des französischen Admirals Gervais. Verstörte Gesichter blickten aus den Wagenfenstern. An einzelnen Stellen des

Gitters aber hafteten Trauben von Menschen. Ihre Blicke hingen an Papierbogen, die dort angeschlagen waren. Ich brauchte lange, um mich bis zu einem der Bulletins vorzuschieben. Dann las ich die Antwort auf meine Fragen. »Der König muß sich einer Operation unterziehen. Der König leidet an Perityphlitis. Sein Zustand war am Samstag so zufriedenstellend, daß die Hoffnung bestand, Seine Majestät werde mit einiger Pflege in der Lage sein, die Krönungszeremonien durchführen zu können. Am Montag abend stellte sich eine Verschlimmerung ein, die heute eine Operation notwendig macht. Gezeichnet: Lister, Thom. Smith, Francis A. Laking, Thom. Barlow.«

Ich schob mich hastig durch die schweigende Menge zu meinem Cab zurück. Dabei bemerkte ich, wie ein Wagen im Galopp auf das Portal zufuhr. Im Fenster sah ich ein schmales, bleiches, kränkliches Gesicht. Sekunden später wußte ich, wem es gehörte, nämlich Dr. Hewitt vom London Hospital, dem zu dieser Zeit bekanntesten Narkotiseur, über den London verfügte. Hewitts Erscheinen bedeutete, daß die Operation direkt bevorstand.

Die Nachricht über die Krankheit des Königs, die Operation und die Verschiebung der Krönung verbreitete sich währenddessen durch die Stadt. Ich spürte, wie eine allgemeine Lähmung durch die Straßen schlich, während ich zum Hotel Ritz zurückfuhr. Als ich dort eintraf, hörte ich aus dem überfüllten Speisesaal eben noch die tonlose Stimme, mit der Ritz persönlich seinen Gästen verkündete: »Die Krönung findet nicht statt. In dieser Minute wird der König operiert. Die Operation kann tödlich sein. Auf jeden Fall ist sie gefährlich. Sie wurde aber in einem Konsilium der bedeutendsten Ärzte dieses Landes für unerläßlich notwendig befunden ...« Noch während Ritz sprach, hatten sich die ersten Gäste erhoben. Daraus entwickelten sich ein jäher Aufbruch und ein Wettlauf nach den Telegraphenämtern. Die Hotelhalle wurde zum Schauplatz völliger Verwirrung. Bekannte eilten auf mich zu, um einen medizinischen Rat, ein fachmännisches Urteil oder einen Trost zu hören.

Ich kam gar nicht dazu, zu antworten, weil andere Bekannte nicht weniger aufgeregt wissen wollten, was Perityphlitis überhaupt sei. Ich versuchte, ihnen zu erklären, daß man darunter eine Entzündung des Blinddarms und der ihn umgebenden Gewebe verstehe. Der Blinddarm befinde sich an der Einmündung des Dünndarms in den Dickdarm; der sackartige Stumpf, der über die Stelle der Dünndarmmündung hinausrage, werde Blinddarm genannt, weil er sozusagen blind ende. Die Entzündung sei uralt und habe Millionen von Menschen umgebracht, weil es immer wieder zu einem Durchbruch in die Bauchhöhle und damit zur tödlichen Bauchfellentzündung gekommen sei. Erforscht sei sie aber erst seit anderthalb Jahrzehnten. In Amerika habe man herausgefunden, daß die Ursache aller Blinddarmentzündungen nicht im Blinddarm selbst, sondern in einem kleinen wurmartigen Anhängsel, Wurmfortsatz oder Appendix genannt, liege, das sich als erstes entzünde und die Entzündung erst später an den Blinddarm weiterleite. Deswegen sei in Amerika statt des Namens Perityphlitis die Bezeichnung Appendizitis üblich, die sich aber erst langsam in Europa durchsetze. Ich war etwa so weit gekommen, als eine laute Stimme aus dem Hintergrund erklärte: »Sie sollten gar nicht so vorsichtig sein, Doktor, Sie können ruhig sagen, daß man in den Staaten mit der Krankheit fertig wird, indem man den Appendix herausschneidet, bevor er erst den Blinddarm anstecken kann. Aber in Europa weiß man ja alles besser. Ich gehe jede Wette ein, daß die Herren Leibärzte des Königs, statt sofort zu operieren, wieder so lange mit Diät und Opium herumlaboriert haben, bis es ein Fall auf Leben und Tod wurde und sie einfach operieren mußten...«

Kein Mensch aus unseren Tagen, in denen die Heilung der normalen Appendizitis für Ärzte und Kranke kaum mehr bedeutet als einen kleinen, alltäglich geübten Eingriff, wird die Ängste und Aufregungen begreifen, die London an jenem 24. Juni 1902 heimsuchten. Aber auch in Amerika lag der Tag noch nicht weit zurück, seit ein junger Chirurg mit rücksichtslosem Radikalismus die Frühoperation gefordert und durchgesetzt hatte: John Benjamin Murphy aus Chicago.
Als Murphys Name Ende des Jahres 1889 zum ersten Male über Chicago hinaus bekannt wurde, geschah es durch jene radikale Frühoperation des entzündeten Appendix, die heute zum selbstverständlichen Handeln jedes Chirurgen gehört, damals aber die beinahe gotteslästerlichen Lehren von Fitz noch übertraf. Murphy forderte nicht mehr und nicht weniger, als den Appendix schon beim sicheren Verdacht auf Entzündung zu entfernen, um durch die Beseitigung der Quelle des Übels diesem Übel selbst den Garaus zu machen und es gar nicht erst zur Gefahr des Durchbruchs des vereiterten Appendix kommen zu lassen. Im Sommer 1890 hatte ich die erste Begegnung mit dem um rund dreißig Jahre jüngeren Murphy gesucht. In Chicago erfuhr ich, daß Murphy Chicago verlassen habe und mit seiner Familie in Las Vegas lebe. Der tatsächliche Sachverhalt war, daß Murphy kurz nach

seinem Auftreten in der Frage der Chirurgie des Appendix an sich selbst Anzeichen von Lungentuberkulose bemerkt hatte.
In Las Vegas suchte ich ihn ein paar Monate später auf und erfuhr aus seinem Munde die Geschichte seines chirurgischen Sturmangriffs gegen den Appendix.
Am Morgen des 2. März klagte ein junger Arbeiter namens Monahan, den Murphy im Cook County Hospital wegen eines Beinbruchs behandelte, über plötzliche heftige Schmerzen im rechten Unterbauch. Zwei Stunden später litt er unter Erbrechen und hoher Temperatur. Murphy hatte auf seiner ewigen Suche nach neuen Sensationen die Darlegungen Reginald Fitz' aus dem Jahre 1886 sehr sorgfältig gelesen. Er begriff, daß der Zufall ihn ein Stadium der Appendizitis erleben ließ, das sonst kaum ein Chirurg zu Gesicht bekam. Er handelte sofort. Noch am gleichen Tage, knapp acht Stunden nach dem ersten Schmerzanfall, operierte er Monahan, fand einen Appendix im ersten Stadium der Entzündung und Eiterentwicklung, entfernte ihn ohne die geringste Schwierigkeit und konnte Monahan in kürzester Zeit mit glatt verheilter Wunde und ohne die geringsten Beschwerden entlassen. Murphy hatte vollbracht, was heute längst zum selbstverständlichen Gesetz ärztlichen Handelns im Appendizitisfall geworden ist: die Operation sofort nach den ersten Krankheitserscheinungen. Der überraschend reibungslose Beweis für die Richtigkeit seines Handelns erweckte in Murphy unverzüglich alle Instinkte für die »große revolutionäre chirurgische Tat«. Wie ein Spürhund fahndete er nach jedem appendizitisverdächtigen Fall, um sofort zu operieren und neue Beweise für die Richtigkeit der radikalen Frühoperation zu sammeln. Bis zum November 1889 hatte er in und um Chikago rund einhundert Fälle von Appendizitis im Frühstadium operiert, und zwar, um keine Zeit zu verlieren, zum großen Teil auf Küchen- und Wohnzimmertischen. Wenn er innerhalb der ersten zwölf bis vierundzwanzig Stunden eingriff, gab es niemals Komplikationen.
Im November 1889 stand Murphy – sicher, einen aufsehenerregenden Fortschritt erzielt zu haben – vor der Medizinischen Gesellschaft Chikagos, die sich angesichts der wenigen vollwertigen Chirurgen, die es gab, zum größten Teil aus Internisten und Praktikern zusammensetzte. Nachdem Murphy seine Arbeit und seine Erfolge geschildert hatte, rief er aus: »Die Verantwortung liegt bei dem Arzt, der als erster zu einem Patienten gerufen wird.« Jeder Arzt müsse bei heftigen Schmerzen im Leib sofort an Appendizitis denken und einen Chirurgen rufen. Jeder Satz Mur-

phys klingt heute wie eine Selbstverständlichkeit. Als Murphy jedoch endete, erlebte er ein Schauspiel, das ihn, den Ekstatiker, zuerst in einen seelischen Abgrund stürzte, dann aber mit wildem Zorn und Trotz erfüllte. Die Masse der Praktiker wies ihn ab. Sie erklärte, ein großer Teil aller Perityphlitis- oder, wenn man mit Fitz sprechen wollte, Appendizitiskranken sei ohne Operation gesund geworden, nur mit Hilfe von Opium. Selbst die Chirurgen unter den Anwesenden erklärten eine solche Diagnose für unmöglich. Es sei notwendig, abzuwarten, bis man von außen mit Bestimmtheit eine Eiterbildung fühlen und dadurch mit Sicherheit eine schwere eitrige Appendizitis annehmen könne, die einen Operationsversuch mit all seinen Risiken rechtfertige. Alle anderen, nicht eitrigen Fälle müsse man den Internisten und der Opiumbehandlung überlassen, da diese leichten »katarrhalischen Formen« von selbst heilten und nicht die Gefahren einer Bauchoperation lohnten.

Empört verließ Murphy den Saal. Sein Zorn gegen die »alten Fossilien«, welche die Logik seines Handelns nicht begreifen wollten, war tief und dauerhaft. Er stürzte sich mit wilder Entschlossenheit in die Arbeit. Durch eine immer größere Anzahl von Operationen legte er in den nächsten Jahren die Gesetzmäßigkeit der Symptome und Erscheinungen fest, durch die sich die Appendizitis in ihren Anfängen äußerte. Damit sicherte er weitgehend die Frühdiagnose. In den gleichen Jahren verkündete Charles McBurney in New York seine Entdeckung einer bestimmten Stelle im Unterbauch, deren Schmerzempfindlichkeit bei der Untersuchung in der überwiegenden Zahl aller Fälle eine frühe Diagnose der akuten Appendizitis möglich machte. Murphy nutzte jede Gelegenheit, über die Frühoperation zu reden und zu schreiben. Nach einer Reihe von Jahren konnte er nicht weniger als zweihundert Fälle aufweisen, in denen er erfolgreich operiert hatte. Er lehnte grundsätzlich die Unterscheidung in katarrhalische und eitrige Fälle ab. In jedem Fall, auch im leichtesten und im frühesten Stadium, hatte er Eiter im Wurmfortsatz gefunden.

Murphys Berichte waren so überzeugend, daß sich ein fortschrittlicher amerikanischer Chirurg nach dem anderen dem Standpunkt der radikalen Frühoperation anschloß. Die Möglichkeit, als Folge einer Fehldiagnose auch einmal einen gesunden Blinddarm anzutreffen, wurde bewußt in Kauf genommen. Die Erfolge dieses radikalen Handelns sprachen demgegenüber eine zu eindeutige Sprache. Die amerikanischen Zeitungen bemächtigten sich des Problems bis hinein in die kleinen Lokalblätter. Praktiker wurden von ihren Patienten gezwungen, Chirurgen zu Hilfe zu rufen. So nahm die Entwicklung von der internen zur chirurgischen Behandlung der Appendizitis und hier wiederum zur Frühdiagnose und Frühoperation, von Fitz und Murphy ausgehend, in Amerika eine Entwicklung, die alle Voraussetzungen aufwies, um bahnbrechend für die ganze Welt zu werden. Europa allerdings sträubte sich zäh und erbittert.

Auch in Europa hatten Mitte der achtziger Jahre einige wenige Chirurgen den Appendix chirurgisch angegriffen. Ulrich Krönlein, der achtunddreißigjährige Professor der Chirurgie in Zürich, hatte am 14. Februar 1884 einen Versuch unternommen, eine Bauchfellentzündung durch Öffnung der Bauchhöhle und Dränage zu heilen, ohne jedoch den Patienten retten zu können. Einige andere Versuche hatten ebenfalls tödlich geendet.

Frederick Treves in London gelang es am 29. Juni 1888, zum ersten Male mit Erfolg einen chronisch kranken Appendix in der Zeit zwischen zwei akuten Anfällen chirurgisch zu entfernen. Damit begründete der damals fünfunddreißigjährige Chirurg am London Hospital und Professor der Anatomie am Royal College of Surgeons seinen späteren Ruf als Spezialist der Appendixchirurgie. Er hatte sich jedoch nicht zu einem Frühoperateur entwickelt. Im Gegenteil, er hielt mit ausgeprägtem Konservatismus an einer Abführmitteltherapie in leichten Fällen fest und wartete im übrigen grundsätzlich auf fühlbare Eiterbildung, mindestens fünf Tage lang, bevor er dem Eiter chirurgisch einen Ausweg öffnete.

Als die ersten Nachrichten über die amerikanische Entwicklung zur Frühoperation nach Europa gelangten, beherrschten hier die alten Vorstellungen über die Perityphlitis noch uneingeschränkt das Feld. Erst durch die Doktorarbeit des jungen Arztes Charles Krafft in Lausanne über die chirurgische Behandlung der Appendizitis in Amerika kam die Frage der chirurgischen Behandlung der Perityphlitis in Bewegung.

Einige junge Chirurgen, darunter die Deutschen Sprengel, Kümmell, Riedel und Sonnenburg, griffen die chirurgische Behandlung auf. Aber sie stießen auf einen Wall von Widerständen, an denen gemessen die Widerstände in Amerika klein und unbedeutend gewesen waren. Es entbrannte ein jahrzehntelanger fanatischer Kampf, der über den Leichen ungezählter Kranker ausgetragen wurde. Die Praktiker setzten sich mit allen Mitteln zur Wehr, und die Chirurgen machten ihren internen Gegnern die Gegnerschaft selbst dadurch leicht, daß sie sich nicht zu der Klarheit und Eindeutigkeit der amerikanischen Diagnostik und Frühoperation ent-

schließen wollten. So führend in jenen Tagen die europäische und besonders die deutsche und österreichische Chirurgie war, so bedeutend sich ihr Vorsprung in der wissenschaftlichen Entwicklung und der Breite ihrer wissenschaftlichen Fundamente ausnahm, hier wurde sie von der jungen amerikanischen Chirurgie bahnbrechend überflügelt, weil sie nicht über ihren eigenen Schatten springen konnte. Das Ergebnis war aber vor allem eine hohe Sterblichkeitsquote bei der chirurgischen Behandlung, weil diese sich selbst dazu verurteilte, das schwerste eitrige Stadium der Krankheit abzuwarten, und dadurch die Gefahr der tödlichen Bauchfellentzündung geradezu heraufbeschwor.
So war die Situation in Europa an jenem Mittag des 24. Juni 1902, an dem London um das Schicksal seines appendizitiskranken Königs bangte – verworren, abwartend und unentschieden. Die Tatsache, daß Treves operiert hatte, machte es so gut wie sicher, daß man mit der Operation bis zum äußersten Augenblick gezögert hatte und daß es sich nur noch um eine Abszeßeröffnung handeln konnte. Der König befand sich in der Tat auf der Schwelle zwischen Leben und Tod.
Als nachmittags gegen vier Uhr noch kein weiteres Bulletin über den Zustand des Königs veröffentlicht war, als sich die lähmende Besorgnis immer weiter steigerte, entschloß ich mich doch zu dem Versuch, mit Lister zu sprechen. Es bestand bei seinem Alter immerhin die Wahrscheinlichkeit, daß er sich nach Hause hatte zurückziehen können, um den Jüngeren das Feld zu überlassen.
Vor Listers damaligem Wohnsitz, Park Crescent 12, bemerkte ich schon von weitem eine kleinere Ansammlung von Menschen. Es handelte sich offenbar um Journalisten, die ebenfalls auf der Suche nach Gewißheit waren. Sie wurden anscheinend nicht eingelassen. Als ich anhielt, drängten sich sofort einige von ihnen an den Wagen heran. Vielleicht vermuteten sie in mir irgendeinen Abgesandten, der Neuigkeiten für Lister brachte oder gar Lister zum Buckingham Palace zurückholen sollte.
Es kostete mich einige Mühe, sie abzuschütteln. Noch während Henry Jones, der alte Butler, mit allen Zeichen der Vorsicht öffnete, prasselten ihre Fragen auf mich herab. Henry schloß mit einiger Gewalt das Tor und sagte mit der ihm eigenen Würde, er werde mich Seiner Lordschaft melden. Seine Lordschaft sei nach den jüngsten Ereignissen etwas müde und angegriffen.
Listers Ruhm war nun, im achten Jahrzehnt seines Lebens, um die ganze Welt geeilt. Niemand zweifelte mehr daran, daß er die Chirurgie aus dem düsteren Tal der Wundinfektionen heraus-

gerissen und ihr den Weg zu ihrer Entwicklung eröffnet hatte. Seine wütenden Feinde waren tot oder beschämt verstummt. Schon Königin Victoria hatte ihn in den Adelsstand erhoben. Seit Agnes Lister im Frühjahr 1893 in Rapallo in den Armen des hilflos verzweifelten Mannes gestorben war, hatte sich die Einsamkeit über ihn gesenkt.

»Sie haben sich eine schwierige Zeit ausgesucht«, sagte Lister mit seiner leiser gewordenen und von stärkerem Stottern gestörten Stimme. Er sah aus seinen etwas feuchten Augen zu mir herauf. »Aber Sie sind, wie ich sehe, munterer als ich. Das Karbol hat mich doch wohl schneller alt gemacht.«

Er hob langsam die Tasse mit dem Tee zum Mund. Seine Hand zitterte ein wenig. Sie hatte immer noch nicht jene sonderbare, stumpfe Färbung verloren, die während der jahrzehntelangen Arbeit mit Karbolsäure entstanden war. Nachdem Lister einige kleine Schlucke getrunken hatte, setzte er die Tasse ebenso langsam wieder ab. »So wie ich Sie kenne«, sagte er, »kommen Sie wegen der Krankheit des Königs zu mir.«

Ich nickte stumm. Ich konnte ihn schlecht bitten, mir Dinge zu erzählen, die möglicherweise unter ein Versprechen der Geheimhaltung fielen, das noch über die Wahrung des ärztlichen Geheimnisses hinausging. Doch eine solche Verpflichtung schien es nicht zu geben. Vielleicht wußte er auch gut genug, daß es mir nicht um die Ergatterung von Nachrichten ging wie den Journalisten draußen, sondern um medizinisches und historisches Wissen für mich selbst. Ich erfuhr von ihm jedenfalls die hintergründige Geschichte von König Eduards Krankheit und Operation und erlebte dabei, daß der Weg bis zur allgemeinen Durchsetzung der Frühoperation der Appendizitis immer noch weit war. »Die Krankheit des Königs«, so hob Lister an, »begann am 13. dieses Monats.«

Zehn Tage also hatte man gewartet, bis man sich zur Operation entschloß. An dem genannten 13. Juni hatte der König den Buckingham Palace verlassen, um in Aldershot eine Parade abzunehmen. Dabei hatte er sich schon nicht wohl gefühlt, und sein sonst so rosiges Gesicht hatte eine graue Färbung angenommen. Am Morgen des 14. hatte er über Schmerzen im Unterbauch und starken Brechreiz geklagt. Der Leibarzt, Sir Francis Laking, verordnete ein leichtes Abführmittel, weil er die bei dem starken Appetit des Königs nicht seltenen Verdauungsstörungen öfters auf diese Weise behoben hatte. Am Abend des 14. hatte der König einem »Tattoo« der Truppen beigewohnt und, kurz bevor er zu

Bett ging, noch eine Mahlzeit zu sich genommen. Gegen Mitternacht überfielen ihn jedoch so heftige Leibschmerzen und so starkes Erbrechen, daß von neuem Laking gerufen wurde. Er kam erst morgens gegen fünf Uhr in Aldershot an und fand den König schmerzgekrümmt und fiebernd vor. Laking hatte jetzt eine Perityphlitis vermutet und schlug die Zuziehung von Sir Thomas Barlow aus London, also keineswegs eines Chirurgen, vor. Barlow traf am Sonntag, dem 15., in Aldershot ein und blieb den ganzen Tag. Am Nachmittag bekam der König Schüttelfrost. Das Fieber stieg. Der König konnte nicht an der Parade des 15. Juni teilnehmen. An eine chirurgische Behandlung wurde auch jetzt noch nicht gedacht. Am Montag, dem 16. Juni, besserte sich der Zustand etwas, und Laking bewog den König, in einem gut gefederten Wagen nach Windsor überzusiedeln, weil es für den Fall, daß die Symptome sich verstärken sollten, besser sei, wenn sich der König im eigenen Haus befände. Die Fahrt wurde nach stärkeren Opiumgaben verhältnismäßig gut überstanden. In Windsor wurde immer noch keine völlige Klarheit über die Diagnose erzielt. Der König mußte auf die Teilnahme an den Rennen in Ascot verzichten. Erst am 18. Juni entschieden die Ärzte sich eindeutig für Perityphlitis. In der rechten Darmbeingrube zeigte sich bereits eine Schwellung, die nicht mehr zu übersehen war. Sir Francis Laking teilte dem König endlich mit, welche Diagnose er stellte und daß ein Chirurg gerufen werden müsse. Der König bekam einen Wutanfall. Vom Krönungstage trennten ihn noch acht Tage. Er war sich klar darüber, daß er eine chirurgische Operation mit ihrem nachfolgenden Krankenlager selbst bei günstigem Ausgang nicht innerhalb von acht Tagen hinter sich bringen konnte. Die Erregung des Königs war so groß, daß er Sir Francis Laking aus dem Zimmer wies. Der König beruhigte sich erst nach einiger Zeit, rief Laking von neuem zu sich, bat ihn um Entschuldigung und erklärte sich damit einverstanden, daß Frederick Treves vom London Hospital zur Konsultation nach Windsor gerufen werde.

Treves konstatierte eine Perityphlitis, schlug aber vor, nochmals einige Tage zu warten, bis absolute Sicherheit über eine Abkapselung des Eiterherdes gegenüber der Bauchhöhle bestehe und die Operation diese Abkapselung nicht mehr gefährde. Treves besuchte den König täglich, um den seiner Meinung nach günstigsten Augenblick für eine operative Eröffnung des Eiterherdes zu finden. Er kam aber zu keinem Entschluß. Überraschenderweise zeigte sich am Samstag, dem 21., daß das Fieber bis zur Normaltemperatur sank und die Schwellung in der Darmbeingrube zurückging. Am Sonntag darauf tauchte die Hoffnung auf, die Krankheit werde sich doch auf konservative Weise mit Hilfe von Opiumdosen überwinden lassen, zumindest werde der König bei einiger Schonung die Krönungsfeierlichkeiten überstehen. Es herrschte große Erleichterung. Am Montag, dem 23. Juni, reiste der König mit der Eisenbahn von Windsor nach London. Er machte anschließend eine Fahrt zum Buckingham Palace. Aber schon am späten Nachmittag überfielen den König Fieber, starke Schmerzen im Unterbauch und Erbrechen. Es bestand kein Zweifel mehr, daß sich vom Appendix ausgehend ein großer eitriger Abszeß in die Tiefe gebildet hatte, mit dessen Eröffnung nicht noch länger gewartet werden durfte. Es war zehn Uhr vormittags. Außer Lister waren bei der Konsultation Treves, Laking, Barlow und Smith anwesend. Es bestand keine Meinungsverschiedenheit mehr darüber, sofort zu operieren, um so oder so den Abszeß zu suchen.

Die Operation hatte um zwölf Uhr dreißig stattgefunden. Treves machte den Einschnitt an der rechten Bauchseite. Der Eiterherd wurde nicht sofort gefunden. Erst als sich Treves weiter vorgearbeitet hatte, stieß er auf eine glücklicherweise noch eingekapselte Eiterung rings um die Reste des völlig zerstörten Appendix. Eine große Menge Eiter wurde entleert, die Höhle mit zwei Gummirohren dräniert, die Wunde mit Jodoformgaze verbunden. Die Operation hatte genau vierzig Minuten gedauert. Als Lister den Buckingham Palace verlassen hatte, war der König bei Bewußtsein gewesen und hatte so gut wie keine Schmerzen mehr gelitten. Treves und Laking hatten Wohnung im Buckingham Palace genommen. Sie sollten den Palst nicht eher verlassen, bis man einer Genesung des Königs sicher sein konnte. »Ich war nur ein Zuschauer«, endete Lister. »Das weitere Schicksal des Königs liegt nun in Gottes Hand, im Guten und im Bösen . . .«

Als ich Park Crescent 12 verließ, dunkelte es bereits. Ich ließ mich noch einmal am Buckingham Palace vorüberfahren. Auch im Dunkeln warteten zahlreiche Menschen weiter auf eine Nachricht über das Ergehen des Königs. Sie starrten zu den erleuchteten Fenstern des Palastes hinüber. Die Abendzeitungen waren voller verworrener Kommentare. Das Unterhaus hatte seine Sitzung unterbrochen, um sich von den medizinischen Mitgliedern informieren zu lassen. Ich fuhr langsam, das Herz noch einmal voll Verzweiflung über die menschenmordende Trägheit der Medizin, durch die Straßen, die unsagbar tot und traurig wirkten, zum Ritz zurück.

Die Lichter des Buckingham Palace aber brannten die ganze Nacht vom 24. auf den 25. Juni. Sie brannten noch zehn weitere Nächte hindurch, in denen Frederick Treves und Francis Laking abwechselnd am Bett des Königs wachten. Angstvoll warteten sie auf jedes Zeichen dafür, daß den König doch noch eine allgemeine Bauchfellentzündung befiele, gegen die es in seinem Alter keine Rettung mehr gab. Erst als absolut feststand, daß das Glück auf des Königs Seite und auf der Seite seiner Ärzte gewesen war, erst als das Fieber endgültig verschwand und die tiefe Höhle des geöffneten Abszesses sich von unten her zu schließen begann, erschienen in den Zeitschriften »The Lancet« und »British Medical Journal« Berichte über den Ablauf der Krankheit des Königs, welche die wesentlichen Punkte dessen enthielten, was Lister mir anvertraut hatte. Hätte den König der Tod ereilt, so wäre seine Krankengeschichte und die Geschichte seiner ärztlichen Behandlung sicherlich zum Gegenstand heftiger Kritik von seiten derjenigen geworden, die gerade in jenen Tagen auch in England die schnelle und radikale chirurgische Behandlung der Appendizitis zu fordern begannen. Vielleicht hätte der dadurch entfachte Sturm die noch bestehende Barriere eines ängstlichen und unzeitgemäßen Konservativismus hinweggefegt.

Das Allerheiligste

Mag sein, daß die folgende Geschichte zu den abenteuerlichsten Kapiteln des abenteuerlichen Jahrhunderts der Chirurgen gehört. Während sich die Chirurgie einmal schneller, einmal langsamer, aber unaufhaltsam auf ein Organ der Bauchhöhle nach dem andern ausdehnte, näherte sie sich Bereichen des menschlichen Körpers, die, so wie vorher die Bauchorgane, unantastbar schienen wie etwas Heiliges. Das Herz, das Gehirn, das Rückenmark – sie alle lagen noch außerhalb der Vorstellungen über das, was chirurgischem Handeln zugänglich sei. Sie alle standen unter einem gespenstischen, abschreckenden Tabu, bis jenes Abenteuer, das ich hier auf Grund von Berichten der unmittelbar Beteiligten erzähle, eine Tür in das Allerheiligste öffnete.

Es begann in der Nacht auf den 7. September des Jahres 1896 weit außerhalb der Sphäre einer Klinik, eines Operationssaales oder eines ärztlichen Lebens. In jener Nacht floh Wilhelm Justus, ein junger Gärtnerbursche aus Frankfurt am Main, durch die dunklen

Parkanlagen, die sich damals am Ufer des Flusses erstreckten. Justus war angetrunken. Er hatte einen Streit hinter sich. Er glaubte jetzt, daß zwei Unbekannte ihn verfolgten.

Ihre Schritte kamen näher. Er hörte bereits ihren Atem. Er begriff, daß er ihnen nicht entkommen konnte. Er wandte sich plötzlich zur Seite und hielt im Lauf an, um sie an sich vorbeizulassen und sie von der Seite anzufallen. Aber dabei stolperte er, taumelte, und als er sich aufraffte, sah er nur noch eine große schattenhafte Gestalt vor sich. Er sah ein Messer blinken und war wie gelähmt. Er fühlte einen Schlag vor die Brust. Er glaubte zu ersticken. Dann verlor er das Bewußtsein.

Einer der Hilfsärzte der chirurgischen Abteilung des Frankfurter Städtischen Krankenhauses, namens Siegel, hatte Dienst, als Justus um 3 Uhr 35 in der Nacht eingeliefert wurde. Justus war bewußtlos. Er rang nach Atem. Sein Gesicht war gelblichweiß. Seine Nasenflügel bebten. Die Lippen waren qualvoll verzerrt. Siegel blickte auf die eineinhalb Zentimeter große Einstichwunde, die im vierten linken Zwischenrippenraum, drei Finger breit vom Brustbeinrand entfernt, klaffte. Dann betrachtete er das Küchenmesser, das der Polizeibeamte in der Hand hielt.

Siegel war auf sich gestellt. Der Leiter der chirurgischen Abteilung, Professor Rehn, befand sich auf einer Reise. Er war nicht zu erreichen und wurde erst am 9. September zurückerwartet.

Vieles deutete darauf hin, daß der Messerstich das Herz getroffen hatte. Die Herztöne waren rein, aber der Puls kaum noch zu fühlen. Er setzte immer wieder aus. Die Herzdämpfung war nach rechts verbreitert. Siegel ergriff eine lange Sonde und schob sie langsam in die leicht klaffende, schmale Wunde hinein, um die Richtung des Stichkanals in der Tiefe festzustellen. Eine lähmende Stille erfüllte den Raum, während er sich durch den Kanal vortastete. Nur das Röcheln wurde lauter und quälender. Die Sonde verschwand Millimeter um Millimeter im unbekannten Dunkel der Brust. Langsam folgte sie dem Weg, den das Messer genommen hatte. Sie zielte genau dorthin, wo das Herz sich befand. Siegel entfernte das Instrument und richtete sich auf.

Der Beamte fragte, ob es keine Hoffnung gäbe. Siegel schüttelte den Kopf. Möglicherweise erinnerte er sich an einen vor noch nicht langer Zeit gesprochenen Satz Billroths in Wien: »Der Chirurg, der jemals versuchen würde, eine Wunde des Herzens zu nähen, kann sicher sein, daß er die Achtung seiner Kollegen für immer verlöre ...« Vor dem schlagenden Zentrum des Lebens befanden sich Grenzen, über die es kein Hinwegschreiten geben konnte.

Siegel war kein Pionier, kein Genie, kein Stürmer, aber er war ein fleißiger, gewissenhafter Mann, der den Entwicklungsstand der chirurgischen Arbeit kannte und beherrschte. Ihm war kein Fall bekannt, in dem jemals der Lehrsatz widerlegt worden wäre, den schon Aristoteles und Ovid aufgezeichnet hatten: daß Wunden des Herzens tödlich seien und tödlich blieben bis ans Ende aller Tage. Justus verblutete offensichtlich langsam nach innen.
Sein qualvolles Röcheln erfüllte den strahlend hellen, fast zu hellen Raum. Siegel wandte sich der Schwester zu. Er beauftragte sie, für Eisblase und Kampfer zu sorgen. Er wartete darauf, daß der Polizist sich verabschiedete. Aber dieser warf ihm noch einen verlegen forschenden Blick zu. Dann sagte er: »Und der Herr Professor?«
Siegel sagte ihm, daß Rehn verreist sei. Dann begriff er erst den Sinn der Frage. Er fühlte darin das kränkende Mißtrauen in seine eigenen Fähigkeiten. Wer wußte nicht, daß man in Frankfurt bereit war, von Louis Rehn Wunder zu erwarten. Rehn hatte sich vom Waisenkind zum zunächst völlig unbekannten Chirurgen in Griesheim und Rödelheim, vom Mitinhaber einer kleinen Privatklinik zum Chef der chirurgischen Abteilung des Frankfurter Krankenhauses heraufgearbeitet und diese Abteilung von einem altmodischen, sechzehn Betten zählenden Anhängsel in schwerem und manchmal erbittertem Kampf zu der angesehenen Anstalt gemacht, als die sie jetzt galt. Er war niemals Schüler eines der großen führenden Chirurgen gewesen, sondern ein ausgemachter Selfmademan; voll echter Begeisterung für seine Arbeit, voller Wagemut und anscheinend unerschöpflichem Erfindergeist, mit kaum siebenundvierzig schon ein weitbekannter Pionier unter den deutschen Chirurgen, einer der ersten Operateure der Basedowschen Krankheit und der Erkrankungen der als inoperabel geltenden Speiseröhre, außerdem der Entdecker der Blasengeschwülste bei den Anilinarbeitern.
Wahrscheinlich hätte Siegel nur kühl den Kopf geschüttelt, wäre ihm prophezeit worden, daß Justus am Abend des 9. September gegen sieben Uhr, als Rehn zurückkehrte, noch am Leben sein werde. Doch dies war der Fall.
Siegel berichtete Rehn sofort nach dessen Rückkehr über den Fall. Er schloß, Justus liege nun allerdings in den letzten Zügen. Nachdem am 8. September eine vorübergehende Besserung eingetreten sei, gehe es rapide dem Ende zu. Die Brusthöhle fülle sich seit nachmittags schnell mit Blut.
Rehn trat an das Bett. Er sah in ein Gesicht, das in der Tat vom

Tod gezeichnet war, völlig blutleer und verfallen. Er tastete nach dem schweißnassen Handgelenk. Er fühlte nur noch hier und da, ganz fern, ganz leise und flatternd einen Herzschlag und bemerkte ein verdächtiges Nasenflügelatmen.

Rehns besonders stark ausgebildete Vorstellungskraft ließ ihn, wie er später selbst sagte, zwar nicht sehen, wohl aber ahnen, was sich in der Tiefe der Brust vollzogen hatte beziehungsweise jetzt noch vollzog. Das Messer hatte den Herzbeutel, in dessen schützender Hülle das Herz schlug, erreicht und durchstoßen. Dann hatte seine Spitze die Herzwand selbst, wahrscheinlich nur geringfügig, verletzt, auf jeden Fall aber doch weit genug geöffnet, um mit jedem Schlag eine gewisse Menge Blut in den Herzbeutel austreten zu lassen.

Der Herzbeutel hatte sich mit Blut gefüllt. Dies gehörte zum üblichen Verlauf bei Herzwunden. Das Blut füllte den Herzbeutel, staute sich in ihm und preßte das Herz immer mehr zusammen, bis es unter dieser zunehmenden Kompression schließlich erlahmte. Aber in diesem Fall mußte es anders sein. Wahrscheinlich war die Wunde im Herzbeutel groß genug, um das Blut aus dem Herzbeutel in den freien Brustraum austreten zu lassen. Die schnelle, tödliche Kompression des Herzens war dadurch vermieden worden. Justus hatte eine längere Lebensfrist bekommen. Das Herz konnte weiterpumpen, bis zum letzten Tropfen Blut. Es konnte das Blut in die Brusthöhle pressen und die Lunge einengen – bis der Tod durch Kompression der Lungen oder durch Verblutung nach innen eintrat.

Rehn glaubte, daß es sich so verhielt. Er wußte es nicht. Es war indessen auch ohne Bedeutung, denn am Ende stand so oder so der Tod.

Rehn war sehr gut über die vorhandene Literatur informiert. Vor langer Zeit, im Jahre 1810, hatte Larrey, der bekannteste Chirurg der Napoleonischen Zeit, einem Selbstmörder, der sich ein Messer ins Herz gestoßen hatte, bei vollem Bewußtsein die Brusthöhle geöffnet. In der richtigen Erkenntnis, daß das verletzte Herz das Blut in den Herzbeutel entleerte und sich dadurch selbst unter einen langsam wachsenden, schließlich übermächtigen Druck setzte, hatte Larrey den Herzbeutel mit einem Trokar angestochen und entleert. Er hatte den Tod damit allerdings nur vorübergehend bannen können, denn die Herzwunde selbst blieb offen. Der Herzbeutel füllte sich erneut mit Blut und verfiel der Wundeiterung. Der Kranke starb, wie Larrey meinte, an den Folgen einer Gemütsaffektion. Aber in Larreys Bericht befand sich der

Satz, er habe die Herzspitze mit dem in den Herzbeutel eingeführten Finger gefühlt. Sprach das nicht gegen die tödliche Wirkung einer Berührung des Herzens? Im Jahre 1872 hatte der Londoner Chirurg Callender in der Brust eines Zinngießers, der in einem Bordell einen Streit ausgefochten hatte, eine Nadel gefunden, die der Zinngießer vor dem Streit in seinen Mantel gesteckt hatte. Ein Faustschlag hatte sie wahrscheinlich durch den Mantelstoff in die Brust gestoßen, und zwar bis in den Herzmuskel hinein. Genaueres stellte Callender nicht fest. Er stieß schon nach einem oberflächlichen Schnitt auf das Öhr der Nadel, die sich mit jedem Herzschlag bewegte. Er zog die Nadel aus, und das Herz blieb intakt. Sprach nicht auch das gegen Lehrmeinungen und Vorurteile?

Allerdings, Rehn hätte niemanden nennen können, der bis dahin eine Herzwunde am lebenden Menschen wirklich freigelegt hätte, um sie – welch schwindelnder Gedanke! – etwa durch eine Naht zu schließen, bevor der letzte Blutstropfen aus den Gefäßen und Herzkammern herausgepreßt war. Aber was bedeutete das schon? Alles mußte einmal zuerst getan, zuerst gewagt werden.

Herznaht! Verwegener Gedanke! Aber Rehns Gedächtnis kam ihm nach seinen eigenen Worten wie ein Kärrner, der die Steine für einen neuen Bau herbeischleppt, zu Hilfe. Rehn erinnerte sich an den Bericht eines Mannes namens Block, den er schon vor vielen Jahren, 1882 oder 1883, gelesen hatte. Hatte Block nicht die Brust lebender Kaninchen geöffnet, ihren Herzen Verletzungen zugefügt und die Wunden genäht, ohne daß die Tiere starben? Und der Kärrner Gedächtnis schleppte noch weitere Bausteine herbei: Elfter internationaler medizinischer Kongreß in Rom! 1895. Im vergangenen Jahr. Ein Italiener namens del Vecchio führte Hunde vor, bei denen er Herzwunden genäht hatte. Die Tiere lebten.

Siegel und der zweite Hilfsarzt ahnten nicht, was in Rehn vorging, während er neben dem Bett des Verröchelnden stand. Sie lebten in der klaren Welt der Lehrgebäude und ihrer Grenzen. Sie ahnten nicht, daß Rehn in Gedanken schon jenseits dieser Grenzen lebte.

Seine Phantasie versuchte sich auszumalen, wie man ein schlagendes Herz fassen, wie man eine Nadel überhaupt durch die ruhelose, keinen Augenblick unbewegliche Herzwand stoßen könne, um eine Wunde in dieser Wand zu nähen. Wie, wenn man die Sekundenbruchteile nutzte, die sich zwischen den einzelnen Herzschlägen ergaben? Aber um das vorauszusehen, reichte die Phantasie nicht. Dazu mußte man sehen, fühlen. Dazu mußte man

einmal die Grenze zu einem Versuch auf Leben und Tod überschreiten und das lebende Herz in den eigenen Händen halten.
Unabsehbarer Gedanke, wenn es gelänge! Niemand sah in den entscheidenden Augenblicken in Rehns Herz, und ich kann auch heute nur versuchen, nachzuempfinden, was er nach menschlichem Ermessen empfand, als er sich am Abend des 9. September entschloß, das bis dahin für unmöglich Gehaltene zu wagen.
Nachdem er seinen Entschluß gefaßt hatte, setzte er ihn, ohne noch die geringste Zeit zu vergeuden, in die Tat um. Kaum zehn Minuten später, um 7 Uhr 27 abends, begann Rehn mit der Operation.
Noch während Rehn die Haut im vierten linken Zwischenrippenraum durch einen vierzehn Zentimeter langen Schnitt durchtrennte, spürte er die Nachbarschaft des Todes, der, sofern es ihm gefiel, in der nächsten Sekunde das Herz lähmen konnte, das lebend zu sehen Rehns Ziel war.
Rehn durchtrennte die fünfte Rippe und bog sie an ihrem Ansatz am Brustbein um. Im nächsten Augenblick quoll ihm dunkel gefärbtes Blut entgegen. Rehn führte schnell den Finger durch die Stichwunde in die Brusthöhle ein und stieß beinahe unmittelbar auf den Herzbeutel. Die Brusthöhle war mit Blut gefüllt. Rehn durchtrennte das Brustfell. Er öffnete es weit.
Das angestaute Blut fließt hervor und überschwemmt die äußere Brusthaut. Die Assistenten haben Mühe, es aufzufangen und aufzutupfen. Währenddessen dringt die Außenluft in die Brusthöhle ein. Die Lunge sinkt zusammen. Rehn gibt dem narkotisierenden Assistenten durch ein Zeichen zu verstehen, er möge mit der Narkose aussetzen.
Der Herzbeutel liegt jetzt gut erkennbar in der Brusthöhle vor ihm. Rehn sieht deutlich die Wunde, die das Messer im Herzbeutel hinterlassen hat. Stoßweise treten geringe Mengen Blut daraus hervor. Rehn versucht, den Herzbeutel mit Klemmzangen zu fassen, an die Außenwunde heranzuziehen und damit das Herz in unmittelbare Reichweite zu bringen. Aber die Zangen haften nicht. Mehrfach reißt der Herzbeutel ein. Venöses Blut bedeckt für Augenblicke das Gesichtsfeld. Rehn schneidet weiter in den Herzbeutel ein. Dann erst gelingt es ihm, die vergrößerte Herzbeutelwunde an die Außenwunde zu fixieren, und sein Blick fällt ungehindert auf das unregelmäßig zuckende, sich weitende und verengende Herz inmitten des Blutes und der Blutgerinnsel, die den Grund des Herzbeutels ausfüllen. Rehn beugt sich tiefer hinab. Sein Blick umfaßt das lebende Herz, und schon entdeckt er auch

in einem Augenblick, in dem sich das Herz erweitert, die Wunde, die das Messer in diesem Herzen selbst verursacht hat.
Sie befindet sich genau in der Mitte der Wand der rechten Kammer. Sie ist etwa eineinhalb Zentimeter lang. Aus ihr entleert sich ein kleines Rinnsal von Blut. Vor Rehn liegt also die Quelle der Blutung, die Herzbeutel und Brusthöhle langsam angefüllt hat. Mit einer unwillkürlichen Bewegung, ohne langes Überlegen, legt Rehn den Finger auf die Wunde. Unmittelbar darauf versiegt die Blutung.
Das Herz des Verwundeten stolpert nicht einmal unter Rehns Berührung. Wunderbare, unfaßbare Natur! Zwar gleitet Rehns Finger, als das Herz sich in der Systole zusammenzieht, von der Wunde ab. Aber sobald das Herz während der erweiternden Diastole zurücksinkt, findet der Finger die Wunde wieder und verschließt sie von neuem. Rehn hat wahrscheinlich keine Zeit, das Glück dieses Augenblicks zu empfinden, in dem er beweist, daß das Anlegen des Fingers die Herzbewegung, wie er später sagt, »nicht alteriert«.
Rehn läßt sich eine feine Darmnadel mit einem Seidenfaden reichen. Er faßt sie mit der Rechten, während der Zeigefinger der linken Hand immer noch die aufschwellende und absinkende Herzwunde verschließt. Er wartet auf den Augenblick der Diastole. Das Herz erweitert sich, der Finger gleitet ab. Die Wunde liegt frei und klafft. Mit einer raschen Bewegung führt Rehn die Nadel im linken Winkel der Wunde durch die eine Wundseite ein und die andere Wundseite heraus. Einen Augenblick lang hat es den Anschein, als dauere die Diastole des Herzens zu lange. Haben vielleicht doch alle jene recht, die schon für den Fall der Berührung des Herzens mit einer Nadel einen Herzstillstand ankündigten? Aber es handelt sich nur um einen kurzen Augenblick; schon zieht sich das Herz wieder zusammen. Die Systole beginnt, ungestört durch den Faden, der in der Wunde hängt.
Rehn wartet die nächste Diastole ab. Er zieht, kaum daß sie beginnt, den Seidenfaden an und knüpft ihn zur ersten Ligatur der Naht. Der Faden hält. Die Blutung wird schwächer, auch ohne daß Rehn den Finger auflegt.
Rehn greift zur zweiten Nadel und zum zweiten Faden. Noch einmal der Augenblick der Erweiterung! Der schnelle Stich der Nadel hinein und heraus. Noch einmal Sekunden, in denen der Stillstand des Herzens droht. Aber dann folgen doch die Zusammenziehung, die Erweiterung und das Knüpfen der zweiten Ligatur. Nur noch eine Ligatur. Noch einmal wiederholt sich das

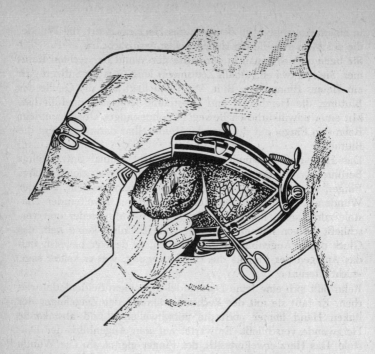

Die Freilegung des lebenden menschlichen Herzens, die Rehn erfolgreich durchführte, nach einer späteren Methode von Sauerbruch und Schumacher

Schauspiel. Rehn sticht ein, sticht aus, und er erwartet den Augenblick des Herzstillstandes. Die Diastole setzt ein. Er knüpft die dritte Ligatur. Die Wundränder liegen aneinander. Die Blutung steht, und das Herz schlägt. O Wunder der Natur! Fast im gleichen Augenblick meldet Siegels brüchige, heisere Stimme: »Der Pulsschlag wird fester ... Der Pulsschlag wird fester ...«
Rehn verlangt nach Kochsalzlösung. Er spült Herzbeutel und Brusthöhle aus und entfernt die Blutgerinnsel. Er dräniert Herzbeutel und Brustfell, klappt das Rippenstück zurück und verkleinert die Außenwunde durch einige Nähte bis auf die Durchtrittsstelle des Dräns.
Zwei Stunden später liegt Justus ruhig in seinem Bett. Die Herztöne sind rein und regelmäßiger. Justus schläft. Rehn sitzt seit

zwei Stunden wortlos, tief in Gedanken versunken, neben dem Bett. Immer wieder tastet er nach dem Puls, dann steht er endlich auf und geht, wie er später sagt, gleich einem Traumwandler auf die Gartenstraße hinaus, in die Kühle der sinkenden Nacht. Er lehnt einen Wagen ab. Er geht zu Fuß. Er muß sich Bewegung schaffen, weil er plötzlich das Empfinden hat, die Ungeheuerlichkeit dessen, was er in den letzten Stunden erlebte, könnte ihn sonst erdrücken.
Die Tage vom 10. bis zum 22. September 1896 waren für Louis Rehn Tage der Krisen und des Kampfes um die endgültige Rechtfertigung und den endgültigen Erfolg seines Tuns. Er litt, was alle Pioniere seit McDowell gelitten hatten – Furcht und Hoffnung, Enttäuschung und Zuversicht.
Am 10. September gewann Justus zum erstenmal sein Bewußtsein zurück. Er klagte nur über Schmerzen im Gebiet des linken Rippenbogens. Seine Temperatur stieg jedoch auf 38,7. Rehn entfernte die Jodoformgaze aus der Brusthöhle und entleerte eine große Menge blutig gefärbter Flüssigkeit. Darauf fiel die Temperatur. Die Herztätigkeit war sehr schnell, und zeitweilig wurde der Puls wieder unregelmäßig. Kleine Morphiumdosen hatten jedoch Beruhigung zur Folge. Damit begann ein tägliches zermürbendes Auf und Ab.
Wie würde die Naht des Herzens verheilen? Rehn hatte unter Beachtung aller Errungenschaften der Asepsis gearbeitet. Aber reichten sie für das chirurgische Eindringen in den Herzbeutel und für eine Herznaht aus? Bis zum Mittag des 19. September ereignete sich nichts, was als besonders bedrohlich hätte aufgefaßt werden können. Am Abend dieses Tages jedoch stieg die Temperatur plötzlich auf 39,7. War dies ein Anzeichen für eine verborgene Eiterung im Bereich der Herznaht, die jeden Erfolg vereiteln würde? War es ein Symptom für eine Herzbeutelentzündung, hinter welcher der sichere Tod lauerte? Rehn untersuchte mit allen Mitteln, die ihm zu Gebote standen. Er konnte jedoch kein Anzeichen dafür finden. Die Brusthöhle dagegen schied ein Sekret aus, das die Dränage verstopfte. Vielleicht verbarg sich hier die Quelle des Fiebers. Rehn entschloß sich, an der hinteren Brustwand des Kranken eine zweite Dränageöffnung anzulegen, und erlebte, daß das Fieber von nun an ständig fiel.
Die Herzbeutelhöhle schloß sich ohne Komplikationen. Die Herzaktion normalisierte sich. Vorübergehend aufgetretene Herzgeräusche verschwanden. Die Eiterbildung in der Brusthöhle erlosch. Am längsten blieben Atembeschwerden zurück, weil der zusam-

mengesunkene Flügel der Lunge sich nur langsam wieder ausdehnte und seine normale Funktion übernahm. Aber schon in der Woche vom 21. auf den 26. September, als im Saalbau von Frankfurt die 68. Versammlung deutscher Naturforscher und Ärzte zusammentrat, konnte die Herznaht als gelungen und Justus als gesund gelten. Rehn erschien vor den versammelten Ärzten und berichtete vor einem Auditorium, das ihm in wirklich atemlosem Schweigen zuhörte, von seiner Naht am schlagenden menschlichen Herzen.

Die Nachricht über Rehns Handeln eilte wie ein Lauffeuer durch die Chirurgenkreise Deutschlands, Europas und Amerikas. Sie hatte zur Folge, daß einige Chirurgen sich zu Worte meldeten, die vorher ebenfalls versucht hatten, Herzwunden zu nähen. Der Erfolg war ihnen versagt geblieben.

Am 4. September 1895 hatte der norwegische Chirurg Cappelen in Christiania bei einem vierundzwanzigjährigen Mann mit einem Messerstich im Herzen den Versuch gemacht, die Wunde der linken Herzkammer zu nähen. Der Patient war nach zweieinhalb Tagen gestorben. Der Italiener Guido Farina, der im März 1896 eine durch Dolchstoß verursachte Wunde im Herzen eines dreißigjährigen Mannes mit Seidenfäden genäht hatte, war ebenfalls gescheitert. Der Patient starb nach fünf Tagen. Nur ein bis dahin unbeachteter chirurgischer Fall kam ans Licht, dem Erfolg beschieden worden war, der aber keine Naht des Herzens, sondern nur eine des Herzbeutels betraf. Am 10. Juli hatte Daniel Hale Williams im Provident Hospital in Chikago das durch Messerstich verletzte Herz eines vierundzwanzigjährigen Burschen nach Öffnung der Brust freigelegt. Er fand Herzbeutel und Herz verletzt, jedoch war die Verletzung des Herzmuskels so geringfügig, daß keine Blutung stattfand. Die Blutung erfolgte aus der Arteria mammaria, die ebenfalls durchstochen worden war. Williams unterband diese Arterie und vernähte die Wunde des Herzbeutels – nicht des Herzens, die sich von selbst schloß. Sein Patient, James Cornish, genas.

Die Verbreitung der Nachricht über Rehns Herznaht erfuhr eine neue Belebung, als Rehn ein Jahr nach seiner glücklichen Operation auf dem Chirurgenkongreß in Berlin seinen inzwischen völlig ausgeheilten Patienten vorstellte und den eigenen Bericht mit den Worten schloß: »Die Ausführbarkeit der Naht des Herzens dürfte wohl von jetzt an nicht mehr in Zweifel gestellt werden... Ich hoffe zuversichtlich, daß dieser Fall nicht etwa ein Kuriosum bleibt, sondern daß er die Anregung dazu gibt, auf dem Gebiete

der Herzchirurgie weiterzuarbeiten und diese zu einem lebensrettenden Zweig unserer Arbeit zu machen . . .«
Die Welt sprach am 16. September 1898 immer noch über den Mord, der sechs Tage vorher auf dem Quai Mont Blanc in Genf an der österreichischen Kaiserin Elisabeth verübt worden war. An diesem Tage erzählte Louis Rehn mir im Arbeitszimmer seiner Privatklinik an der Eschersheimer Landstraße die Geschichte seiner ersten Naht des Herzens. Die Tatsache, daß der Mord an der Kaiserin durch einen Stich ins Herz am 10. September, also fast auf den Tag genau zwei Jahre nach Rehns Herznaht, geschehen war, wirkte ein wenig gespenstisch. Ich war in Genf gewesen und hatte mich bei dem Chirurgen Paul Reverdin, in dessen Hände die Sektion der Toten gelegt worden war, nach Einzelheiten erkundigt.
Die Feile, die der Mörder zu seiner Tat benutzte, hatte die Wand des Herzbeutels durchstoßen und war in die linke Herzkammer eingedrungen. Der Mörder riß sie sofort wieder aus der Brust seines Opfers, so daß die Kaiserin glaubte, nur einen Faustschlag erhalten zu haben. Sie ging noch hundertzwanzig Schritt weit bis auf das Schiff, mit dem sie abfahren wollte. Dort verlor sie das Bewußtsein, als das Schiff bereits seine Fahrt begonnen hatte. Nun erst wurde die Wunde in der Brust entdeckt. Das Schiff kehrte zum Kai zurück. Die Kaiserin wurde ins Hotel zurückgetragen. Sie lebte noch, als die hilflosen Ärzte Golay und Teisset eintrafen. Kurze Zeit später konnte ein dritter Arzt, der genauso hilflos war, nur noch den eingetretenen Tod feststellen. Der Tod erfolgte auf die bekannte Weise durch Verbluten aus dem Herzen in den Herzbeutel und tödliche Kompression des Herzens durch das im Herzbeutel gestaute Blut. Wenn ich mir angesichts dieses Tatbestandes vorstellte, welche Zeit nach dem Anschlag nutzlos und tatenlos verstrich und wieviel Zeit bei sofortigem Handeln für ein chirurgisches Eingreifen zur Verfügung gestanden wäre, befiel mich die alte Ungeduld, die einmal hatte erzwingen wollen, was in Wahrheit reifen mußte, und ich teilte diese Ungeduld mit Rehn. Er wünschte sich, die Zeit zu erleben, in der die Chirurgie des Herzens so sehr Allgemeingut geworden wäre, daß Fälle wie der der Kaiserin nicht mehr tödlich enden müßten.
Aber wir lächelten schließlich über unsere Ungeduld. Nachdem es zum ersten Male gelungen war, eine Wunde am lebenden Herzen mit Erfolg zu nähen, würden weitere Schritte folgen, so wie sie auf allen anderen Gebieten gefolgt waren – einmal langsam und einmal schnell. Rehn hatte der Chirurgie das Tor zu einem Teil

des menschlichen Körpers aufgestoßen, der zum unantastbaren Allerheiligsten zu gehören schien. Die Tür war offen, und jetzt würde es auch hier kein Halten mehr geben, bis jenes Allerheiligste, gleich, ob es das Herz, das Gehirn oder das Rückenmark betraf, für das Skalpell erobert war.

Register

Äthernarkose 37 f., 53 f., 59, 61 f., 69, 72
Albert, Prinzgemahl 68 f.
Amputation 57 ff.
Anaesthesie 65, 70, 83
s. a. Narkose
Antisepsis 113 ff., 136 ff.
Appendizitis s. Blinddarmoperation
Asepsis 106, 108, 113 ff.;
s. a. Antisepsis

Bardeleben, Adolf von 127
Barlow, Thomas 180, 187
Batton, Carle 138
Bauchchirurgie s. Blinddarmoperation
Beinamputation 57 ff.
Bergmann, Ernst von 135, 137, 140
Bigelow, Henry Jacob 50, 54 f., 78, 83 f.
Billroth, Theodor 135, 164, 171 ff.
Blasenchirurgie 25, 32 ff.
Blinddarmoperation 178 ff.
Boer, Johann 103
Boot, Francis 55 f.
Brand s. Wundbrand

Cadge, William 56 f.
Chloroform 63, 64 ff., 72
Cholerabazillus 135
Civiale, Jean 25, 27, 31 ff.
Clark, James 70
Cohn, Ferdinand Julius 134
Cooper, Astley 13
Cooper, William 13
Czerny, Vincenz von 160, 164

Dampfsterilisation 142
Darmnaht 159 f.
Davy, Humphry 37
Dubois, Paul 32
Duncan, James Matthews 63, 65

Eduard VII., König von England 178 ff.
Eiterung, Eiterfieber s. Kindbettfieber, Wundfieber
Elisabeth, Kaiserin von Österreich 199
Erichsen, John Eric 121
Esmarch, Friedrich von 116

Fehleisen, Friedrich 138
Fergusson, Sir William 70, 128
Fitz, Reginald 182 ff.

Gastrektomie s. Magenchirurgie
Geburt, schmerzlose 59 f., 65, 68
Gummihandschuh 144
Guthrie, Samuel 64

Halsted, William Stewart 135, 139, 142 ff.
Hayward, Georg 12, 16 f., 50
Hebra, Ferdinand von 108, 113
Herzchirurgie 192 ff.
Heurteloupe, Baron Charles Louis Stan. 32
Heyfelder 59
Hickmann, Henry Hill 37
Holmes, O. W. 83
Hospitalkrankheiten 101 ff., 113 ff., 129 ff., 135

Infektion 101 ff., 106, 108, 113 ff., 131 f., 136 ff.

201

Jackson, Charles 47 f., 75, 82 ff.

Kaiserschnitt 91 ff.
Karbolsäure 124 f., 139 ff.
Keith, George 63
Kindbettfieber 101 ff.
Kitasato 138
Koch, Robert 129 ff.
Kontaktinfektion s. Infektion
Krafft, Charles 184
Krönlein, Rudolf Ulrich 184
Kümmell, Hermann 184

Lachgas 39 ff., 72, 73, 74 ff.
Laking, Francis A. 180, 186 f.
Larrey, Dominique Jean 192 f.
Lembert, Antoine 160
Leopold, Herzog von Albany 68 ff.
Lex Regia 93
Lisfranc, Jacques 32
Lister, Joseph 113 ff., 180
Liston, Robert 53 ff.
Locock, Charles 70

Magenchirurgie 153 ff.
Magendie, Francois 59
Maisonneuve, Jacques Gilles 28 f., 32
Malgaigne, Joseph Francois 59
McBride, Thomas 142 f.
McBurney, Charles 183
Merrem, Karl Theodor 163 f.
Mikulicz, Johannes 142, 163 f., 171 ff.
Milzbrandbazillus 131 f.
Montgomery, William Fetherston 67
Morton, William T. G. 43, 47, 50 ff., 73 ff.
Moulleron, Lebas de 93
Murphy, John Benjamin 181 ff.

Narkose 37 ff., 59, 61, 63 ff., 74–89
Neuber, Gustav Adolf 142
Nußbaum, Johann Nepomuk von 127

Pasteur, Louis 122 ff.
Péan, Jules Emile 153 ff.
Perityphlitis s. Blinddarmoperation
Phenol s. Karbolsäure
Porro, Edoardo 91 ff.
Pyämie 127
Pylorusgeschwulst-Operation 153 ff.

Rehn, Louis 191 ff.
Reverdin, Jacques Louis 199
Riedel, Bernhard 184
Riggs, John Monkey 43, 45 f.
Rotlaufbazillus 138
Rousset, Francois 93
Rydygier, Ludwig 165 ff.

Sanson, Louis Joseph 32
Schädeltrepanation 38
Schimmelbusch, Kurt 140, 142
Schmerzbetäubung s. Anaesthesie, Narkose
Schönborn, Karl 164 f.
Schuh 59
Semmelweis, Ignaz Philipp 101 ff.
Sepsis 105 ff., 113 ff.
Simpson, James Young 59 ff., 67
Skoda, Joseph 108
Snow, John 68 ff.
Sprengel, Otto 184
Squire, William 56 f.
Stein-Operation 27, 31 ff.
Sublimat 140 ff.
Syme, James 26, 54, 114

Tetanusbazillus 138
Thiersch, Karl 126, 135
Thompson, Sir Henry 19, 26 f., 35
Treves, Frederick 184, 187
Tuberkulosebazillus 135

Uterusexstirpation 95

Victoria, Königin von England 68 f.
Virchow, Rudolf 112, 134
Volkmann, Richard von 127, 135, 137

Waldie, David 70
Warren, John Collins 11 ff., 38 f., 48 ff.
Wells, Horace 39 ff., 71 ff., 85 f.
Wells, Thomas Spencer 155, 174
Wölffler, Anton 176
Wundbrand 114, 116 ff., 127
Wundfieber, Wundkrankheiten 113 ff., 129 ff.
Wundstarrkrampf 138

Zahnchirurgie 42 ff.

Medizin und Gesundheit

Knaur®

**Aubert, Claude:
Das große Buch der biologisch-gesunden Ernährung**
208 S. Mit Tabellen und Grafiken.
Band 4301

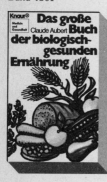

Knaurs Gesundheitslexikon:
960 Seiten mit 155 Abbildungen.
Band 7002.

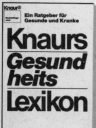

**Köhnlechner, Manfred:
Heilkräfte des Weines**
Ein medizinisches Weinbrevier.
144 S. Band 3670

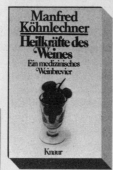

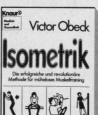

**Obeck, Victor:
Isometrik**
Die erfolgreiche und revolutionäre Methode für müheloses Muskeltraining.
128 S. mit 120 Abb.
Band 4303

**Friedmann, Lawrence W. und Lawrence Galton:
Was tun, wenn der Rücken schmerzt?**
288 Seiten mit 58 Abbildungen. Band 3202

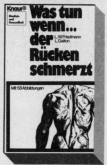

**Galton, Lawrence:
Was tun, wenn der Magen streikt?**
Das menschliche Verdauungssystem und seine normalen wie auch gestörten Funktionen. 336 S.
Band 4304

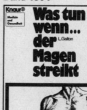

Sachbuch

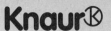

**Fischer-Fabian, S.:
Preußens Gloria**
Der Aufstieg
eines Staates.
Mit 50 Abbildungen.
336 S. Band 3695

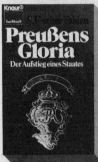

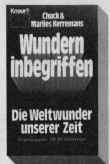

**Morris, Desmond:
Der nackte Affe**
240 S. Band 3224

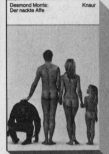

**Kerremans, Charles:
Wundern inbegriffen**
Die Weltwunder
unserer Zeit.
240 S. Band 3694

**Karl, Reinhard:
Erlebnis Berg –
Zeit zum Atmen**
176 S. Band 3693

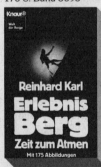

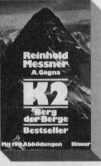

**Sagan, Carl:
Signale der Erde**
Unser Planet
stellt sich vor.
272 S. Band 3676

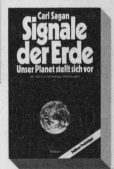

**Messner, Reinhold,
und
Allessandro Gogna:
K 2
Berg der Berge.**
208 S. Band 3674

Ratgeber

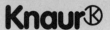

**Hellbrügge/Döring:
Die ersten Lebensjahre**
Mein Kind von der Geburt bis zum Schulanfang.
400 S. Band 7655

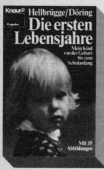

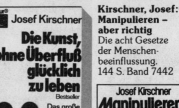

**Kirschner, Josef:
Die Kunst, ohne Überfluß glücklich zu leben**
Das große Abenteuer unserer Zeit.
144 S. Band 7647

**Kirschner, Josef:
Manipulieren – aber richtig**
Die acht Gesetze der Menschenbeeinflussung.
144 S. Band 7442

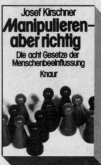

**Kirschner, Josef:
Die Kunst, ein Egoist zu sein**
Das Abenteuer, glücklich zu leben – auch wenn es anderen nicht gefällt.
176 S. Band 7549

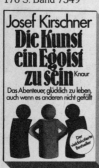

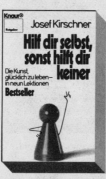

**Kirschner, Josef:
Hilf dir selbst, sonst hilft dir keiner**
Die Kunst, glücklich zu leben – in neun Lektionen.
192 S. Band 7610

**Hellbrügge Theodor und J. Hermann von Wimpffen:
Die ersten 365 Tage im Leben eines Kindes**
Die Entwicklung des Säuglings.
208 Seiten mit 148 meist farbigen Abbildungen.
Band 7445

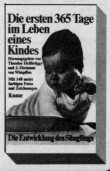

Kulturgeschichte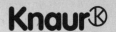

Champdor, Albert:
Das Ägyptische Totenbuch
In Bild und Deutung.
208 Seiten. Mit zahlr. Abb. Band 3626.

Corti, Egon C.:
Untergang und Auferstehung von Pompeji und Herculaneum
272 Seiten. Band 3661.

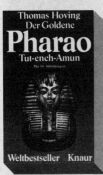

Hoving, Thomas:
Der Goldene Pharao
Tut-ench-Amun.
336 Seiten. Band 3639.

Keller, Werner:
Und wurden zerstreut unter alle Völker
Die nachbiblische Geschichte.
544 Seiten. 38 Abb. Band 3325.

Stingl, Miloslav:
Den Maya auf der Spur
Die Geheimnisse der indianischen Pyramiden.
320 Seiten. Mit Abb. Band 3691.

Stingl, Miloslav:
Die Inkas
Ahnen der „Sonnensöhne"
288 Seiten. Mit zahlr. Abb. Band 3645.

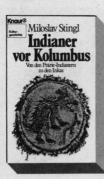

Stingl, Miloslav:
Indianer vor Kolumbus
Von den Prärie-Indianern zu den Inkas.
384 Seiten. Band 3692.

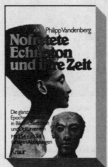

Vandenberg, Philipp:
Nofretete, Echnaton und ihre Zeit
272 Seiten. Mit z. T. farb. Abb. Band 3545.

Tompkins, Peter:
Cheops
Die Geheimnisse der Großen Pyramide, Zentrum allen Wissens der alten Ägypter.
296 Seiten. Mit zahlr. Abb. Band 3591.

Pörtner, Rudolf:
Operation Heiliges Grab
Legende und Wirklichkeit der Kreuzzüge (1095–1187)
480 Seiten. Mit zahlr. Abb. Band 3618.

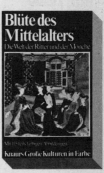

Blüte des Mittelalters
Die Welt der Ritter und Mönche.
256 Seiten. Mit zahlr. z. T. farb. Abb.
Band 3629.

Knaur

Erich Kästner: Humorvolles und Hintergründiges

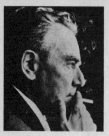

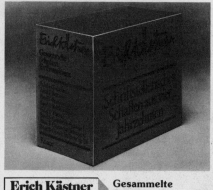

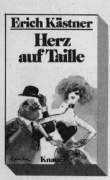

Herz auf Taille
Gedichte. 112 Seiten.
Mit Zeichnungen von
Erich Ohser.
Band 661

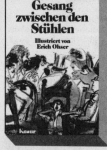

Gesang zwischen den Stühlen
Gedichte. 100 Seiten.
Mit Zeichnungen von
Erich Ohser.
Band 677

Gesammelte Schriften für Erwachsene
Acht Bände in Kassette.
2608 Seiten. Band 200

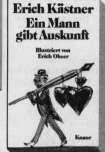

Ein Mann gibt Auskunft
Gedichte. 100 Seiten.
Mit Zeichnungen von
Erich Ohser.
Band 696

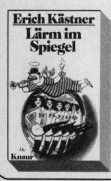

◀
Lärm im Spiegel
Gedichte. 100 Seiten.
Mit 11 Zeichnungen von
Rudolf Grossmann.
Band 638